U0142296

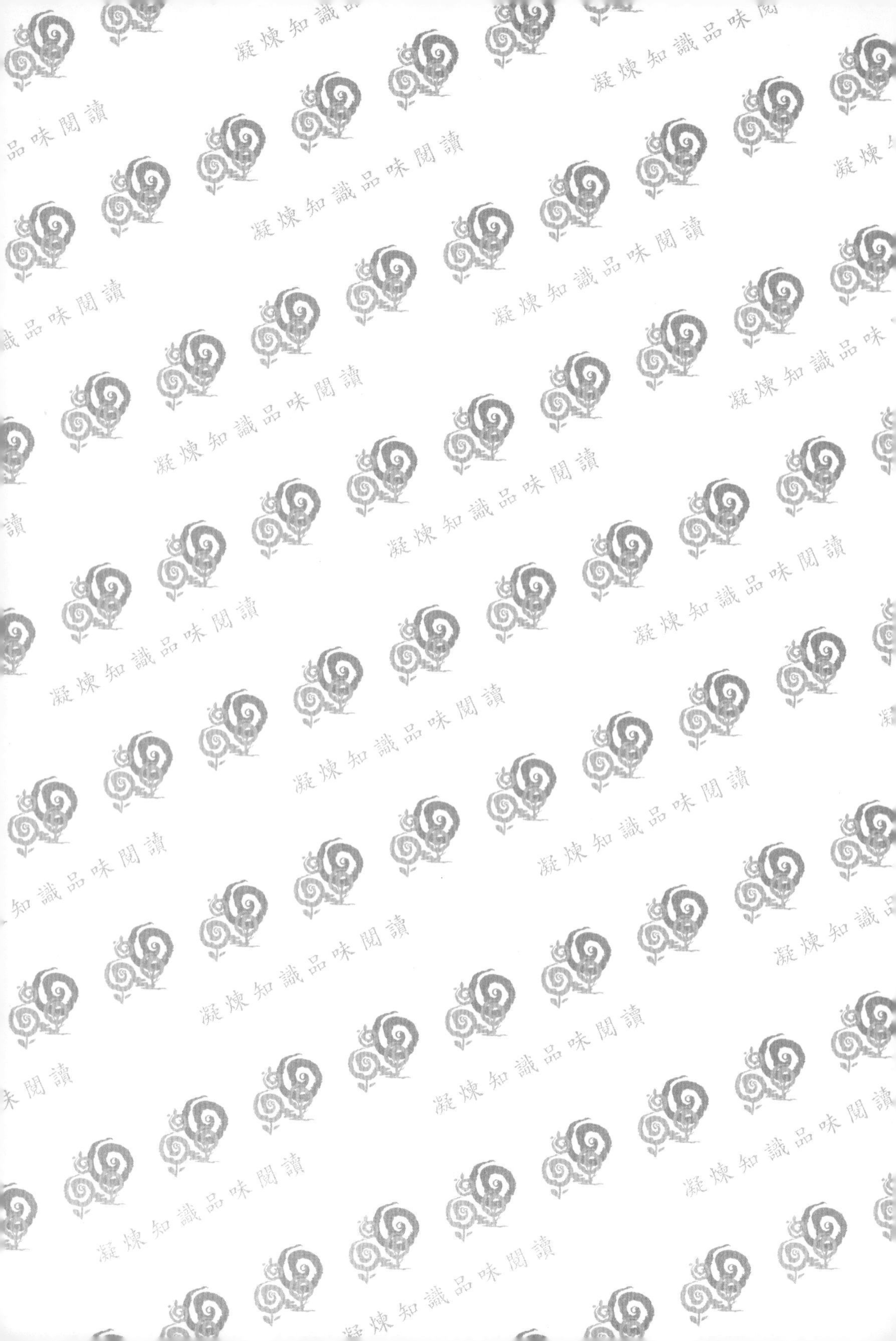
凝煉知識品味閱讀

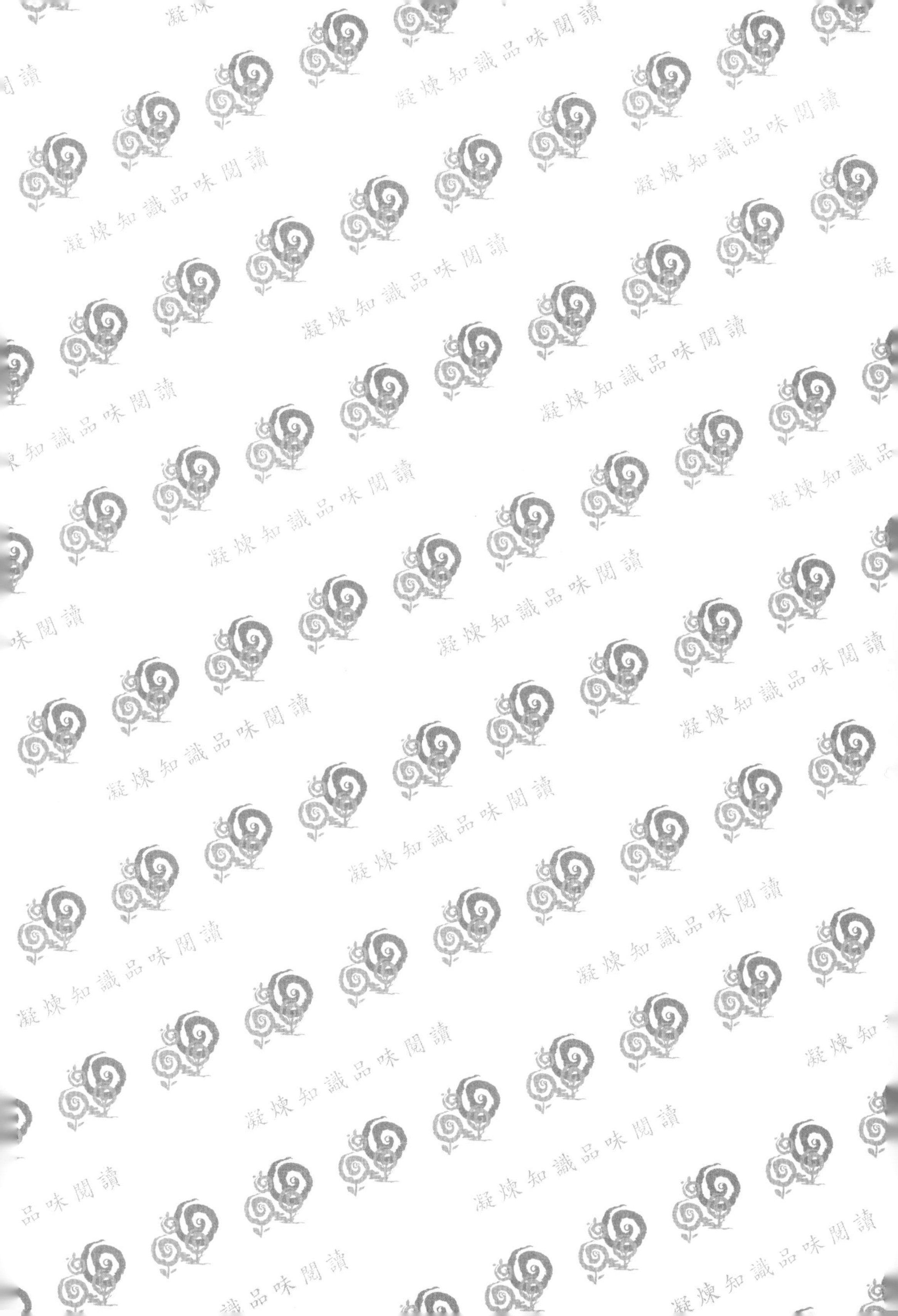

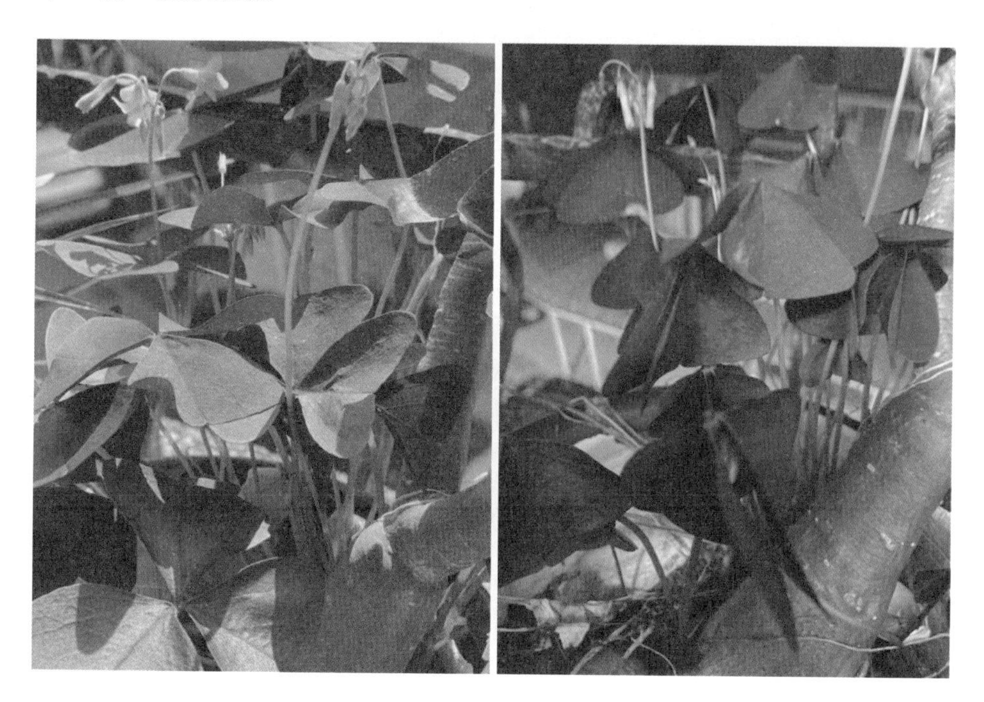

圖 1-1　酢漿草的睡眠運動。圖左：上午 7 點；圖右：下午 7 點

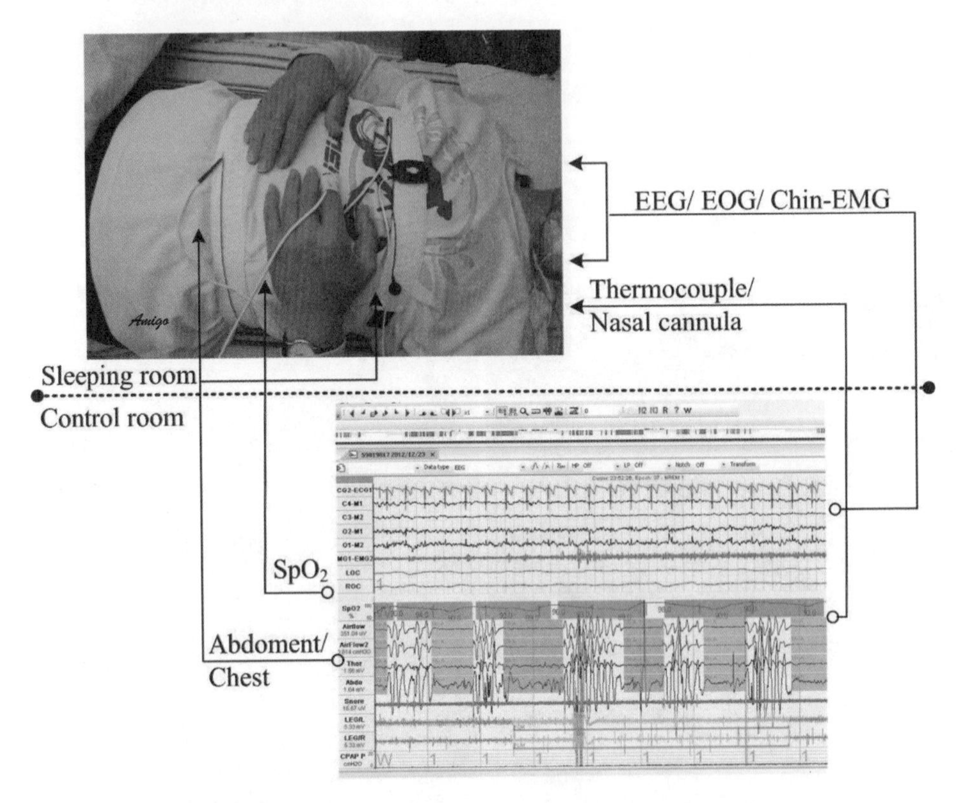

圖 2-1　整晚睡眠多項生理檢查接線（檢查室）與訊號呈現（控制室）

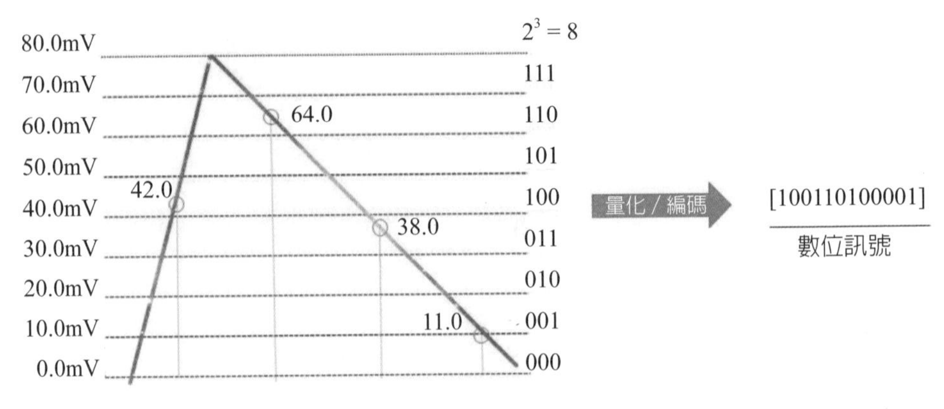

圖 2-3　解析度為 3 位元，4 個取樣之電壓值的數位訊號

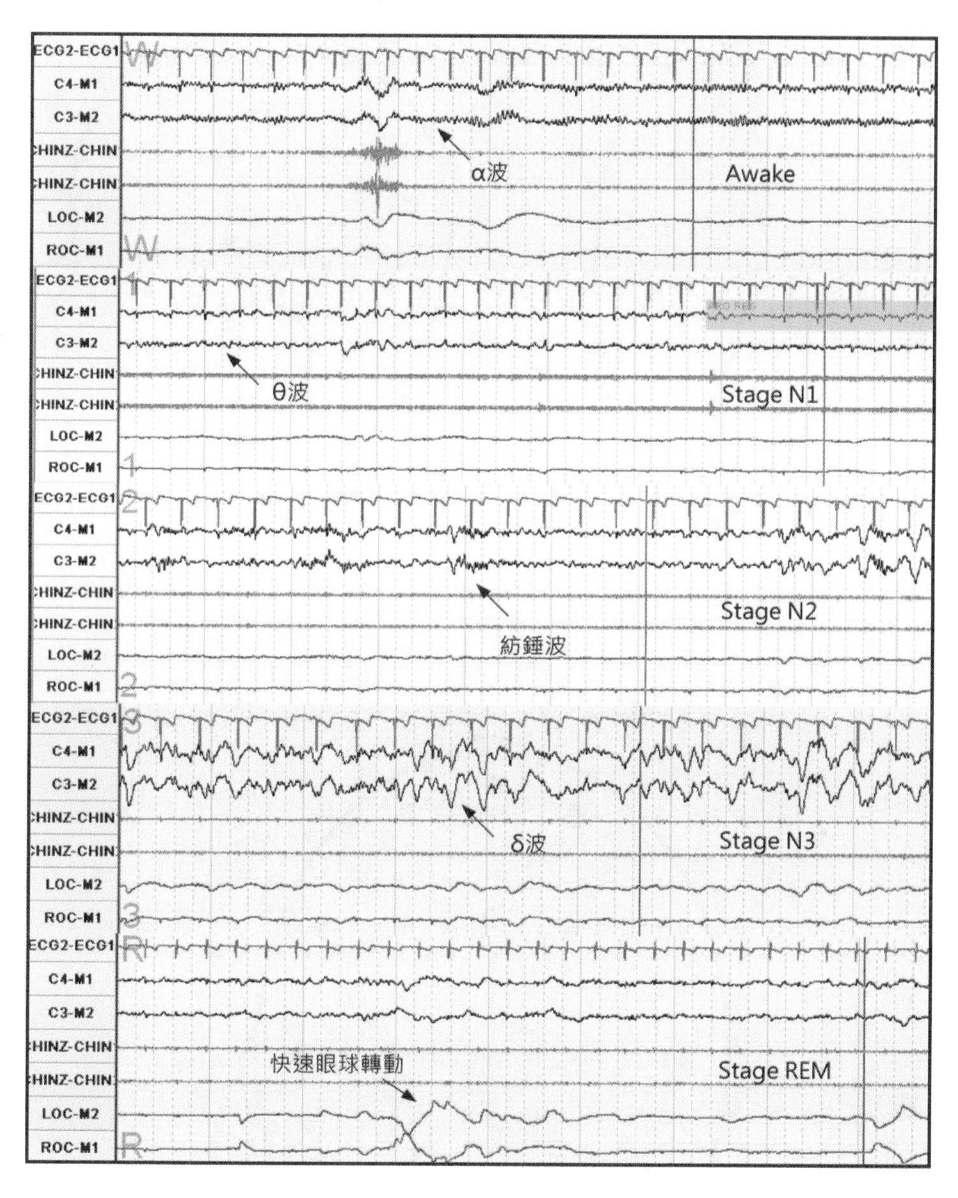

圖 2-5　腦波波形與睡眠期別合成圖

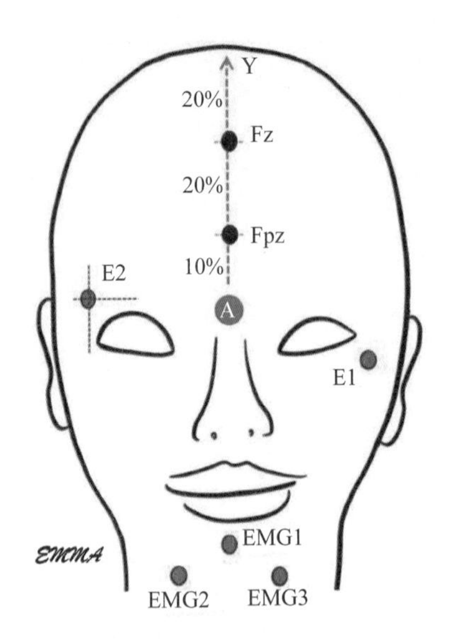

圖 2-7　頭部電極位置正面圖

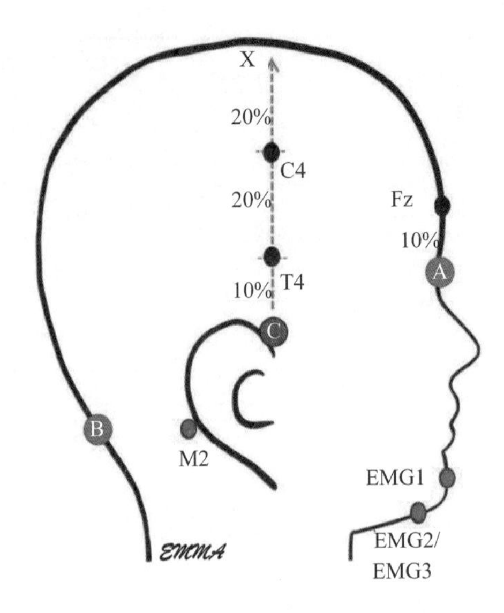

圖 2-8　頭部電極位置右側圖

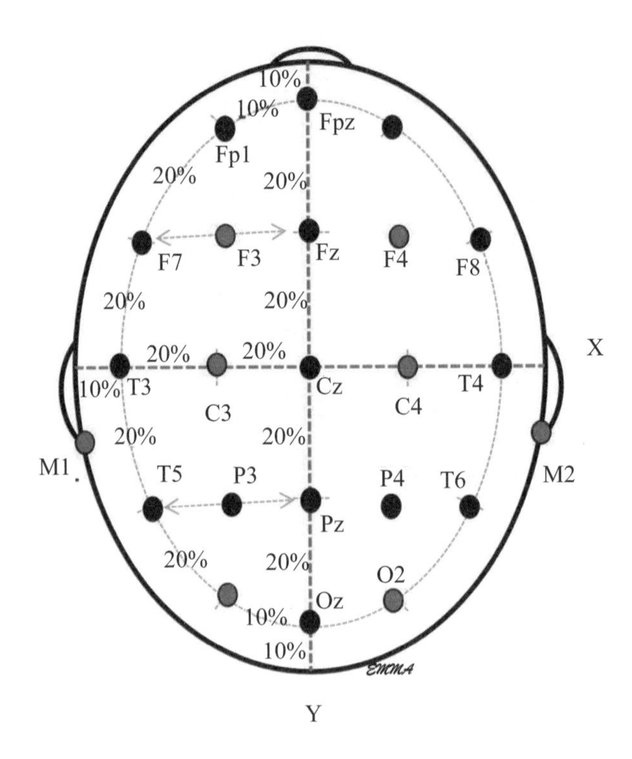

圖 2-9　頭部電極位置上視圖

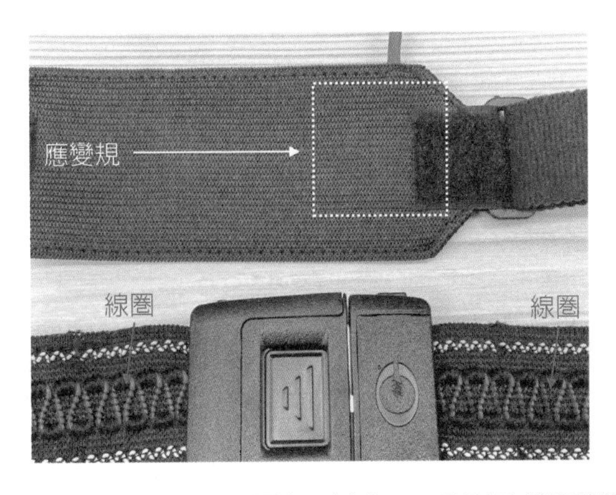

圖 2-14　呼吸運動感測綁帶。應變規（上）；呼吸電感體積描繪計（下）

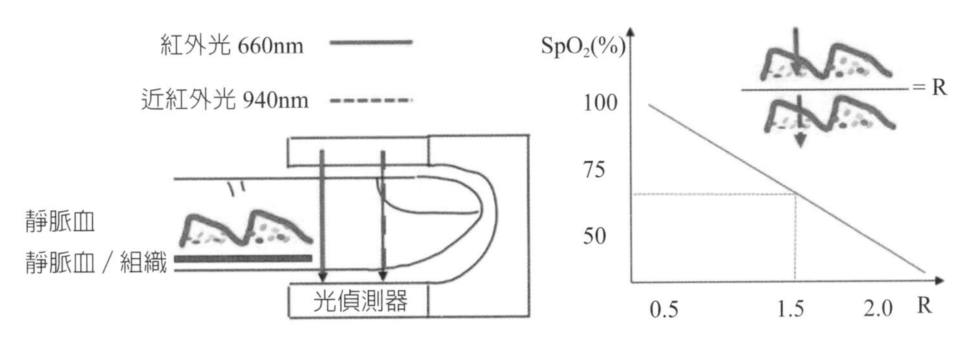

圖 2-15　血氧飽和濃度感測原理示意圖

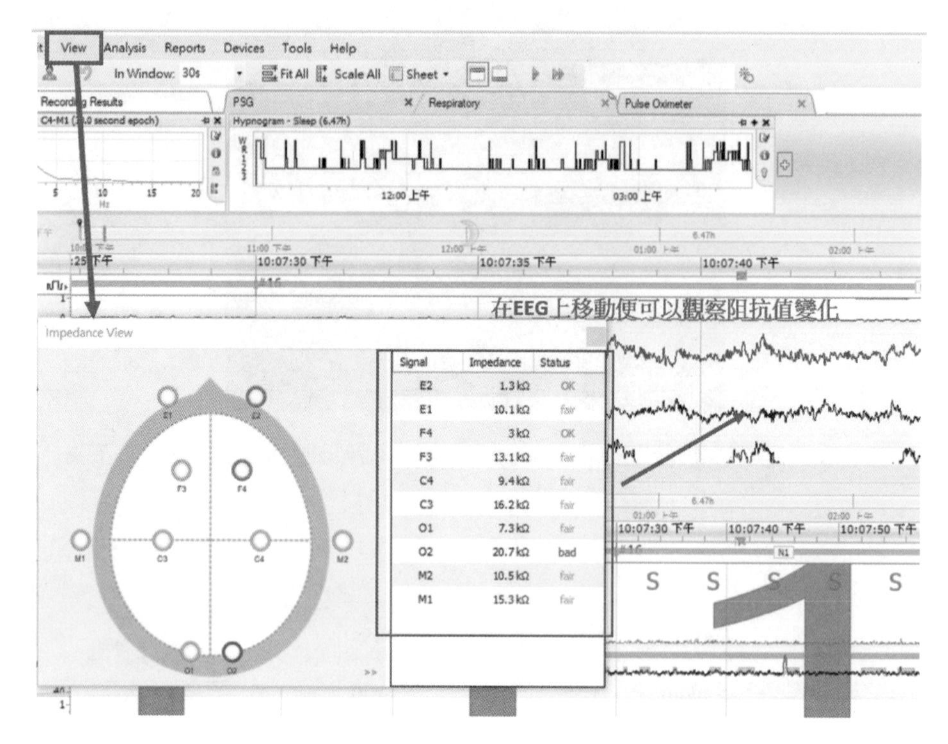

圖 2-18　電阻校正畫面（NOX A1 PSG）

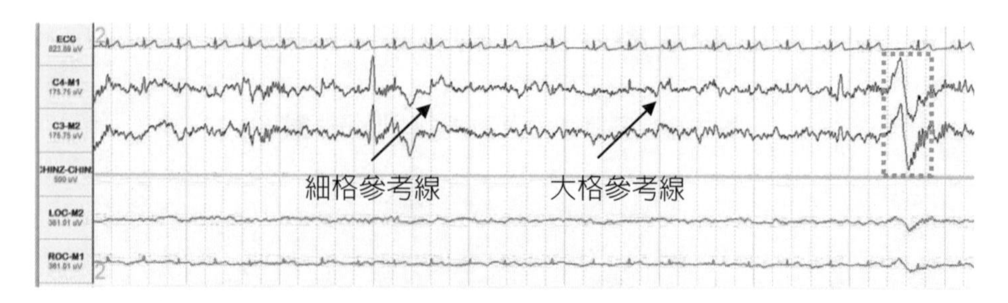

圖 2-19　K- 複合波（藍色虛線框）；圖為 Stage N2（2/3 頁）

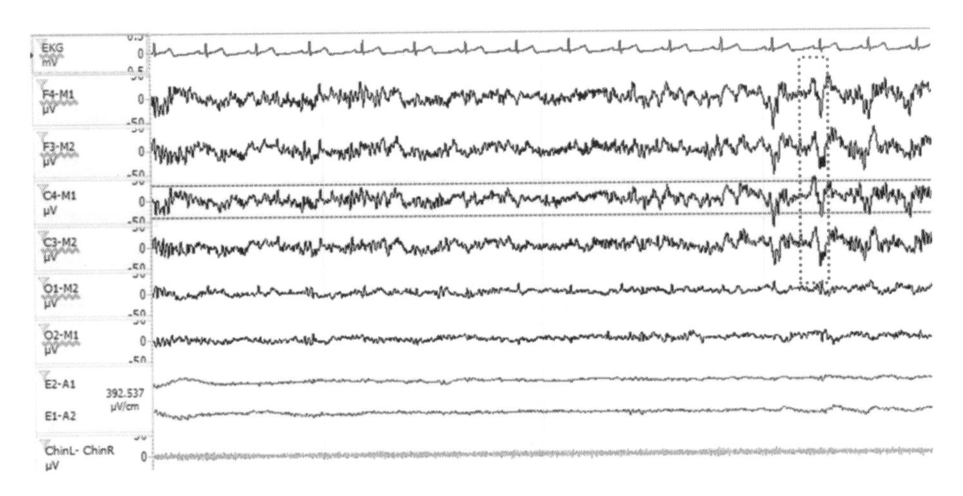

圖 2-20　銳波（藍色虛線框）；圖為 Stage N1（2/3 頁）

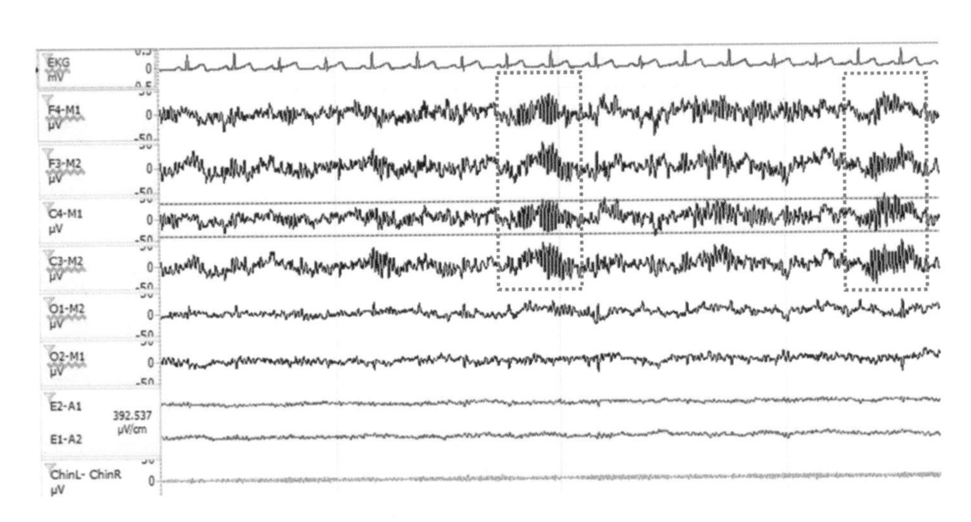

圖 2-21　紡錘波（藍色虛線框）；圖為 Stage N2（2/3 頁）

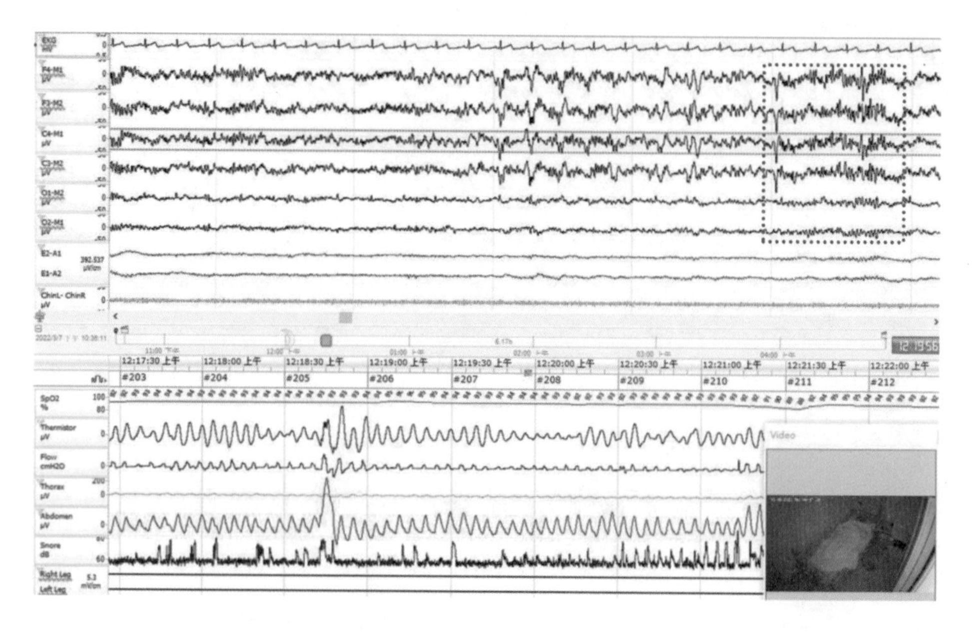

圖 2-22　覺醒波（藍色虛線框）；圖為 PSG 腦波 30 秒（1 頁）：Stage N1

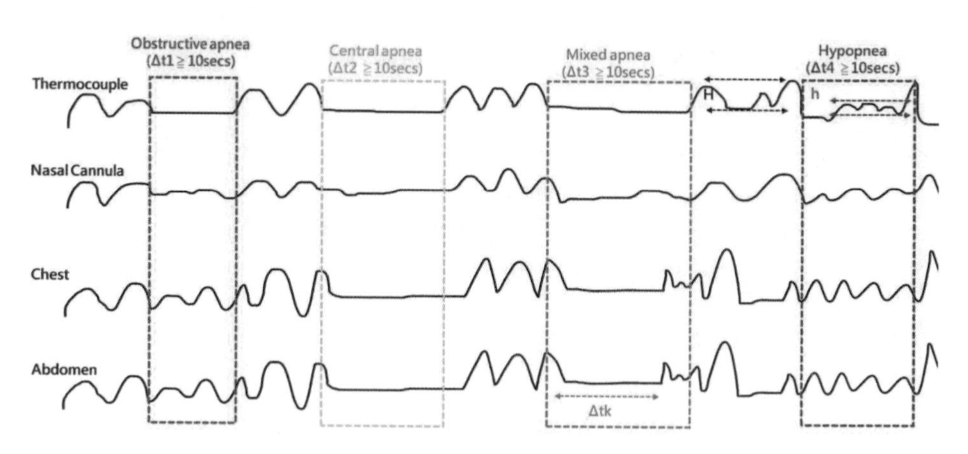

圖 2-23　睡眠呼吸中止事件示意圖

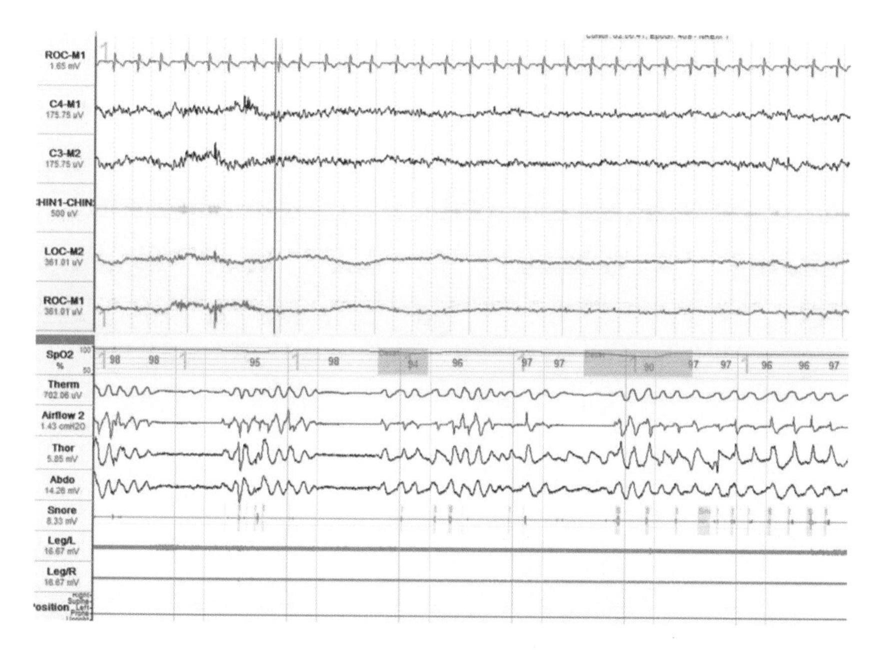

圖 2-24　睡眠呼吸障礙事件分別有 CSA、CSA 與 OSA（150 秒頁面）

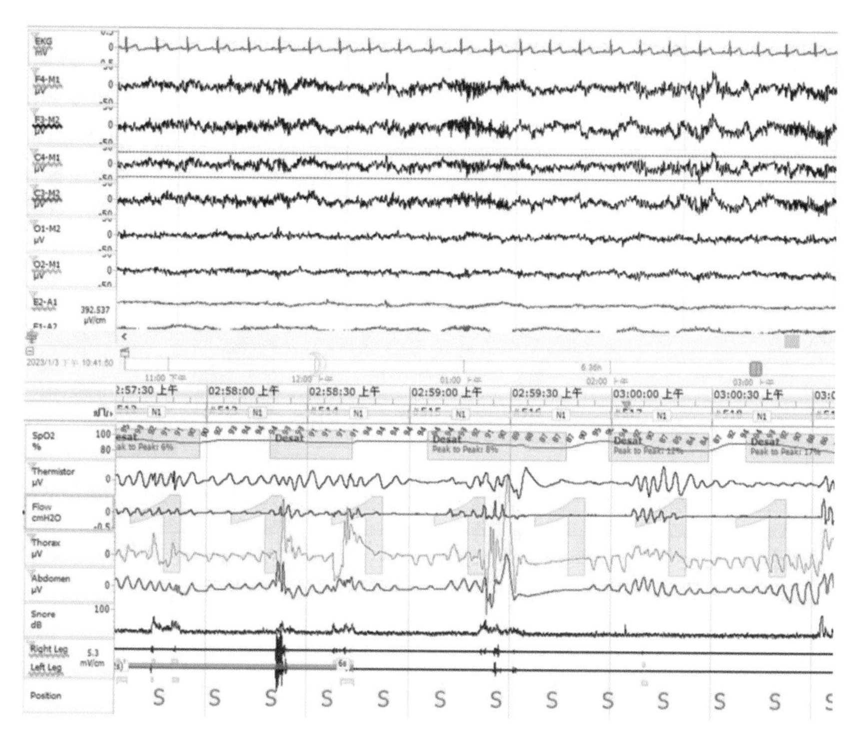

圖 2-25　睡眠呼吸障礙事件分別有 H、OSA、MSA、H（150 秒頁面）

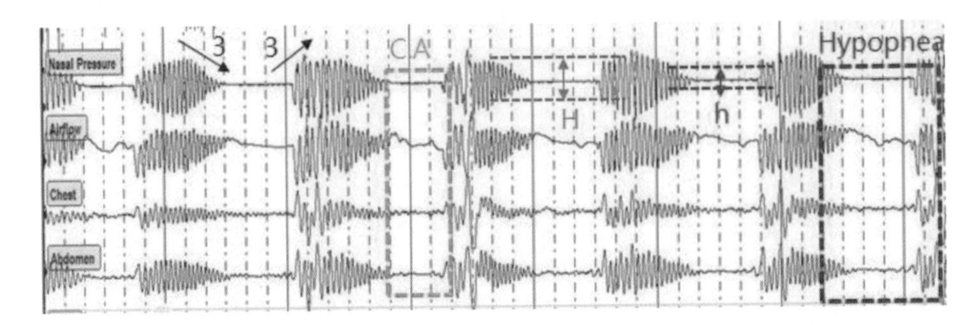

圖 2-26　陳氏呼吸特徵；呼吸訊號至少 3 個連續往上與往下振幅。紅色虛線框：淺呼吸（H 到 h 下降超過 30%）；綠色虛線框：中樞型睡眠呼吸中止

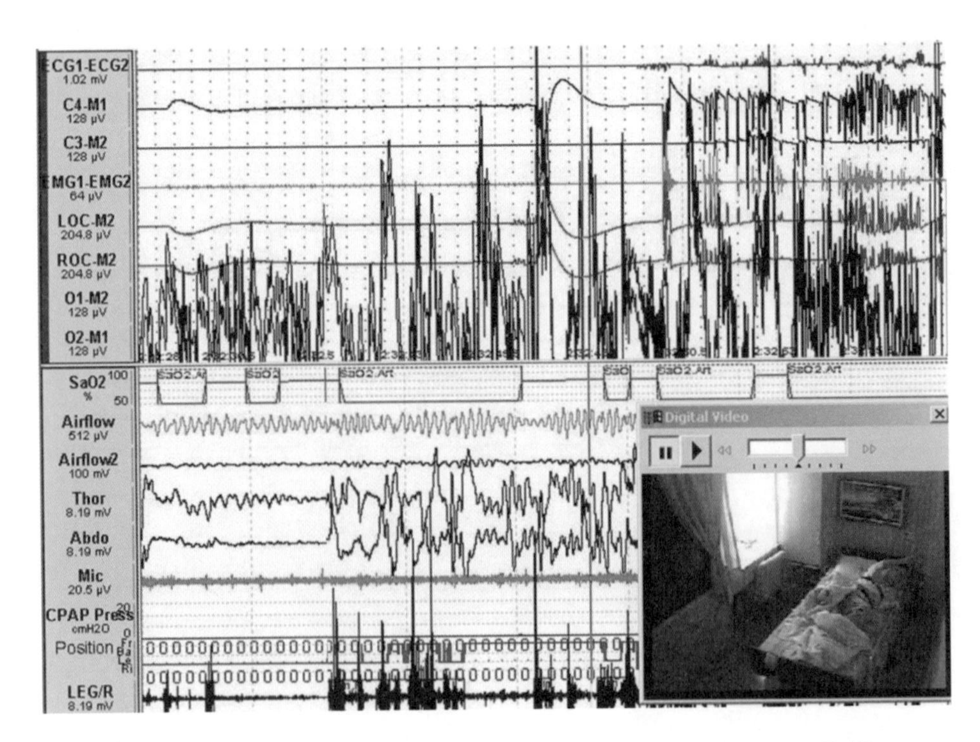

圖 2-27　重要感測線全脫落；攝影機確認受檢者為上廁所動作影響

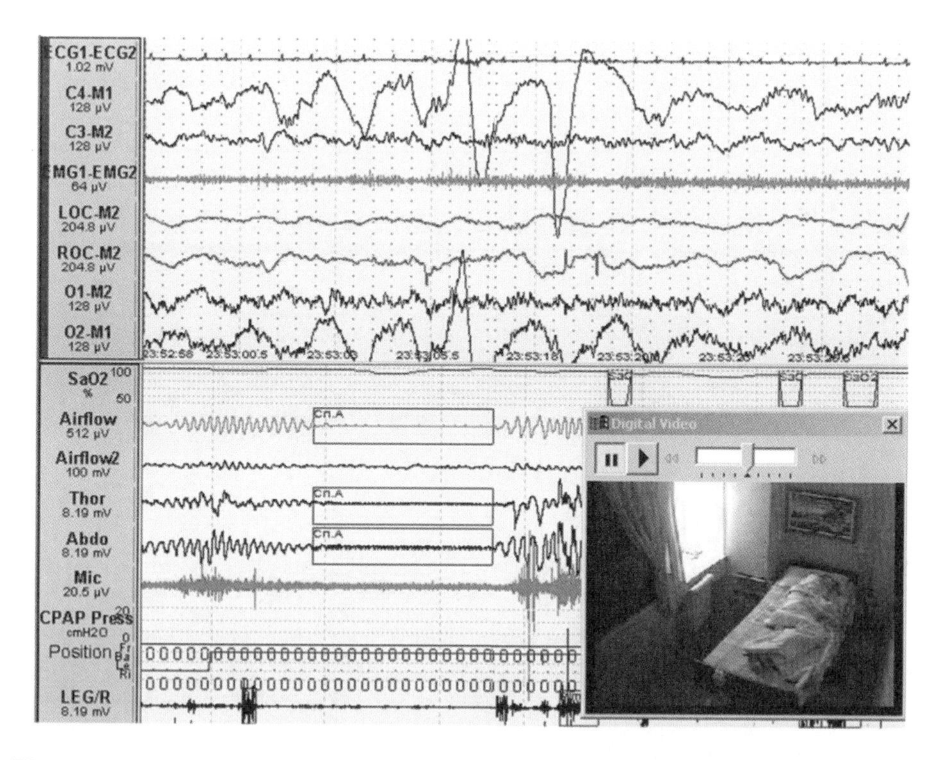

圖 2-28　C4-M1、O2-M1 訊號漂浮，為共同的 M1 電極鬆脫；攝影機觀察受檢者左側躺

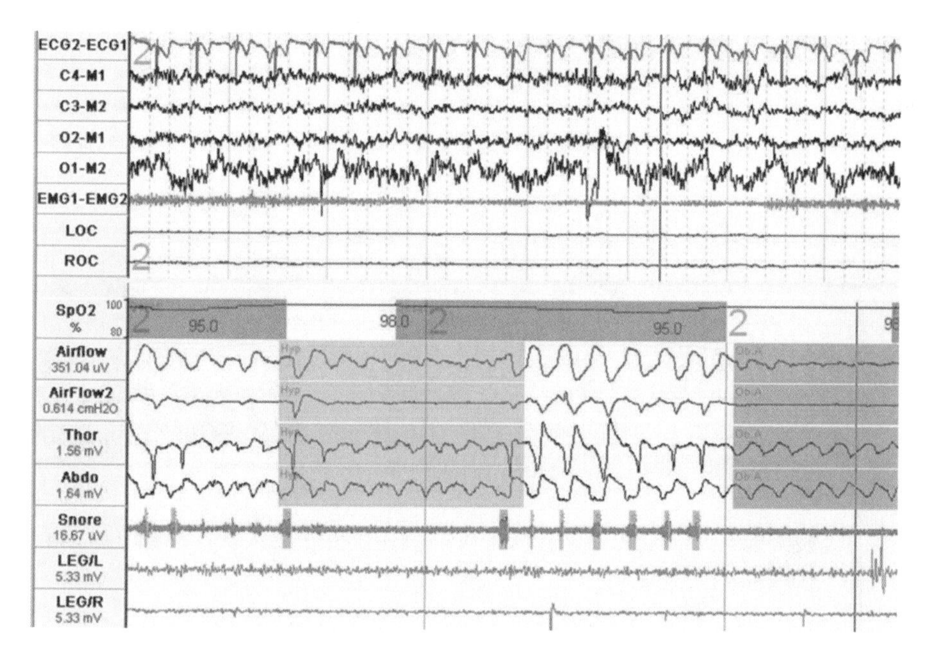

圖 2-29　O1-M2 訊號漂浮，單純 O1 電極鬆脫

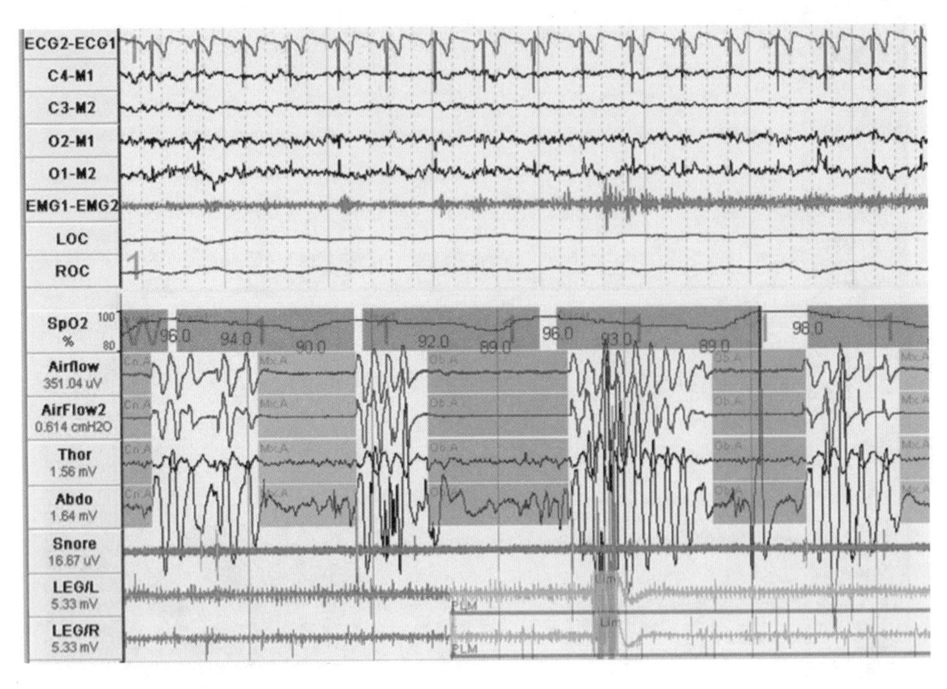

圖 2-30　心電圖在 O2-M1、O1-M2 產生干擾；應檢視或調整 O1、O2 位置正確性

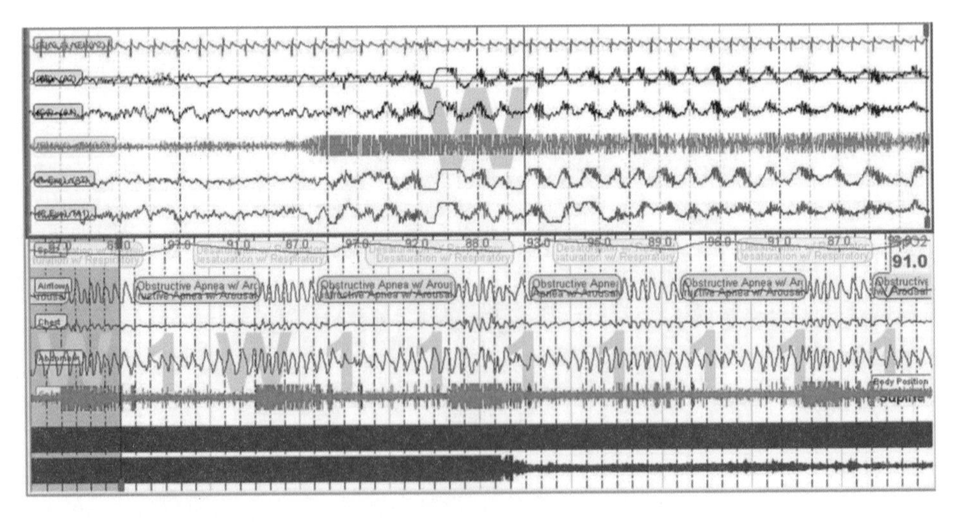

圖 2-31　夜間磨牙；下頷肌電圖振幅超過兩發生前的 2 倍大於 2 秒鐘（腦波與眼動圖同步受影響）

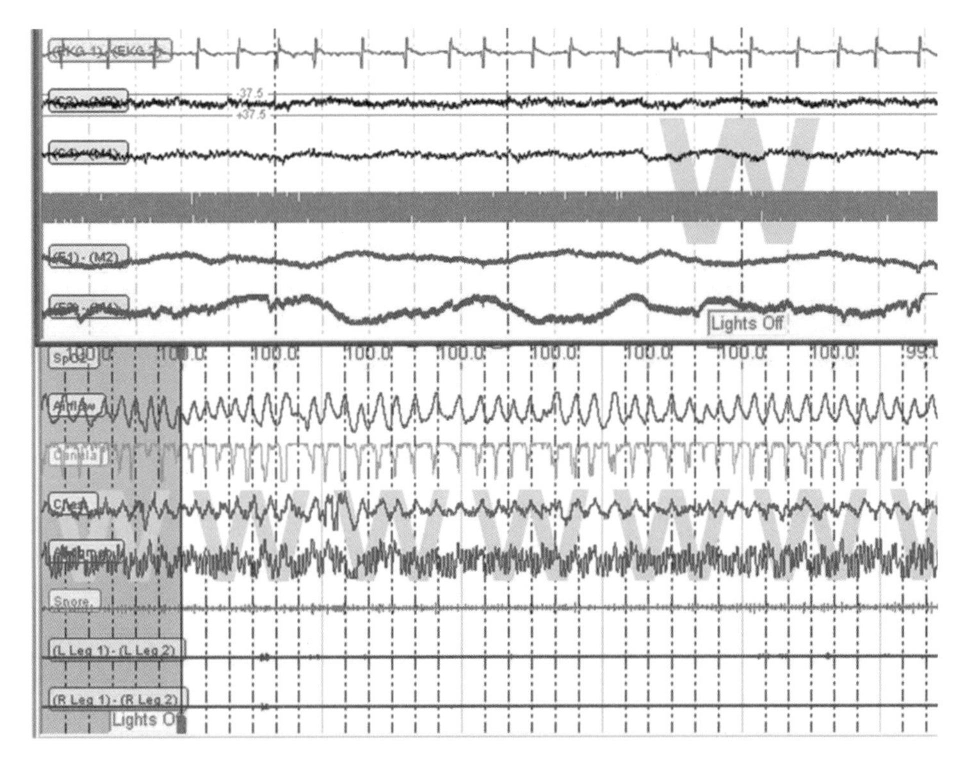

圖 2-32　胸腹帶、鼻腔壓力呼吸氣流感測異常；腦波與下頷肌電圖、眼動圖雜訊過高。推測是訊號放大器接頭鬆脫或接觸不良

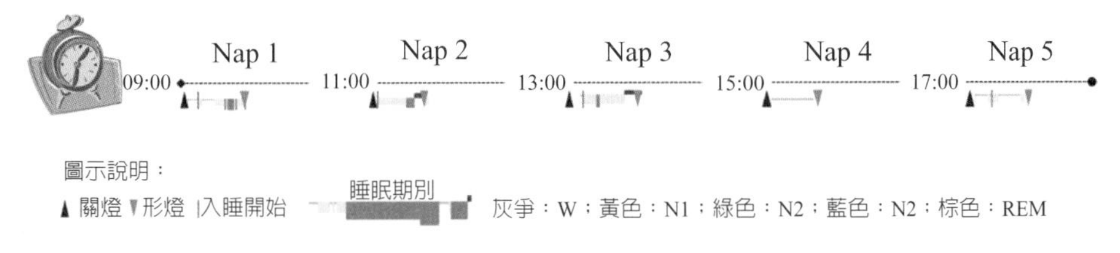

圖 3-1　多重睡眠潛伏期檢查過程

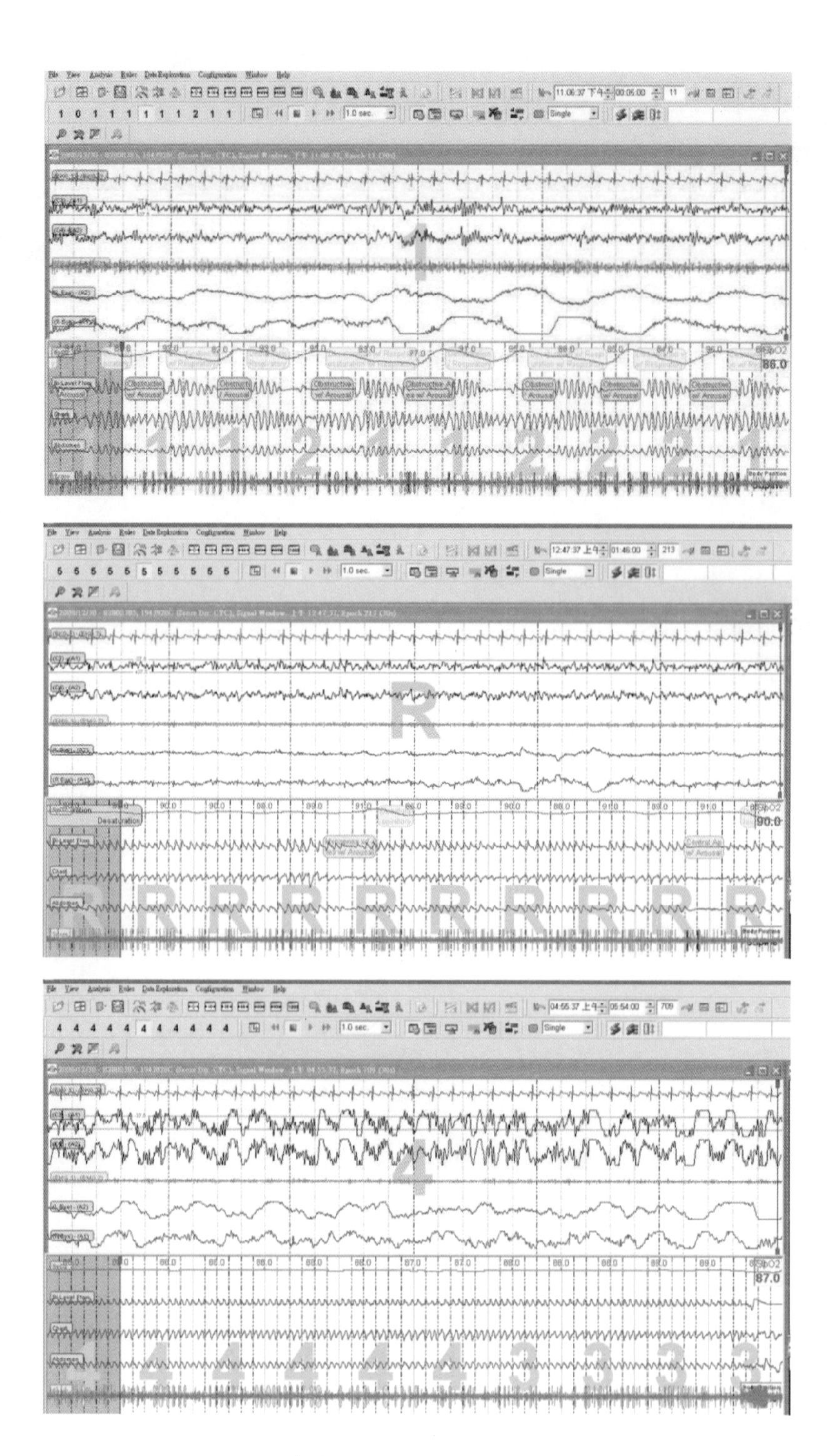

圖 5-6　陽壓呼吸器檢定過程（圖上中下，分別為檢定前中後）

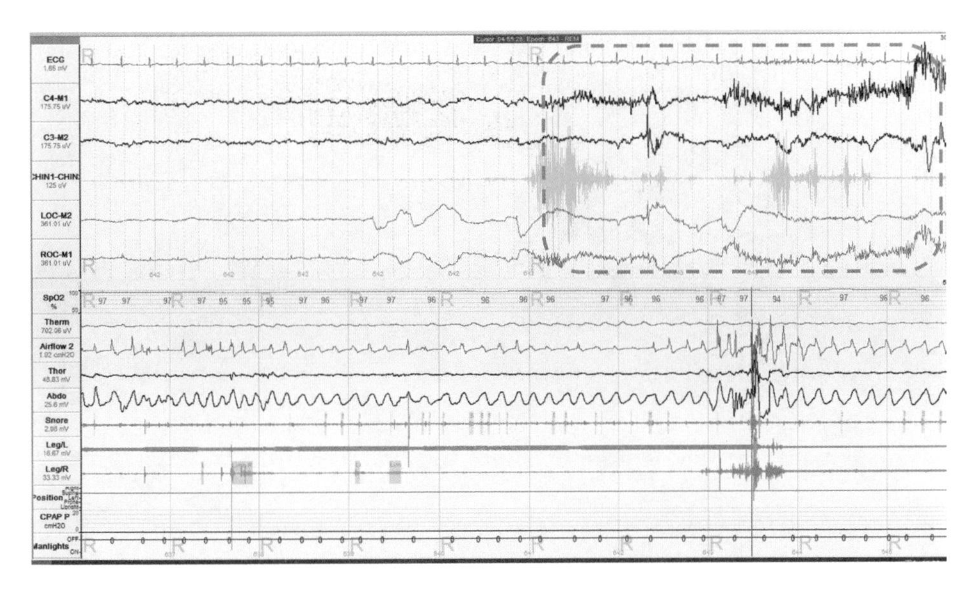

圖 5-1　快速動眼期產生覺醒（紅色虛線框）；一頁 30 秒之腦波（第 643 頁）

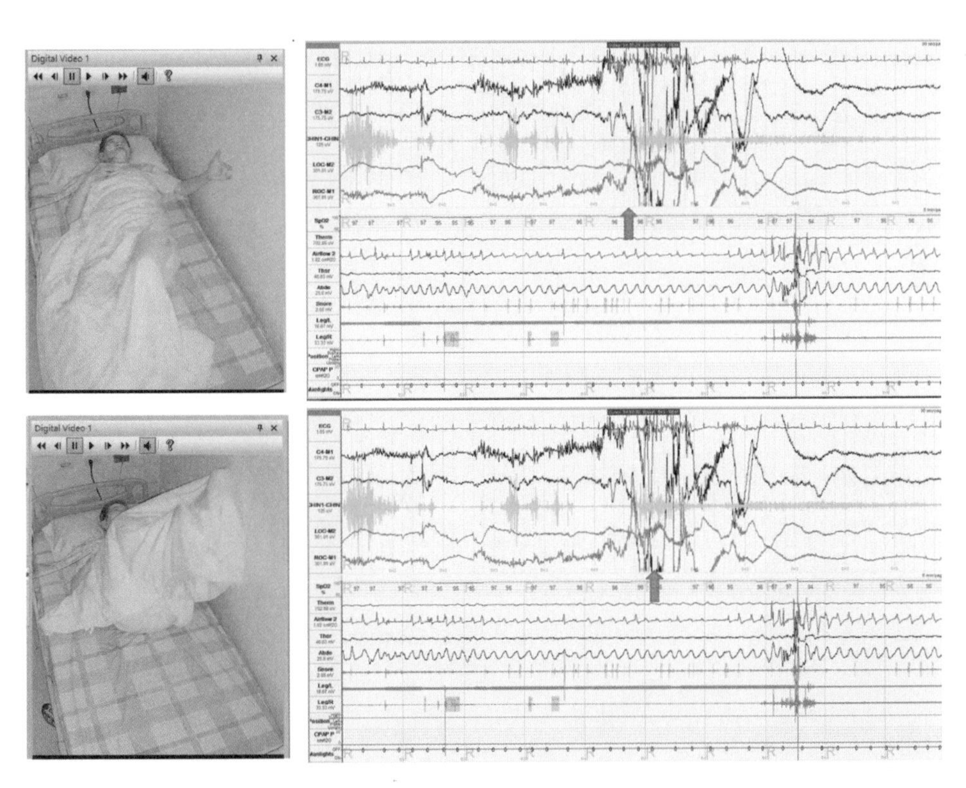

圖 5-2　快速動眼期行為異常之多項睡眠生理紀錄同步影像（紅色箭頭處為異常動作之時間點）

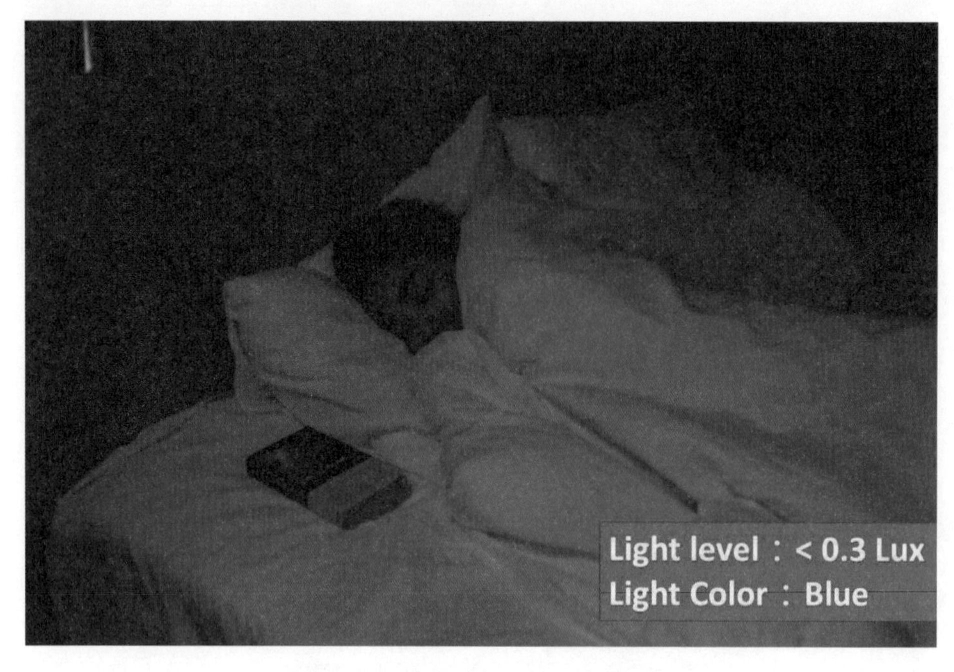

圖 1-1　睡眠環境——燈光控制

睡眠醫學臨床實務與應用

The Clinical Practice and Application of Sleep Medicine

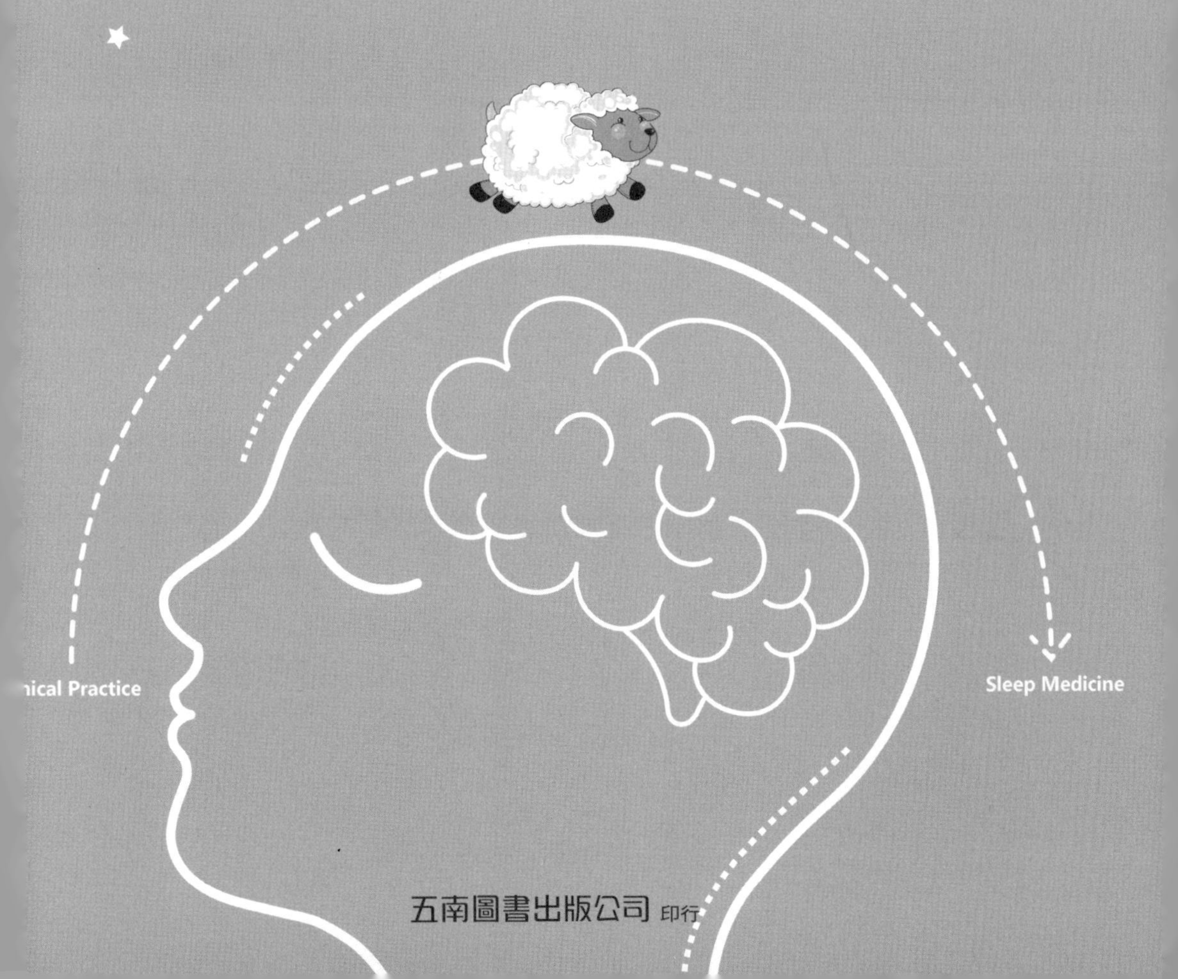

五南圖書出版公司 印行

推薦序一

在悠久的歷史長河中，睡眠一直是人類身心靈探索的重要主題，其奧祕的色彩在不同的文化發展傳承中，不斷地被多元的探索並成為文學上的詠嘆，如同一幅幅描繪著人類內心深處的畫卷，啟迪著人們對生命的思索。

然而，隨著睡眠醫學的研究與發展，醫學界逐漸揭開了睡眠背後的奧祕。睡眠不僅是生理現象，更是身心靈健康的基石。睡眠不足或睡眠品質不佳與許多健康問題密切相關，包括心血管疾病、精神疾病、免疫功能下降等。為此，我在 2022 年請臺中榮總內科部胸腔內科、新陳代謝科、耳鼻喉頭頸部以及精神部等醫療部科合作，設立了特色醫療「睡眠呼吸障礙照護中心」，致力於提供全方位的治療方案，以幫助中部地區眾多的睡眠障礙患者。

未來，睡眠醫學將與智慧醫療的發展密切結合，隨著智慧醫學的不斷進步，我們可以更準確地監測睡眠狀態，提供個人化的睡眠管理方案。透過智慧醫療設備的應用，我們可以實現遠程監測、智慧警示等功能，讓睡眠問題得到更及時、更有效的監測與治療。同時，結合智慧醫療的睡眠醫學將更加注重整體健康管理，從更多元的角度出發，促進人類身心靈的健全發展。

本書《睡眠醫學臨床實務與應用》是由吳明峰博士以及院內外數十位專家共同完成，結合各領域專家多年的研究以及臨床實務，內容從睡眠的需求，檢查評估與跨科別的診治，內容旁徵博引，以深入淺出的方式配合圖示描繪引導讀者，對於各類睡眠障礙有更完整的認識，並提供適切的睡眠管理建議。期待著這本新書能夠激發更多人關注睡眠健康，我深信睡眠醫學的發展將爲我們提供更廣闊的視野和更具前瞻性的解決方案。我們應該把睡眠視爲人們身心靈健康的重要指標，加強睡眠醫學的研究與應用，爲人類帶來更美好的生活品質。

陳適安

臺中榮民總醫院院長

推薦序二

睡眠自古以來即似謎一般困惑著人們。無人能逃避睡眠，也無法了解睡眠，卻有無數詩人墨客試圖描繪睡眠。希臘神話中黑夜女神（Nyx）生下孿生子睡神（Hypnos）與死神（Thanatos），將睡眠與死亡視爲極其相似的生理狀態。中國戰國時代有莊周夢蝶的寓言，述說清醒與夢境眞假及辨識的疑問。種種迷惘已困擾人們數千年。幸而透過現代科學研究，人們逐漸解開睡眠之謎。

人類對睡眠的理解從猜想進入科學化理解始自二十世紀初的腦電圖（Electroencephalography, EEG）紀錄後開始蓬勃發展。學者們藉由紀錄睡眠時腦部的電性活動變化，得以窺探睡眠時腦部的活動，更科學化定義睡眠始末及分期，也開啟了睡眠生理及病理研究的新時代。

睡眠不是大腦的關機，而是重整。睡眠中，一部分的腦細胞休息，另一部分的腦細胞卻活躍起來。睡眠中我們會做夢，或許回憶過往，或許天馬行空，有時睡醒時夢境尚存，卻大多時夢醒了無痕，這些都是常人每晚腦中的必經過程，它讓我們洗去辛勞，也讓我們鞏固經驗、累積智慧。然而睡眠不只是腦部的休息與重整，也是全身的重新充電，讓我們精神充沛的面對新的一天。睡眠時腦部及身體都可能因爲生理異常，造成睡眠障礙，輕則身體無法獲得充足休息，影響隔日精神與體力，重則影響長期健康。

吳明峰博士邀集數位睡眠醫學專家共同撰寫此書，引經據典以科學方式著述，從學理基礎爲大家解開數千年來睡眠生理及疾病之謎，更以流暢文筆及生動的案例，讓讀者進入睡眠疾病的大千世界。本書可以作爲專業人士鑽研睡眠醫學的敲門磚，由基礎理論至臨床案例分析逐步理解睡眠醫學的博大精深。對於一般讀者，也可以從許多案例中窺探睡眠生理的奧祕，或是探詢疾病的蛛絲馬跡。不論是專業的精讀或是大眾的淺嚐皆能從中獲益，可以理解睡眠醫學過去的發現，也能獲得該領域最新的進展。

筆者數十年來醫治無數睡眠障礙患者，其中印象最深的個案是一位十幾歲的患者，國中初期原來是優秀學生，班級名列前茅，卻突然如中邪般，經常在課堂上打瞌睡，遭到老師糾正，成績一落千丈，家長苦無改善良策。後來幸由睡眠檢查診斷罹患猝睡症，經過適當治療，成績快速恢復，聯考也如願考上第一志願。臨床上也有許多患者抱怨失眠，需要依賴藥物入眠，但究其原因，很多是作息異常，或對睡眠認知錯誤，導致焦慮失眠，透過對睡眠衛教正確認知，重新建立睡眠習慣，失眠也常常可以不藥而癒。

吳博士及幾位作者在睡眠醫學領域從業多年，作者們的專業值得信賴，深入淺出的案例解說也讓本書容易理解。本書不會是一本催人入眠的書，而是啟發想像、讓人遨遊睡眠世界的大作，更是引導人們健康睡眠的良方。

邱國樑 醫師／博士
台灣睡眠醫學學會前理事長
臺中慈濟醫院睡眠中心主任
慈濟大學助理教授

作者簡介

依姓名筆畫排序

王勁傑

現職

臺中榮民總醫院耳鼻喉部主治醫師

國立陽明交通大學醫學系耳鼻喉科助理教授

學歷

中山醫學大學臨床醫學研究所博士

中山醫學大學醫學系學士

經歷

台灣睡眠醫學會專科醫師

台灣耳科醫學會專科醫師

美國賓州大學嗅味覺中心國際合作學者

美國 Advanced Bionics 原廠人工電子耳手術認證醫師

美國賓州大學附設醫院（Penn Medicine Hospital）研究學者

王琪芸

現職

明志科技大學創新科技應用於生物醫學暨醫療照護產品研發國際博士學位學程助理教授

學歷

國立成功大學基礎醫學所博士

國立成功大學分子醫學所碩士

中山醫學大學醫事技術學系學士

經歷

明志科技大學智慧醫療研究中心成員

林口長庚醫院骨骼關節研究中心合聘助理研究員

林口長庚醫院骨骼關節研究中心博士級研究員

美國北卡溫莎維克森林醫學中心癌症生物所博士級研究員

美國德州休斯頓安德森腫瘤中心分子與細胞腫瘤所博士級研究員

吳明峰

現職

臺中榮民總醫院內科部醫檢師

中臺科技大學醫學檢驗生物技術系部定副教授

中華民國醫事檢驗學會醫事檢驗臨床指導教師

台灣睡眠醫學檢驗學會睡眠醫檢師

台灣睡眠醫學學會睡眠技師

學歷

國立中興大學電機工程學系博士

亞洲大學資訊工程學系研究所碩士

中山醫學大學醫事技術學系學士

經歷

台灣臨床生理檢查技術學會第一屆常務理事

臺中榮民總醫院產官學合作研究發展管理會委員

中臺科技大學 100 學年度業界專家

台灣睡眠醫學檢驗學會第一屆常務理事

臺中榮民總醫院內科部醫檢生

張世沛

現職

中臺科技大學體育室教授

學歷

國立東華大學教育與潛能開發學系教育博士

經歷

中臺科技大學體育室教授

中臺科技大學體育室主任

南投縣運動 i 臺灣計畫縣市訪視委員

運動與遊憩研究期刊主編

管理實務與理論研究期刊主編

張可昀

現職

臺中榮民總醫院胸腔內科主治醫師

學歷

Palacký University, Medical Faculty, Olomouc, Czech Republich

經歷

臺中榮民總醫院胸腔內科主治醫師

張庭綱

現職

臺中榮民總醫院精神部主治醫師

國防醫學院臨床助理教授

學歷

中正大學犯罪防治研究所碩士

國防醫學院醫學系學士

經歷

中山醫學大學心理系講師

彰化基督教醫院精神醫學部急性病房主任

彰化基督教醫院鹿東分院精神醫學部部主任

彰化基督教醫院鹿東分院睡眠檢查室負責人

陳妤瑄

現職

中臺科技大學醫學檢驗生物技術系副教授

學歷

國立中興大學食品暨應用生物科技學系博士

經歷

中臺科技大學醫學檢驗生物技術系講師

莊家峯

現職

國立中興大學電機工程學系特聘教授兼系主任

學歷

國立交通大學控制工程系博士

經歷

國立中興大學電機工程學系教授

國立中興大學電機工程學系副教授

國立中興大學電機工程學系助理教授

黃春森

現職

中國醫藥大學附設醫院睡眠醫學中心小組長

學歷

中國醫藥大學醫務管理學系碩士在職專班

中山醫學大學檢驗技術學系學士

經歷

宏恩醫院醫檢師

澄清醫院神經內科技術員

中國醫藥大學附設醫院睡眠呼吸檢查室技術員

黃偉彰

現職

臺中榮民總醫院內科部胸腔內科主治醫師

學歷

國立中興大學生命科學系博士

中山醫學大學醫學系醫學士

經歷

國立中興大學後醫學系與中山醫學大學醫學系部定助理教授

臺灣疾病管制署 106 年防疫績優醫師

溫志煜

現職

國立中興大學電機系特聘教授

國立中興大學圖書館館長

學歷

美國威斯康辛大學電機電腦工程學系博士

美國威斯康辛大學電機電腦工程學系碩士

國立成功大學電機工程學系學士

經歷

國立中興大學電機工程學系系主任

國立中興大學工學院工程科技中心主任

國立中興大學電機工程學系通訊所教授

國立中興大學電機工程學系通訊所副教授

國立中興大學電機工程學系通訊所助理教授

劉時安

現職

臺中榮民總醫院品質管理中心主任

學歷

國立中興大學獸醫博士

國立臺灣大學健康政策與管理研究所碩士

中國醫藥大學醫務管理學碩士

國立陽明大學醫學系醫學士

經歷

臺中榮總品管中心病人安全管理科主任

教育部審定國立陽明大學兼任教授

教育部審定國立陽明大學專任教授

臺中榮民總醫院耳鼻喉頭頸部副主任

臺中榮民總醫院喉頭頸科主任

賴佳業

現職

臺中榮民總醫院胃腸肝膽科特約醫師

臺中歐葉診所院長

學歷

國立陽明大學醫學系學士

經歷

臺中榮民總醫院胃腸肝膽科主治醫師

臺灣內科、消化內科專科醫師

臺灣消化內視鏡專科醫師

台灣肥胖醫學會會員

國防醫學院臨床講師

顏廷廷

現職

臺中榮民總醫院耳鼻喉頭頸部主治醫師

學歷

南華大學自然醫學研究所碩士

國防大學醫學系學士

經歷

臺中榮民總醫院耳鼻喉頭頸部總醫師

臺中榮民總醫院耳鼻喉頭頸部住院醫師

作者序

第一次成功完成整晚睡眠感測裝置，並依據產生出來的睡眠腦波、呼吸、鼾聲與其他睡眠中釋放出來的生理訊息，來分析受檢者睡眠狀態並轉譯成睡眠障礙的初體驗，是相當的雀躍，至今 20 幾個年頭仍印象深刻。然而，從儀器端的設定、監控睡眠中所遇到的現象以及訊號的判讀，也遇到不少的困惑，這開啟了我對於睡眠問題的探索與挑戰。由於睡眠疾病本身也牽涉到心理與精神狀態、呼吸道結構、心血管疾病、神經系統運作、內分泌代謝調節、免疫功能以及診斷技術與治療等面向，因此，橫向連結各領域的睡眠知識，才能窺究睡眠障礙的脈絡。

基於這樣的信念，幾年前邀請了國內醫師與教授等專家，著手撰寫一本橫跨睡眠歷史的過去、提供當前臨床診治的參考依據，以及未來睡眠醫學可發展與應用的書籍，很感謝他們在臨床看診與教學忙碌中仍共襄盛舉，讓本書得以完成。同時，也特別感謝提供插畫的藝術行家，大大的增添本書的易讀性。然而，礙於書本的篇幅限制，無法將目前已知與睡眠連結的所有議題作貫穿；此外，書籍各章節內容也客觀地引用參考文獻並進行多次校稿，若有疏漏或未妥之處，涵請多多指正。最後，本書對晚上進行睡眠生理判讀的醫事人員、為突破睡眠診治侷限的研究人員以及有意解決睡眠困擾的各方人士，致上最高敬意。

目錄

第一篇 睡眠基礎

第一章 生物的睡眠多樣性

吳明峰

我們每天歷經大約 6 到 8 小時的睡眠洗禮，而成就 16-18 小時的清醒。在這無意識的睡眠狀態，擁有非常豐富的調控機制來淬鍊過去與現在的身體機能狀態。這些調控的過程，除了會影響清醒的效能以外，本身也上演許多迷人的劇情。同樣的，地球上的原核生物、原生生物、植物、眞菌以及動物，也有其各自的睡眠模式，用以支配各物種在生物鏈扮演的需求。了解生物的睡眠多樣性，將有助於我們探究人類睡眠的角色以及調控機轉，甚至藉由觀察生物的睡眠運動，能提供科學與醫療的運用。

植物是人類重要糧食來源，也是許多生活用品的原料；不僅如此，它們進行光合作用，吸收二氧化碳，釋放氧氣供人類喘息。對我們而言，植物絕對是「掏心掏肺」的寧靜生命體。它們在不同場域與不同氣候的交織下，也孕育出許多的生物鏈，且有豐富的睡眠活動。

酢漿草別名「幸運草」，在台灣常見的有黃色與紫色兩品種（圖 1-1）。此類植物白天葉片展開進行光合作用，到了傍晚因光線或溫度的變化，影響水分，使得葉枕中的膨壓而產生閉合。植物這種每日節律性（Circadian rhythm）的週期變化，即爲睡眠運動（Sleep movement）。[1]

向日葵的花會朝著陽光的方向展開，即一般俗稱的追日現象（Solar tracking）或稱向光運動（Heliotropism）。其主要機制是當此類植物側面照光時，生長素向背光的一側移動，使背光側的生長素濃度較高而向光源彎曲。在較新的研究報告中，指出此現象跟二氧化碳轉爲碳水化合物的同化作用（Assimilation）之效率有關。[2] 隨著日夜的變化，此現象頗有日出而作，日落而息的週期重複，但這與膨壓造成的「睡眠運動」並不相同。然而，植物這樣的向光運動，可以使得接觸光照效果更好，也因此成爲追

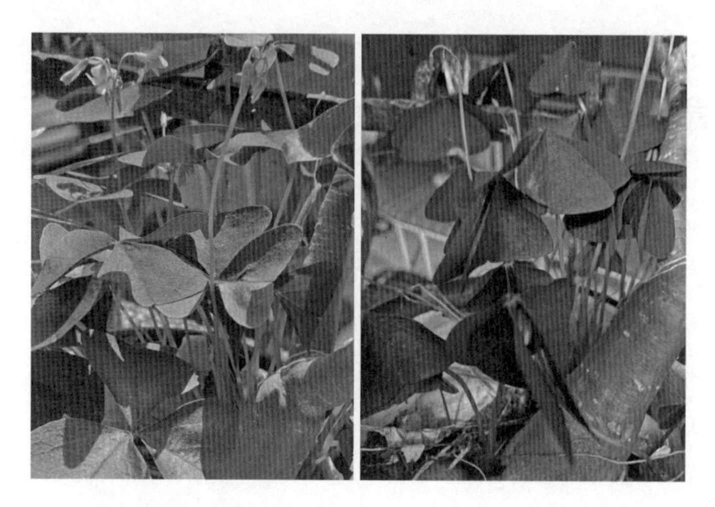

圖 1-1　酢漿草的睡眠運動。圖左：上午 7 點；圖右：下午 7 點

日太陽能板的構想。[3]

大王蓮是多年生水生草本植物，擁有巨型似圓盤的葉片，其邊緣往上折轉，背面具有網格氣室可存放空氣（圖 1-2）。除葉片與一般睡蓮不一樣外，大王蓮通常在夏季夜晚開花，次日白天閉合，無蓮子、蓮藕，僅具觀賞之用。

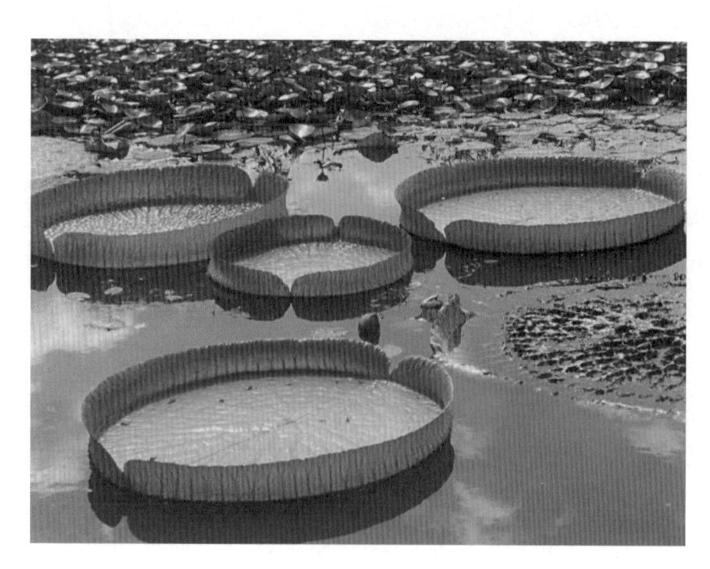

圖 1-2　大王蓮

不同植物都有其生命的歷程，藉由觀察上述幾種典型的植物，我們可以確認晝夜之間某一時段的休息，雖是生理機制，但卻有其必要性；無論是白天或夜裡上演的開花秀，爭奇鬥豔，也許是準備延續下一代的準備過程。

章魚是軟體動物門的八腕目，由於擁有非常複雜的神經系統，是目前已知的無脊椎動物中智力最高的動物。2023 年波菲爾（Pophale）等研究團隊指出章魚的「安靜」睡眠時段，每 60 分鐘會被大約 60 秒的明顯身體運動以及皮膚圖案和紋理的快速變化有節奏地打斷。[4] 這樣的規律現象，很可能是章魚在睡眠時會練習皮膚圖案，以改善其清醒時的僞裝行爲與狩獵的模擬。章魚這具有獨特的活躍睡眠階段，其行爲和神經相關性，類似於脊椎動物的快速眼動睡眠。

部分鳥類、海豚、海豹和海牛等動物，已被證實有更令人驚豔的半睡半醒（Half asleep）睡眠模式。牠們在一半的腦部處於休息狀態、另一半仍保持清醒的情況下睡覺，[5-6] 無法大腦同步睡眠，有可能是因爲必須保持一半清醒以應付天敵，隨時逃生。不過，這樣的模式也可能羨煞不少莘莘學子，要是睡覺中，可以邊聽廣播邊學語言或音樂，不知有多好。

動物睡眠時間的長短，在各類動物存在著極大的差異。這可能跟腦部神經修復、強化學習或食物需求與熱量消耗的需求有關。[7-9] 牛跟馬可以站著與躺地上反芻時呈現睡睡醒醒狀態，這樣的時間相當長，除了隨時警戒狩獵者以外，也因爲食用植物的熱量較低，必須隨時補充，統計上來說，總睡眠時間大約 3 小時，熟睡期約 30 分鐘，其餘則爲淺睡期。更誇張的是，一種牛蛙（Rana catesbiana）從不展現任何睡覺的徵狀，無論在活動或靜止的狀態下均能對外界刺激作出相同的生理反應。顯示牠們除了因嚴寒而步入冬眠季外，其餘時間也是保持警覺，全天候提防周遭獵食者的出沒。雖然這可能是偵測工具造成的誤差，但目前研究上仍以 0 小時的睡眠時間來記錄。相反的，閉殼龜（box turtle）、鼠耳蝠（Myotis lucifugus）、負鼠（opossum）等，則有一天超過 19 小時以上的睡眠時間。這些動物的睡眠多樣性，在其生物鏈的角色，爲生命延續綜合性的表現。但長時間睡眠的動物，除了能量保存以外，爲了能隨時逃命而無法進入深度睡眠，也可能是很大的原因。[10]

原核生物（Kingdom monera）、原生生物（Kingdom protista）與眞菌界（Kingdom fungi）等生物，雖有其睡眠樣態，但與人類睡眠的交互影響，則更令人關注。原生生物的羅德西亞椎蟲（Trypanosoma brucei rhodesiense）與甘比亞椎蟲（Trypanosoma brucei gambiense），透過采采蠅（Tsetse fly）的傳播，可能讓人罹患非洲錐蟲症（African trypanosomiasis），又稱非洲睡眠症（African sleeping sickness）。2010年，它在非洲造成了約 9,000 例死亡。此疾病感染初期會有發燒、頭痛、身體不適等等常見的症狀外，後期則出現精神不濟、嗜睡的症狀，也因此稱爲非洲睡眠症（African sleeping sickness）。[12]

細菌無法用肉眼看到，卻無所不在地存在我們食物、飲用水、空氣與土壤。除致病菌以外，也有存在人體皮膚、黏膜及外界相通的鼻咽腔、口腔、腸道和泌尿道等部位，對人體無害的正常菌群（Normal flora）。然而，當這些正常菌群種跑到不同位置或因爲其他因素改變了體內菌相的平衡時，就有如其他致病菌一樣會對人體產生傷害。是什力量或機制，可以讓這些細菌逃過抗生素的摧殘呢？從幾份研究報告顯示，當細菌在環境資源不足或者抗生素存在時候，會產生休眠狀態（Dormant），[13-15] 讓細菌以最低能量度過這段時機。然而，當其細胞膜感測器偵測到營養的訊息訊號時，會再度啟動整個代謝機制而啟動其生命。因此，當我們生病並服用抗生素時，若有一些處於休眠的細菌在治療期間沒有醒來，它們就會存活下來；如果抗生素治療結束後這些細菌甦醒並開始分裂，疾病就有可能復發。

藍綠藻（Cyanobacterium）是一種透過光合作用產生氧氣的革蘭氏陰性菌，同時也是造成水體優養化（Water bloom）的原因。從 Kim 等學者在 2000 年發表的回顧性文章，[16] 可以了解到藍綠藻透過 KaiA、KaiB 與 KaiC 的三種蛋白的調控，產生了 24 小時的日夜節律，並於白天透過補獲太陽中的光子，把水分解成氫和氧並轉換成腺苷三磷酸（Adenosine triphosphate, ATP）。這光合作用（Photosynthesis）也將空氣中的二氧化碳固定（CO_2 fixation），轉變成葡萄糖等養分。由於藍綠藻的本質與特性，目前已廣泛應用在生物燃料、生物活性化合物與水產養殖產品上。[17]

經由科學對於各種生物睡眠的解謎，至少我們可以確認睡眠對於各物種都是生存的必要元素。至於睡眠的多寡，以及睡眠品質，在不同物種間以及不同成長階段則是存在極大的差異。如此多樣性的睡眠，有如英國文豪莎士比亞（Shakespeare）受歡迎的最短的悲劇《馬克白》（*Macbeth*）中主角對睡眠的形容：「每天生命的死亡／the death of each day's life，痛苦勞動的沐浴／sore labour's bath，受傷心靈的慰藉／balm of hurt minds，大自然的第二道菜／great nature's second course，生命盛宴的主要滋養者 Chief nourisher in life's feast.」，[18] 實在令人著迷。

參考文獻

1. Mano, H.; Hasebe, M. Rapid movements in plants. *Journal of Plant Research* **2021**, *134*(1), 3-17.
2. Kutschera, U.; Briggs, W. R. Phototropic solar tracking in sunflower plants: an integrative perspective. *Ann Bot* **2016**, *117*(1), 1-8.
3. Imthiyas, A.; Prakash, S.; Vijay, N.; Alwin Abraham, A.; Ganesh Kumar, B. Increasing the efficiency of solar panel by solar tracking system. *IOP Conference Series: Materials Science and Engineering* **2020**, *993*(1), 012124.
4. Pophale, A.; Shimizu, K.; Mano, T.; Iglesias, T. L.; Martin, K.; Hiroi, M.; Asada, K.; Andaluz, P. G.; Van Dinh, T. T.; Meshulam, L.; et al. Wake-like skin patterning and neural activity during octopus sleep. *Nature* **2023**, *619*(7968), 129-134.
5. Mascetti GG; Vallortigara G. Why do birds sleep with one eye open? Light exposure of the chick embryo as a determinant of monocular sleep. *Curr Biol* **2001**, *11*(12), 971-4.
6. Oceana. Seals sleep with only half of their brain at a time. **2013**. Accessed at https://usa.oceana.org (August 20. 2023).
7. Campbell, S. S.; Tobler, I. Animal sleep: a review of sleep duration across phylogeny. *Neurosci Biobehav Rev* **1984**, *8*(3), 269-300.
8. Zahra, Z.; Choo, D. H.; Lee, H.; Parveen, A. Cyanobacteria: Review of Current Potentials and Applications. *Environments* **2020**, *7*(2), 13.
9. Phillips, A. J.; Robinson, P. A.; Kedziora, D. J.; Abeysuriya, R. G. Mammalian sleep dynamics: how diverse features arise from a common physiological

framework. *PLoS Comput Biol* **2010**, *6*(6), e1000826.

10. Keene, A. C.; Duboue, E. R. The origins and evolution of sleep. *J Exp Biol* **2018**, *221* (Pt 11).
11. Krueger, J. M.; Opp, M. R. Sleep and Microbes. *Int Rev Neurobiol* **2016**, *131*, 207-225.
12. Centers for Disease Control and Prevention (CDC). Parasites - African Trypanosomiasis (also known as Sleeping Sickness). **2023**. Accessed at: https://www.cdc.gov/parasites/sleepingsickness/index.html (August 18. 2023).
13. Emily H. How inert, sleeping bacteria spring back to life. **2023**. Accessed at: https://www.news-medical.net/news/20230427/ How-inert-sleeping-bacteria-spring-back-to-life.aspx. (August 18. 2023).
14. Orit G.; Nathalie Q.B. When Bacteria Go to Sleep. **2019**. Accessed at: https://kids.frontiersin.org/articles/10.3389/frym.2019.00045 (June 16, 2023).
15. Wilmaerts, D.; Dewachter, L.; De Loose, P. J.; Bollen, C.; Verstraeten, N.; Michiels, J. HokB Monomerization and Membrane Repolarization Control Persister Awakening. *Mol Cell* **2019**, *75*(5), 1031-1042.e1034.
16. Kim, P.; Kaur, M.; Jang, H. I.; Kim, Y. I. The Circadian Clock-A Molecular Tool for Survival in Cyanobacteria. *Life (Basel)* **2020**, *10*(12).
17. Ayesha Algade, A.; Kweku Amoako Atta, d.-J.; Gabriel Komla, A. Industrial Applications of Cyanobacteria. In *Cyanobacteria*, Wael, N. H. Ed.; *IntechOpen*, **2021**; Ch. 2.
18. The Tragedy of Macbeth. Accessed at: https://www.opensourceshakespeare.org/views/plays/ (July 21, 2023).

第二章 睡眠醫學的發展

吳明峰

睡眠是人類每日必經的階段，其時間雖然會因爲成長過程、健康狀態或者工作因素而有所不同，一般落於三到四分之一的時間。也因此，每個人都能體會到睡眠這階段對清醒的影響力，同時，也有不少人觀察到睡眠的問題，進而提出改善的方法，包含市井小民、醫學家、生物學家、工程師、化學家、心理學家與設備商等等。藉由著作典籍的流傳，人類文明歷史的淬鍊得以延續，睡眠醫學自然也不例外。本章節將以時間軸的概念匯集這領域之主流，讓我們站在巨人肩膀上，往睡眠科學向前再邁進。

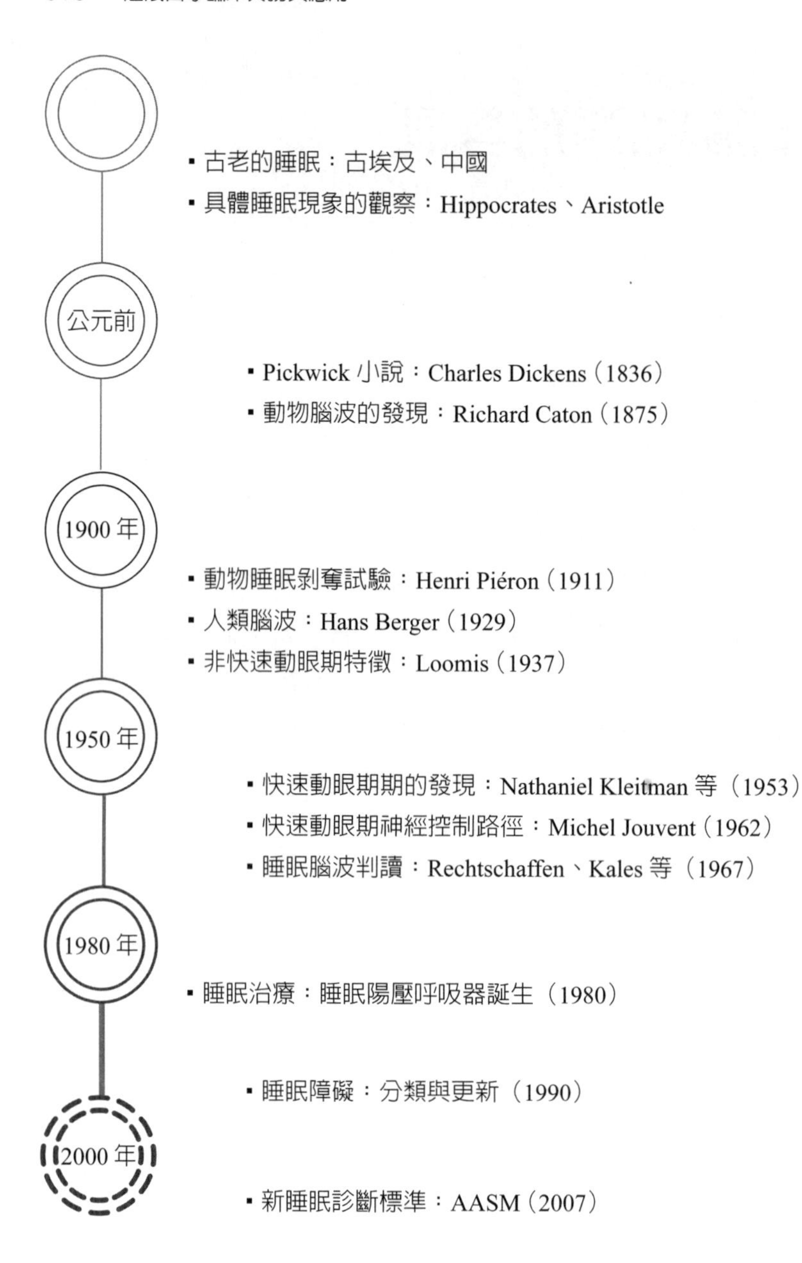

▪ 古老的睡眠：古埃及、中國
▪ 具體睡眠現象的觀察：Hippocrates、Aristotle
公元前
▪ Pickwick 小說：Charles Dickens（1836）
▪ 動物腦波的發現：Richard Caton（1875）
1900 年
▪ 動物睡眠剝奪試驗：Henri Piéron（1911）
▪ 人類腦波：Hans Berger（1929）
▪ 非快速動眼期特徵：Loomis（1937）
1950 年
▪ 快速動眼期期的發現：Nathaniel Kleitman 等（1953）
▪ 快速動眼期神經控制路徑：Michel Jouvent（1962）
▪ 睡眠腦波判讀：Rechtschaffen、Kales 等（1967）
1980 年
▪ 睡眠治療：睡眠陽壓呼吸器誕生（1980）
▪ 睡眠障礙：分類與更新（1990）
2000 年
▪ 新睡眠診斷標準：AASM（2007）

早期人類生活與靈媒或巫醫有不少留存的考古依據留存。對古埃及人來說，睡眠是亡者與活人溝通的方式，並認爲睡眠和死亡同樣是生活的一部分，產生製作木乃伊的文化即是永生的一環。[1-2] 在中國，《黃帝內經・靈樞・大惑論》有記載，「夫衛氣者，晝日常行於陽，夜行於陰。故陽氣盡則臥，陰氣盡則寤」，描述人們在白日活動耗散了能量，使大腦處於抑制狀態而進入睡眠狀態；待充足睡眠後，人們清醒而活動。[3] 此外，也有文獻指出，唐朝對於睡眠障礙如失眠、嗜睡或夢境障礙（Dream disorders）已有一定的認識。[4]約在公元前400年，古希臘譽有「西方醫師之父」的希波克拉底（Hippocrates），曾出版 *Both sleep and insomnolency, when immoderate, are bad* 說明適度睡眠的重要性。[5] 亞里斯多德（Aristotle）是古希臘相當著名的哲學家，在睡眠領域的三個論述「De somno et vigilia」、「De insomniis」與「De divinatione per somnum」，分別討論睡眠狀態、睡眠中的夢境現象以及是否能預測夢境等內容。[6] 這些早期的睡眠史籍，爲睡眠醫學奠定廣泛的參考點。

一句非常經典的《雙城記》語錄：「那是最好的時代，那是最壞的時代；那是智慧的時代，那是愚蠢的時代；那是信任的時代，那是懷疑的時代；……那是希望之春，那是絕望之冬；我們應有盡有，我們一無所有……。」作者查爾斯・狄更斯（Charles Dickens），於 1836 年出版《匹克威克外傳》（*The Pickwick Papers*）中提到一名叫喬（Joe）的肥胖男孩，其身體浮腫，臉潮紅，白天嗜睡的狀況嚴重到可以坐著打呼。這是歷史最早描述睡眠呼吸障礙的特徵。[7]

1875 年英國生理學家理查德・卡頓（Richard Caton），採用簡單的設備成功記錄到動物的腦部電位活動。[8] 在這之後的幾十年間，睡眠醫學有爆炸性的發現與進展。首先是 1911 年，亨利・皮埃隆（Henri Piéron）提出著名的催眠毒素理論；他從剝奪睡眠的狗之腦脊髓液與血清，注入另一隻狗來誘導睡眠的實驗；此外，他也致力於夜間工作人員體溫週期的適應特性。[9]

眾所皆知，腦波是目前於診斷腦部神經與精神很重要的臨床工具，此項發現始於 1929 年，德國精神科醫師漢斯・柏格（Hans Berger）發表了他的腦波的第一篇論文 *Über das Elektrenkephalogrammdes Menschen*，並定義了阿爾法（alpha）和貝塔（beta）波。[10]

1937 年，美國盧米斯（Loomis）定義了現在稱爲非快速動眼期（Non rapid eye movement, NREM）的腦波圖之特徵，如銳波（Vertex waves）、紡錘波（Spindles）、K 複合波（K complexes）與德爾塔（Delta）慢波，奠定了非快速動眼期的分類基礎。[8] 1953 年，歐根・阿瑟林斯基（Eugene Aserinsky）與納撒尼爾・克萊德曼（Nathaniel Kleitman）兩位師徒以〈Regularly Occurring Periods of Eye Motility, and Concomitant Phenomena, During Sleep〉發表在 *SCIENC* 的研究，[11] 除首先創立快速動眼期的術語，同時詳述了動眼期的眼動圖與下頷肌肉張力的電位。1962 年，法國米歇爾・朱維特（Michel Jouvent）醫師進行了一系列研究，發現貓在快速動眼期（Rapid eye movement, REM）睡眠期間存在肌肉鬆弛，證實橋腦在快速動眼期扮演相當重要的腳色，並創建了第一個 REM 睡眠行爲障礙模型。[12]

艾倫瑞赫夏芬（Allan Rechtschaffen）博士於 1963 年在紐約西奈山醫院（Icahn School of Medicine at Mount Sinai, Mt. Sinai）跟同事進行研究期間，發表了猝睡症（narcolepsy）；其後與安東尼・卡爾斯（Anthony Kales）等人制定了睡眠期判讀工作手冊，定義了 1 到 4 期的非快速動眼期之判讀依據。[13] 此標準大大提升科學診斷睡眠期的一致性，直到 2007 年，才由美國睡眠醫學學會（The American Academy of Sleep Medicine, AASM）所提供的〈The AASM Manual for the Scoring of sleep and Associated Events〉之規則、術語與技術規格所取代，成爲全球對於睡眠檢查一致的標準。[14] 在這之前雷默斯（Remmers）等學者（1978）確認了睡眠呼吸中止（Sleep breathing disorders）的舌頷肌的張力與上呼吸道內壓之間的機轉。[8] 1980 年，科林・沙利文（Colin Sullivan）醫師透過實驗，成功的將睡眠陽壓呼吸器（Positive airway pressure, APAP）用於治療睡眠呼吸中止患者上。此方法，至今仍是中重度睡眠呼吸中止治療的首選。

西元 1990 年，美國睡眠醫學學會（American Academy of Sleep Medicine, AASM）、歐洲睡眠研究學會（European Sleep Research Society, ESRS）、日本睡眠研究學會（Japanese Society of Sleep Research, JSSR）與拉丁美洲睡眠學會（Latin American Sleep Society, LASS）等全世界幾個

主要的睡眠學會，聯手出版了國際睡眠障礙分類（International Classification of Sleep, Disorders, ICSD）。此分類於 1997 年由睡眠障礙中心聯合會（Association of Sleep Disorders Centers, ASDC）與睡眠心理生理研究聯合會（Association for the Psychophysiological Study of Sleep, APSS）更新爲睡眠與覺醒障礙診斷分類（Diagnostic Classification of Sleep and Arousal Disorders, DCSAD），並發表在《睡眠》期刊（Sleep）。此分類乃將睡眠疾患分成睡眠異常（Dyssomnias）、異睡病（Parasomnias），與精神、神經或其他疾病有關之睡眠障礙（Sleep disorders associated with mental, neurologic, or other medical disorders），以及待確認的睡眠疾病（Proposed sleep disorders）四大類型，奠定了睡眠醫學障礙分類的指標。[15]

參考文獻

1. Dement, W. C., The study of human sleep: a historical perspective. *Thorax* **1998,** *53* (suppl 3), S2-S7.
2. 炫火人文。文明古國們有睡眠文化？這六點睡覺歷史可以讓你重視深度睡眠。**2020**。Accessed at: https://ppfocus.com/0/hiad48243.html (April 09, 2023)
3. 鄭紅斌。黃帝內經。大展出版社，**2016**。
4. Yanjiao, L.; Yuping, W.; Fang, W.; Xue, Y.; Yue, H.; Shasha, L., Sleep Medicine in Ancient and Traditional China. In *Sleep Medicine: A Comprehensive Guide to Its Development, Clinical Milestones, and Advances in Treatment*, Chokroverty, S.; Billiard, M., Eds. Springer New York: New York, NY, **2015**; pp. 29-33.
5. Quan, S. F., Sleep Disturbances and their Relationship to Cardiovascular Disease. *Am J Lifestyle Med 3* (1 Suppl), 55s-59s.
6. Jakob Leth Fink. Sleeping and Dreaming in Aristotle and the Aristotelian Tradition. In: *Forms of Representation in the Aristotelian Tradition*. Volume Two : Dreaming, pp. 1-27. Brill, Leiden. **2022**.
7. Kryger, M., Charles Dickens: impact on medicine and society. *J Clin Sleep Med* **2012,** *8* (3), 333-8.
8. Shepard, J. W., Jr.; Buysse, D. J.; Chesson, A. L., Jr.; Dement, W. C.; Goldberg,

R.; Guilleminault, C.; Harris, C. D.; Iber, C.; Mignot, E.; Mitler, M. M.; Moore, K. E.; Phillips, B. A.; Quan, S. F.; Rosenberg, R. S.; Roth, T.; Schmidt, H. S.; Silber, M. H.; Walsh, J. K.; White, D. P., History of the development of sleep medicine in the United States. *J Clin Sleep Med* **2005,** *1* (1), 61-82.

9. Morrison, A. R., Henri Piéron and Nathaniel Kleitman: Two Major Figures of 20(th) Century Sleep Research. *Sleep* **2014**, *37*(3), 621.
10. İnce, R.; Adanır, S. S.; Sevmez, F., The inventor of electroencephalography (EEG): Hans Berger (1873-1941). *Childs Nerv Syst* **2021,** *37* (9), 2723-2724.
11. Aserinsky, E.; Kleitman, N., Regularly occurring periods of eye motility, and concomitant phenomena, during sleep. *Science* **1953,** *118* (3062), 273-4.
12. Pires, G. N.; Tufik, S.; Andersen, M., Michel Jouvet and his Importance for Brazilian Preclinical Sleep Research. *Sleep Sci* **2017,** *10* (4), 181-182.
13. Moser, D.; Anderer, P.; Gruber, G.; Parapatics, S.; Loretz, E.; Boeck, M.; Kloesch, G.; Heller, E.; Schmidt, A.; Danker-Hopfe, H.; Saletu, B.; Zeitlhofer, J.; Dorffner, G., Sleep classification according to AASM and Rechtschaffen & Kales: effects on sleep scoring parameters. *Sleep* **2009,** *32* (2), 139-49.
14. Berry, R. B.; et al, Rules for Scoring Respiratory Events in Sleep: Update of the 2007 AASM Manual for the Scoring of Sleep and Associated Events. *Journal of Clinical Sleep Medicine* **2012,** *08* (05), 597-619.
15. Thorpy, M. J., Classification of sleep disorders. *Neurotherapeutics* **2012,** *9* (4), 687-701.

第三章 正常睡眠生理

黃偉彰

「嬰仔嬰嬰睏，一暝大一吋」是耳熟能詳的《搖嬰仔歌》之首句歌詞；雖然一夜就換得孩子「有感」的成長，是比較誇張的說法，但兼具足夠睡眠時間與良好睡眠品質，的確是成長的重要關鍵。在這個章節，我們基於目前的科學證據，來說明一般健康者的與睡眠神經生理機制之調控與睡眠週期之特徵，從而瞭解不同生長階段的睡眠狀態與現象，進而探究睡眠的質與量的重要性。

一、睡眠的功能

1. 為什麼人類需要睡眠？

在人的一生中，幾乎有三分之一的時間是處於睡眠階段，這對人類有什麼好處？目前研究睡眠的科學家一直百思不得其解。學者普遍認爲睡眠是人類與生俱來的恢復機制，就如同呼吸、飢餓、口渴一樣，是維持個體生存發展所必需的生理狀態。睡眠會減輕壓力、舒緩情緒、增強人體的免疫力。[1]

美國芝加哥大學知名的科學家艾倫・瑞赫夏芬（Allan Rechtschaffen）在 1978 年時曾說過：「如果睡眠沒有提供任何必要的功能，那麼它就是人類演化過程所鑄下的最大錯誤。」另一位哈佛大學醫學院精神病學教授，J・艾倫・霍布森（J. Allan Hobson）也嘲諷過，「睡眠已知的唯一功能，就是消除睡意。」[2,3]

2. 睡眠對於生物有多重要？

莎士比亞在《馬克白》中寫道：「一切有生之物，都少不了睡眠的調劑。」在 1980 年代，美國芝加哥大學的科學家瑞赫夏芬（Allan Rechtschaffen）做了動物的睡眠剝奪實驗，他好奇睡眠不足對生物會有什麼影響，他把花盆倒置在水面上，露出一點花盆底部浮出水面，花盆底部比水面高一公分左右，而寬度比老鼠身體再短一些，他將老鼠放在載浮載沉的平台上面，只要一個閃失，老鼠就可能會落到裝滿水的大水槽裡。只要穩定守住平台，老鼠就可以小睡一下，但如果老鼠睡太熟放鬆全身肌肉，就會掉入水槽中，水會從四面八方灌入鼻腔和喉嚨無法呼吸，牠就會清醒了。其他籠子裡的老鼠，就在牠快睡著時逗弄牠，挪動搖晃籠子，老鼠爲了保持平衡，只好不斷地走來走去，而無法安心入睡（圖 3-1）。

大約兩、三個星期之後，這些被迫保持清醒的老鼠，因爲壓力導致免疫失調，皮膚開始出現傷口，而這些傷口很難癒合，最後導致老鼠死亡。[4]

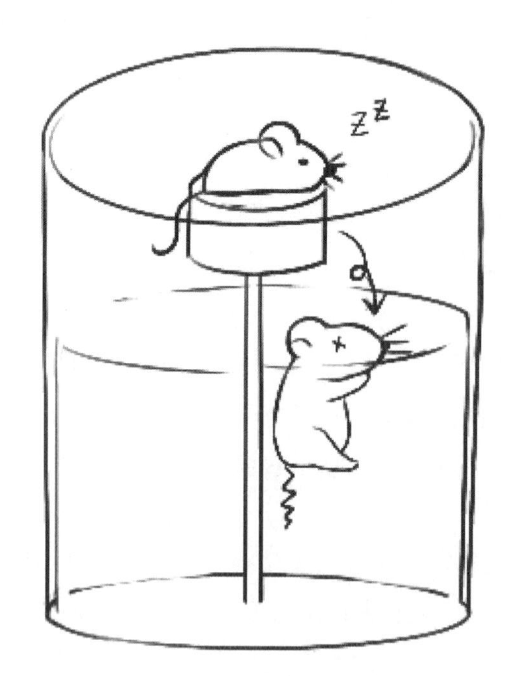

圖 3-1　動物的睡眠剝奪實驗

以倫理角度來看人類無法做睡眠剝奪試驗，然而有一種罕見疾病讓我們知道無法睡覺的後果，名爲「致死性家族性失眠症」（Fatal Familial Insomnia）的先天遺傳疾病，估計全世界大約有 40 個家族具有這種致病基因，他們的神經系統存在一個缺陷的基因，導致 PrP^{SC} 蛋白質突變，並失去正常的功能。病患負責控制睡眠的丘腦受損，因此會導致失眠。發病時，病患會突然間連續數日無法入睡，可能因此會有恐慌症，其他症狀有瞳孔縮小、盜汗、脖子僵硬。幾週後，致死性家族性失眠症患者對外界刺激毫無反應，接著持續昏迷，直到死亡到來。[5]

從這些研究結果，也讓我們了解到睡眠不足，不光會影響生活品質，長期下來，難免會縮短壽命。

二、調控睡眠的神經生理機制及神經傳導素

身體怎麼知道要睡覺了？研究指出，是由下列兩個因子調節。

1. 晝夜節律（circadian rhythm）

晝夜節律又稱生物時鐘，晝夜節律一詞來自拉丁語「circa diem」，circa 爲大約、大概的意思；diem 是一天、一日之意，合起來是指「大約一天」。它會控制生物的睡眠和清醒的時間。第一個因子來自內在的 24 小時時鐘所發出的訊號（圖 3-2）。這個時鐘具體來說，存在於視交叉上核（Suprachiasmatic nuclei）中，位於大腦深處稱爲下丘腦中，在一天中

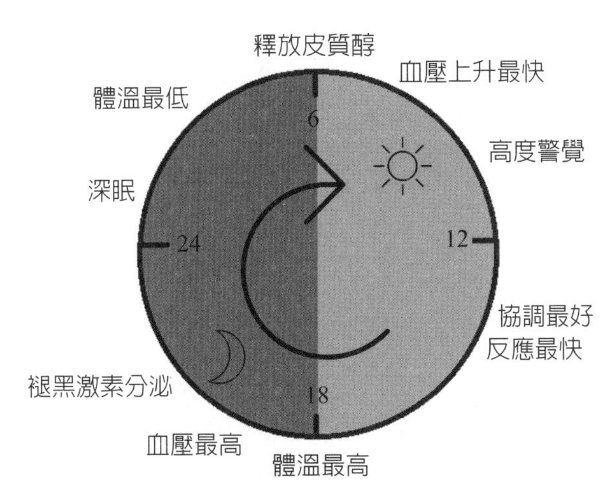

圖 3-2　晝夜節律示意圖

的不同時間，發送訊號來調節整個身體的活動，決定了你什麼時候清醒，什麼時候睡覺（醒覺週期）。[6,7,8]

生理時鐘會透過腦內分泌物調節包括促進睡眠的神經物質，主要是 γ- 氨基丁酸（GABA）和褪黑激素（Melatonin），其他大部分都是在維持清醒狀態的神經物質，包含：血清素（Serotonin）、正腎上腺素（Epinephrine）、多巴胺（Dopamine）、麩胺酸（Glutamate）。其中最常聽到的調控睡眠時鐘的褪黑激素（Melatonin），是由人體腦下垂體中的松果體所分泌的一種荷爾蒙，會根據年齡和眼球接收光的程度來決定分泌量。在 3～5 歲幼兒分泌量最高；60 歲以上者分泌量大幅減少，因此年紀大的人睡眠品質較差時間也較短。下視丘的視交叉上核（Suprachiasmatic nuclei, SCN）會由視網膜接收每日光照或黑暗的訊息，再傳入脊髓交感神經鏈的上頸神經節（Superior cervical ganglion, SCG），經節後神經纖維（Postganglionic fiber）到達松果腺，並在夜晚時分泌褪黑激素，讓腦神經放鬆並促進睡眠。[9]

2. 睡眠壓力

第二個因子是腦中累積的一種化學物質腺苷（Adenosine），它是細胞使用能量後代謝的產物。細胞使用的能量是 Adenosine triphosphate（ATP），被用過的 ATP 會變成能量較低的 Adenosine diphosphate，然後是能量更低的 Adenosine mouphosphate，最後變成能量最低的腺苷，它會造成「睡眠壓力」。原本這些壓力會去抑制睡眠中心的神經元（GABAergic inputs），而睡眠中心就會從原本的抑制狀態被解放而活化（disinhibition），所以只要清醒的時間越久，腺苷 adenosine 累積在睡眠中心的濃度越高，就會越想睡覺。[6,7,8]

三、正常睡眠週期

睡眠多項生理檢查（Polysomnography, PSG）是生理監測的黃金標準，用於辨別非快速動眼期（Non-rapid eye movements, NREM）睡眠 N1-N3 的 3 個階段，並通過特定的腦電圖（Electroencephalography,

EEG）波形來識別快速動眼期（Rapid eye movement, REM）的睡眠。人體在睡眠時會經歷兩個階段，快速動眼期睡眠（REM）以及非快速動眼期睡眠（NREM），在 NREM 中又分爲三個階段：N1-N3。睡眠的每個階段都包括肌肉張力、腦電波波型和眼球運動的變化。身體每晚大約會經歷這些階段 4 到 6 次，平均每個週期約 90 分鐘。[10,11] 而每日的睡眠從清醒開始，迅速進展到快速動眼期睡眠，並在 REM 和 NREM 之間進行週期性的變化，直至醒來（圖 3-3）。大多數快速動眼期睡眠發生在後半夜，而非快速動眼期睡眠則主要發生在前半夜。[12,13]

睡眠可分爲五個階段：清醒、N1、N2、N3 和 REM。睡眠的階段會按以下的順序進行：N1、N2、N3、N2、REM，而每個階段的睡眠會逐漸加深，從 NREM 睡眠的淺至深，再由深至淺的回到 REM 週期。[14] 這樣一次的睡眠期間約會有 4～6 個週期，以大約 90 分鐘間隔交替出現，如圖。大約 75% 的睡眠時間會在 NREM 階段，其中大部分以 N2 階段爲主。[15,16] 以第一個快速動眼期出現較短，而隨著夜晚的推移，快速動眼期會逐漸變長，深度睡眠時間（NREM）則會減少。

第一階段是清醒階段，這一步取決於眼睛是睜開還是閉上。在睜眼清

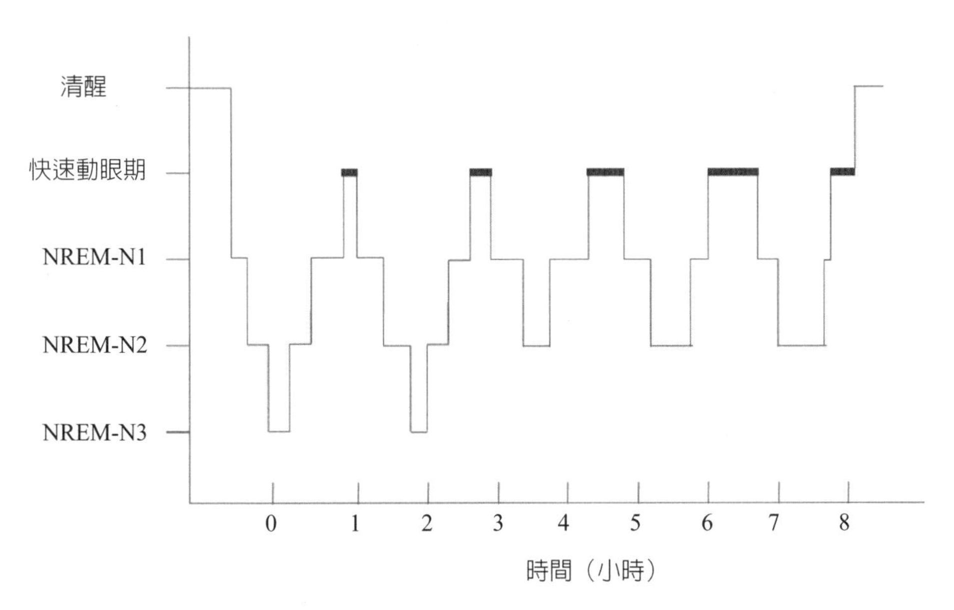

圖 3-3　REM 與 NREM 交替出現的睡眠週期

醒期間，以 β 波主導，頻率最高，振幅最低。當身體變得昏昏欲睡並且閉上眼睛時，安靜／放鬆的清醒狀態下，會以 α 波成爲主要模式。[17]

進入到非快速動眼期時，我們的大腦也沒有休息！大腦在這個時期會漸漸進入「慢波睡眠」，腦波會逐漸規律穩定下來，並進入接下來的階段。

第二階段是 N1- 淺睡眠（5%），腦電圖以 θ（theta）波爲主，這是睡眠最淺的階段。骨骼肌中存有肌肉張力，呼吸往往以有規律的頻率發生。從清醒逐漸入睡的過渡期，這個時候我們的腦波逐漸趨緩，這個階段會持續約 1 至 5 分鐘，占總睡眠時間的 5%。

第三階段是 N2- 深度睡眠（45%），腦電圖以睡眠紡錘波（Sleep spindle）和 K 複合波（K complex）或兩者兼之爲主，隨著心率和體溫的下降，這個階段代表更深的睡眠。大量研究表明，睡眠紡錘波在記憶鞏固中發揮著重要作用，特別是在程序性記憶和陳述性記憶。[18] 而 K 複合波是持續約一秒的長 δ 波，被認爲是所有腦電波中最長且最清晰的，具有維持睡眠和鞏固記憶的功能。最終約占總睡眠的 45%，這個睡眠階段是發生磨牙的時期。[19,20]

第四階段是 N3- 睡眠最深的階段（25%），腦電圖以 δ 波爲主，特徵是頻率最低，振幅最高，是睡眠的最深階段。隨著年齡的增長，緩慢的 δ 波在睡眠上的時間往往會逐漸減少，而花在 N2 階段睡眠上的時間會更多。大腦會進入慢波睡眠，心跳、體溫及呼吸都會變得緩和。這是身體修復、分泌荷爾蒙、再生組織、骨骼生長和肌肉生長並增強免疫系統的階段。約占總睡眠的 25%，這個睡眠階段是發生夢遊、夜驚和尿床的時期。[21]

第五階段是快速動眼期（25%），腦電圖以 β 波爲主，與清醒時的腦電波相似，是和做夢有關的睡眠階段。骨骼肌處於放鬆失力的狀態，但眼睛和呼吸的肌肉仍然活躍，眼球不規律左右轉動，呼吸頻率變得不穩定和不規律。這個階段通常會在入睡後 90 分鐘開始，每個 REM 週期在整個晚上都會變得更長。第一個週期通常持續 10 分鐘，最後一個週期長達 1 個小時。約占總睡眠的 25%，快速動眼期睡眠是指做夢、噩夢發生的時期。[22,23]

四、正常睡眠時間

睡眠最主要的功能是維持、調節身體重要系統的平衡。睡眠會影響你的呼吸、血液循環、人體生長及免疫反應，甚至荷爾蒙及心情，進而也有可能影響到人際關係，所以睡眠對於我們來說是相當重要的。

充分的睡眠時間在整個睡眠週期中會因不同的人而有所差異。美國國家睡眠基金會（National Sleep Foundation, NSF）分析「人類所需要的睡眠是多少小時？」問題。而 Hirshkowitz、Max 等人的研究結果，提出的建議睡眠時間是針對健康個體和未患有睡眠障礙的人，分析結果如表 3-1 所示。[24] 如果偶爾超過建議的睡眠時間，也無傷大雅，不過超過範圍很多的情況很不常見。

習慣性睡眠超出正常範圍的人可能會表現出嚴重健康問題。每個人在不同年齡層中所需要的睡眠時數不太一樣。人也會因年齡的增加而逐漸減少睡眠的時間。

重點在於經歷過一個夜晚的休息之後，是否能夠充分應付白天活動所需的能量？例如，有人可以只在度過一晚 6 小時的睡眠之後醒來，感覺神清氣爽，便可以不用睡足建議時長。但也有些人就是需要睡眠充電達 9 小時，才會感覺有精神。

表 3-1　各年齡層之建議睡眠時間

各年齡層	建議睡眠時間（小時）
新生兒（0-3 個月）	14-17
嬰兒（4-11 個月）	12-15
幼兒（1-2 歲）	11-14
學齡前兒童（3-5 歲）	10-13
學生（6-13 歲）	9-11
年輕人（14-17 歲）	8-10
年輕人（18-25 歲）	7-9
成年人（26-64 歲）	7-9
老年人（65 歲以上）	7-8

另外在 Knoop、Marit S. 等人[25]提到年幼兒童的睡眠週期相對較短，而青少年的睡眠週期較長，這表示睡眠週期的長度會隨著年紀增加而增加。

而在 2017～2020 年衛生福利部的研究結果如圖 3-4 所示。[26]16～18 歲的青少年睡眠時間為各年齡層中最短的。而國內的統計結果，也與 Colrain, Ian M. 等人提到的青少年睡眠不足原因往往與學業成績較差、情緒相關障礙、肥胖和藥物濫用的觀點相符合。此外，童年和[27]青春期[28]的睡眠問題可能是一系列問題的標誌，例如焦慮、抑鬱和注意力問題。

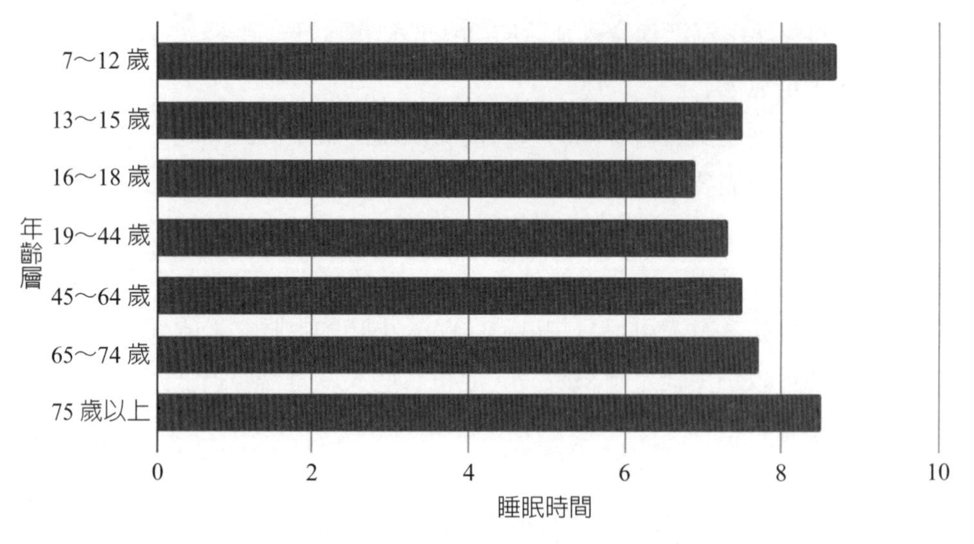

圖 3-4　2017～2022 年各年齡層睡眠時間

五、非快速動眼期生理特徵

在睡眠時，嗅、視、聽、觸等感覺功能都會暫時減退，且骨骼肌反射運動和肌緊張也會減弱，主要也會伴隨著一系列自主神經功能的影響。

睡眠週期主要可以分成快速動眼期及非快速動眼期兩大類，而平均 90 分鐘就會循環一次非快速動眼期與快速動眼期，良好的睡眠會循環 4～6 次。美國睡眠醫學會（American Academy of Sleep Medicine, AASM）將非快速動眼期分成三個週期，依照睡眠深淺程度可以分為第一期（N1）

至第三期（N3）。

非快速眼動（NREM）睡眠期間也會做夢。在睡眠期間的幻覺活動是一種正常現象，它不會持續整個晚上，但會在早晨增加，此時幻覺活動在快速動眼睡眠和非快速動眼睡眠中的出現程度往往相同。[29]

而在非快速動眼期會影響到的生理特徵有：感官敏覺度降低、肌肉放鬆、心跳呼吸減慢、血壓降低、分泌物減少、尿量減少、腎上腺素減少、生長激素增加、基礎代謝率下降（清晨 2 點到 4 點到達最低點，約下降 10%）。另外在各時期也會有各個不同的生理現象出現。

1. 第一期（N1）

爲清醒與睡眠之間的過渡期，約 2～3 分鐘。肌肉放鬆、心跳及呼吸速率變慢、有漂浮感，眼球不停地轉動，此期很容易被叫醒。

2. 第二期（N2）

約 10～15 分鐘，此期占總睡眠時數的 40～50%。生理反應呈現體溫下降、心跳及呼吸速率下降，眼球不動已入睡，但仍容易被叫醒。

3. 第三期（N3）

沉睡期是必須的睡眠期。心跳及呼吸速率比清醒時下降 20～30%，肌肉完全鬆弛，此期極難叫醒、極少更換睡姿。此期生長激素釋放，蛋白質的合成增加、膽固醇分解，促進組織修復。

另外在 NREM 睡眠的另一個特徵似乎與人類大腦發育有關，涉及睡眠紡錘波，它是從丘腦（thalamus）發出的 11～16 Hz 的正向波。[30] 這種腦電圖特徵在 N2 階段睡眠中最爲突出。人們還認爲它出現在 N3 階段，但被慢波活動所掩蓋。紡錘體的特徵與多個大腦發育過程有關。[31]

六、快速動眼期生理特徵

快速動眼睡眠也被稱作異相睡眠（Paradoxical sleep, PS）或者去同步睡眠（Desynchronized sleep）。在此睡眠階段中，眼球會快速移動，同時身體肌肉放鬆。

控制快速動眼睡眠的化學活動和深度睡眠時相比，一樣都有利用大量的神經傳導物質乙醯膽鹼（Acetylcholine, Ach），但同時伴隨著單胺類神經傳導物質，包括組織胺、血清素和去甲腎上腺素幾乎完全消失。[32] 而且大多數在醒來後還能夠回想起的夢，都是在快速動眼期時發生的。

而在這個階段，大腦神經元的活動與清醒的時候相同，腦波會呈現快速、低振幅去同步化，與深睡期的 Delta 波不同，更類似於清醒下的腦波。[33,34]

在快速動眼睡眠期間，每分鐘眼球會有 50～60 次的眼球快速轉動。在深度睡眠中，兩隻眼球可以分別轉動，但是在異相睡眠中眼球是協同運動的。[34]

當在異相睡眠過程中，心率、心室壓、心臟輸出、動脈血壓和呼吸都在進入快速動眼睡眠時變得很不規律。[35]

快速動眼期的肌肉麻痺由運動神經元的抑制引起，會導致身體近乎全面癱瘓狀態。當身體進入快速動眼睡眠時，全身的運動神經元進入超極化狀態，本來爲負的膜電位會增加 2～10 毫伏特（mV），提高了激發的閾值，意思是需要更強的刺激才能激發它們。肌肉的抑制可能是因爲單胺類神經傳導物質消失。[34]

另外在 Somers、Virend K. 等人[36] 的研究結果中有提到，在快速眼動睡眠期間肌肉張力的瞬間修復（快速眼動抽動），經常與交感神經放電的停止和血壓升高有關。另外，快速眼動睡眠期間的交感神經和血流動力學改變，可能會引發血小板聚集性增加、斑塊破裂或冠狀血管痙攣，[37-41] 從而成爲血栓事件的觸發機制，而血栓事件可能僅在喚醒後才在臨床上出現。

七、睡眠時身體不同部位的生理變化

1. 腦部

腦波從低振幅高頻率的 β 波，轉變成準備入睡但還是清醒的 α 波。

淺睡期是 θ 波，並出現特殊波形－睡紡錘（Sleep spindles）睡眠第三階段是熟睡期，轉變成高振幅低頻率的 δ 波。快速動眼期，此時的腦波看起來類似 α 波，但身體肌肉呈現極度放鬆狀態[42]，眼動圖會有明顯的波型。

2. 心率

睡眠時會略為下降，約 40 至 60 次。[43]

3. 呼吸

呼吸次數也會略為下降。[44]

4. 內分泌

深層睡眠時生長激素會分泌，可體松在早上起床前到最高，睡前降至最低，睪固酮分泌高峰在半夜。[45]

5. 眼睛

眼皮清理髒汙，形成眼屎。[46]

6. 皮膚

進行復原，細胞生長更快。[46]

7. 體溫

在接近一般就睡覺時間時開始下降，且在睡覺後約 2 小時達到最低點。[47]

八、最佳入睡時機

正常人一天要睡多久才夠？大多數人認為「最好要睡滿 8 小時」，常常會有人因為自己只能睡 7 小時而感到煩躁，或是以沒有睡滿 8 小時為身體不舒服的理由，但實際上真的是如此嗎？

在 2021 年 9 月，《美國醫學會雜誌》（The Journal of the American Medical Association, JAMA）有一篇日本國立癌症中心（National Cancer

Center）針對亞洲國家長達 14 年的研究，包括日本、中國、新加坡和韓國等 9 個不同的族群，參與人數超過 32 萬成年人的睡眠研究，平均年齡爲 54.5 歲，將睡眠時長分成 6 組：小於或等於 5 小時、6 小時、7 小時、8 小時、9 小時以及 10 小時以上。研究從 1984 年到 2002 年，女性平均追蹤時間爲 13.4 年，男性爲 14 年。研究人員發現每天睡 7 小時是最佳睡眠時間，死亡率最低，而過多或是過少的睡眠都可能會增加死亡的風險。[48,49]

除此之外，2009 年諾貝爾醫學獎得主美國分子生物學家伊莉莎白・布雷克本（Elizabeth H. Blackburn）博士研究端粒酶，端粒酶作用是保護每條 DNA 末端，他們從細胞衰老發現人們並不需要睡滿 8 小時，就能爲端粒帶來好處。只要你感覺睡得好，其實 7 小時就足夠了。[50]

2021 年 11 月 9 日：根據發表在歐洲心臟病學會（ESC）期刊《European Heart Journal-Digital Health》上的一項研究，與較早睡相比，晚上 10：00 至 11：00 之間睡覺與患心臟病的風險較低有關。

該研究從 2006 年至 2010 年在英國生物銀行招募 88,026 人。平均年齡爲 61 歲（範圍爲 43 至 79 歲），58% 爲女性。以腕式手環記錄睡眠狀況。並調查受試者的生活方式、健康狀況、身體評估等。結果發現，相較於晚上 10：00～11：00 睡覺者，晚上 10 點前睡覺，患心血管疾病風險增加 24%。晚上 11～12 點睡覺，患心血管疾病的風險會增加 12%。晚上 12 點以後睡覺，患心血管疾病的風險會增加 25%。從這研究資料看來，晚上 10～11 點是「最佳入睡時間」。[51]

參考文獻

1. Xie, Lulu, et al. “Sleep drives metabolite clearance from the adult brain.” *Science* 342.6156 (2013): 373-377.
2. 紐約時報中文網。爲什麼人類需要睡眠？**2014**。https://cn.nytimes.com/health/20140430/t30sleep/zh-hant/
3. 時報出版。睡眠不足，竟是腦中一物質在作祟！研究揭秘「失眠」背後最大兇手，阿茲海默症也與它有關。**2022**。https://www.storm.mg/lifestyle/4457000?mode=whole

4. Scientific American《科學人》。該睡覺了！**2017**。https://sa.ylib.com/MagArticle.aspx?id=3797
5. 維基百科。致死性家族失眠症。**2022**。https://zh.wikipedia.org/zh-tw/致死性家族失眠症
6. 科技大觀園。主宰生物作息的秘密__生物時鐘。**2018**。
7. Vega。晝夜節律如何影響睡眠？生理時鐘（circadian rhythm）的運作機制。**2022**。https://www.vegapuff.com/blogs/news/晝夜節律如何影響睡眠
8. https://medium.com/vincent-chen/淺談睡覺的原理-睡眠的生理機制爲何
9. 康健網站。長輩睡不好，爲何醫師開的不是安眠藥？最理想的睡眠治療是完美調控睡醒之間。**2022**。https://www.commonhealth.com.tw/blog/4500
10. Patel, Aakash K., Vamsi Reddy, and John F. Araujo. "Physiology, sleep stages." *StatPearls* [Internet]. StatPearls Publishing, **2022**.
15. Feriante, Joshua, and John F. Araujo. "Physiology, REM Sleep." **2021**.
11. Carley DW, Farabi SS. Physiology of Sleep. *Diabetes Spectr*. **2016** Feb; 29(1): 5-9.
12. Anderson KN, Bradley AJ. Sleep disturbance in mental health problems and neurodegenerative disease. *Nat Sci Sleep*. **2013**; 5: 61-75.
13. Feinberg I, Floyd TC. Systematic trends across the night in human sleep cycles. *Psychophysiology*. **1979** May; 16(3): 283-91.
14. Malik J, Lo YL, Wu HT. Sleep-wake classification via quantifying heart rate variability by convolutional neural network. *Physiol Meas*. **2018** Aug 20; 39(8): 085004.
15. 吳京一，童麗珠。睡眠你知多少事(7)：睡眠與學習。科學教育月刊第408期。**2018**, May
16. Varga B, Gergely A, Galambos Á, Kis A. Heart Rate and Heart Rate Variability during Sleep in Family Dogs (Canis familiaris). *Moderate Effect of Pre-Sleep Emotions. Animals* (Basel). **2018** Jul 02; 8(7).
17. Antony JW, Schönauer M, Staresina BP, Cairney SA. Sleep Spindles and Memory Reprocessing. *Trends Neurosci*. **2019** Jan; 42(1): 1-3.
18. Gandhi MH, Emmady PD. *StatPearls* [Internet]. StatPearls Publishing; Treasure Island (FL): May 8, **2022**. Physiology, K Complex.
19. Brown RE, Basheer R, McKenna JT, Strecker RE, McCarley RW. Control of sleep and wakefulness. *Physiol Rev*. **2012** Jul; 92(3): 1087-187.

20. El Shakankiry HM. Sleep physiology and sleep disorders in childhood. Nat Sci *Sleep*. **2011**; 3: 101-14.
21. Della Monica C, Johnsen S, Atzori G, Groeger JA, Dijk DJ. Rapid Eye Movement Sleep, Sleep Continuity and Slow Wave Sleep as Predictors of Cognition, Mood, and Subjective Sleep Quality in Healthy Men and Women, Aged 20-84 Years. *Front Psychiatry*. **2018**; 9: 255.
22. Peever J, Fuller PM. The Biology of REM Sleep. *Curr Biol*. **2017** Nov 20; 27(22): R1237-R1248.
23. Hirshkowitz, Max, et al. "National Sleep Foundation's updated sleep duration recommendations." *Sleep health* 1.4 (**2015**): 233-243.
24. Knoop, Marit S., Eline R. de Groot, and Jeroen Dudink. "Current ideas about the roles of rapid eye movement and non–rapid eye movement sleep in brain development." *Acta Paediatrica* 110.1 (**2021**): 36-44.
25. 衛生福利部國民健康署。國民營養健康狀況變遷調查。**2022**。
26. Wong, Maria M., et al. "Sleep problems in early childhood and early onset of alcohol and other drug use in adolescence." *Alcoholism: Clinical and Experimental Research* 28.4 (**2004**): 578-587.
27. Gregory, Alice M., et al. "The direction of longitudinal associations between sleep problems and depression symptoms: a study of twins aged 8 and 10 years." *Sleep* 32.2 (**2009**): 189-199.
28. Manni, Raffaele. "Rapid eye movement sleep, non-rapid eye movement sleep, dreams, and hallucinations." *Current psychiatry reports* 7.3 (**2005**): 196-200.
29. McClain, Ian J., et al. "Developmental changes in sleep spindle characteristics and sigma power across early childhood." *Neural plasticity 2016* (**2016**).
30. Knoop, Marit S., Eline R. de Groot, and Jeroen Dudink. "Current ideas about the roles of rapid eye movement and non–rapid eye movement sleep in brain development." *Acta Paediatrica* 110.1 (**2021**): 36-44. S
31. Mallick, B. N., V. Madan, and S. Jha. "Rapid eye movement sleep regulation by modulation of the noradrenergic system." *Neurochemistry of Sleep and Wakefulness*. Camibridge University Press, New York (**2008**): 59-81.
32. Brown, Ritchie E., and Robert W. McCarley. "Neuroanatomical and neurochemical basis of wakefulness and REM sleep systems." *Neurochem*. Sleep Wakefulness 1 (**2008**): 23-58.
33. Steriade, Mircea M., and Robert W. McCarley. Brainstem control of

wakefulness and sleep. *Springer Science & Business Media*, **2013**.

34. Parmeggiani, Pier Luigi. Systemic homeostasis and poikilostasis in sleep: Is REM sleep a physiological paradox?. *World Scientific*, **2011**.

35. Somers, Virend K., et al. "Sympathetic-nerve activity during sleep in normal subjects." *New England Journal of Medicine* 328.5 (**1993**): 303-307.

36. Nowlin, J. B., et al. "The association of nocturnal angina pectoris with dreaming." *Annals of Internal Medicine* 63.6 (**1965**): 1040-1046.

37. King, MICHAEL J., et al. "Variant angina associated with angiographically demonstrated coronary artery spasm and REM sleep." *The American Journal of the Medical Sciences* 265.5 (**1973**): 419-422.

38. Kirby, Debra A., and Richard L. Verrier. "Differential effects of sleep stage on coronary hemodynamic function during stenosis." *Physiology & behavior* 45.5 (**1989**): 1017-1020.

39. Muller, James E., G. H. Tofler, and P. H. Stone. "Circadian variation and triggers of onset of acute cardiovascular disease." *Circulation* 79.4 (**1989**): 733-743.

40. Tofler, Geoffrey H., et al. "Concurrent morning increase in platelet aggregability and the risk of myocardial infarction and sudden cardiac death." *New England Journal of Medicine* 316.24 (**1987**): 1514-1518.

41. 財團法人精神健康基金會。保養頭腦十大黃金守則。http://www.brainlohas.org/wonderfulbrain/guide_d.htm

42. 早安健康。心跳越慢越長壽？她量出這數字反要當心中風猝死！養心按摩這樣做。2022。https://www.edh.tw/article/31741

43. Garmin。Garmin 24小時全天候健康監測：呼吸速率知多少？**2020**。

44. 葉峻榳。《內分泌》體內賀爾蒙的日夜波動。https://www.yehclinic.com/hormone-fluctuation-day-and-night/

45. 第一醫院。人體睡覺時會出現的六個奇特現象。**2019**。http://www.di-yi.com.tw/case-list/item/227.html

46. Medium。淺談睡覺的原理—睡眠的生理機制爲何？**2019**。

47. Irish Examiner. So 10-11pm is the best bedtime – but what if your sleep routine is an ongoing struggle? https://www.irishexaminer.com/lifestyle/healthandwellbeing/arid-40741131.html

48. Svensson, Thomas, et al. "Association of sleep duration with all-and major-cause mortality among adults in Japan, China, Singapore, and Korea." *JAMA*

network open 4.9 (**2021**): e2122837-e2122837.
49. MAILONLINE. Revealed, the key to staying young: 7 hours sleep, seaweed and coffee are vital, leading expert says. **2017**. https://www.dailymail.co.uk/health/article-4137364/Revealed-key-staying-young.html
50. European Society of Cardiology. Bedtime linked with heart health. **2021**. https://www.escardio.org/The-ESC/Press-Office/Press-releases/Bedtime-linked-with-heart-health

第四章 睡眠障礙的分類

吳明峰

小時候在鄉下常聽大人說：「晚上一躺下去睡覺就『打呼』，睡得很好」；也曾聽過「很多人說白天起床後精神不好，『失眠很嚴重』」。由於睡眠是每個人的日常，這些睡眠現象的描述，除了誤解睡眠生理的意義跟睡眠障礙之外，也存在很多的個人化差異。本書上一個章節描述了「正常睡眠生理」，當睡眠狀況偏離正常越多，在概念上就越容易形成所謂的睡眠障礙。

本章節歸納了各種不同版本的國際睡眠障礙分類（International Classification of Sleep Disorders, ICSD），以降低個人化的差異，並藉以做爲診斷名詞的參考。

1997 年國際睡眠障礙分類（International Classification of Sleep Disorders, ICSD）更新版，將睡眠疾患分成睡眠異常（Dyssomnias）、異睡病（Parasomnias）、與精神、神經或其他疾病有關之睡眠障礙（Sleep disorders associated with mental, neurologic, or other medical disorders），以及待確認的睡眠疾病（Proposed sleep disorders）四大類型，[1,2] 其細部分類如表 4-1。由於參考的指引有明確之診斷依據，[3] 作者也將之列於表上，提供診斷時可以介入的使用工具。

其中，PSG 爲多項睡眠生理紀錄儀（Polysomnography）；MSLT 爲多重入眠潛伏期測試（Multiple sleep latency test）；HLA typing 爲人類免疫系統之白血球抗原（Human leukocyte antigen）之分類測試；PH meter 爲酸鹼度計（Potential of hydrogen）；至於 NOS，則是特別說明（Not otherwise specified）的縮寫。表 4-1 雖然列出可以採用作爲診斷的實驗室工具，但就務實面來看，並不容易實行，比方 24 小時 PSG 用以評估睡眠相位前移症候群（Advanced sleep-phase syndrome）就是其中一個例子。

表 4-1　1997 國際睡眠障礙分類

睡眠異常（Dyssomnias）	實驗室檢查
A. 內因性睡眠障礙（Intrinsic sleep disorders）	
1. Psychophysiologic insomnia	PSG
2. Sleep state misperception	PSG
3. Idiopathic insomnia	PSG
4. Narcolepsy	PSG+MSLT; HLA typing
5. Recurrent hypersomnia	PSG/MSLT
6. Idiopathic hypersomnia	PSG/MSLT
7. Post traumatic hypersomnia	PSG/MSLT
8. Obstructive sleep apnea syndrome	PSG
9. Central sleep apnea syndrome	PSG
10. Central alveolar hypoventilation syndrome	PSG/MSLT
11. Periodic limb movement disorder	PSG
12. Restless legs syndrome	PSG
13. Intrinsic sleep disorder NOS	
B. 外因性睡眠障礙（Extrinsic sleep disorders）	
1. Inadequate sleep hygiene	PSG
2. Environmental sleep disorder	PSG
3. Altitude insomnia	PSG
4. Adjustment sleep disorder	PSG
5. Insufficient sleep syndrome	PSG/MSLT
6. Limit setting sleep disorder	PSG
7. Sleep onset association disorder	PSG
8. Food allergy insomnia	PSG

9. Nocturnal eating（drinking）syndrome	PSG
10. Hypnotic dependent sleep disorder	PSG
11. Stimulant dependent sleep disorder	PSG/MSLT
12. Alcohol dependent sleep disorder	PSG
13. Toxin induced sleep disorder	PSG
14. Extrinsic sleep disorder NOS	
C. 日夜節律睡眠障礙（Circadian rhythm sleep disorders）	
1. Time zone change（Jet Lag）syndrome	PSG/MSLT
2. Shift work sleep disorder	PSG/MSLT
3. Irregular sleep-wake pattern	24 hr PSG/temperature
4. Delayed sleep-phase syndrome	24 hr PSG/ temperature
5. Advanced sleep-phase syndrome	24 hr PSG
6. Non-24-hour sleep-wake disorder	24 hr PSG/ temperature
7. Circadian rhythm sleep disorder NOS	
異睡病（Parasomnias）	實驗室檢查
A. 覺醒障礙（Arousal disorders）	
1. Confusional arousals	PSG
2. Sleepwalking	PSG
3. Sleep terrors	PSG
B. 睡眠清醒期過度障礙（Sleep-wake transition disorders）	
1. Rhythmic movement disorder	PSG
2. Sleep starts	PSG
3. Sleep talking	PSG
4. Nocturnal leg cramps	PSG

C. 與快速動眼期相關之異睡病（Parasomnias usually associated with REM sleep）	
1. Nightmares	PSG
2. Sleep paralysis	PSG
3. Impaired sleep-related penile erections	PSG
4. Sleep-related painful erections	PSG
5. REM sleep-related sinus arrest	PSG
6. REM sleep behavior disorder	PSG
D. 其他異睡病（Other parasomnias）	
1. Sleep bruxism	PSG
2. Sleep enuresis	PSG
3. Sleep-related abnormal swallowing syndrome	PSG
4. Nocturnal paroxysmal dystonia	PSG
5. Sudden unexplained nocturnal death syndrome	
6. Primary snoring	PSG
7. Infant sleep apnea	PSG
8. Congenital central hypoventilation syndrome	PSG
9. Sudden infant death syndrome	
10. Benign neonatal sleep myoclonus	PSG
11. Other parasomnia NOS	PSG

與精神、神經或其他疾病有關之睡眠障礙（Sleep disorders associated with mental, neurologic, or other medical disorders）	實驗室檢查
A. 與精神有關之睡眠障礙（Associated with mental disorders）	
1. Psychoses	PSG
2. Mood disorders	PSG
3. Anxiety disorders	PSG
4. Panic disorders	PSG

5. Alcoholism	PSG
B. 與神經疾病有關之睡眠障礙（Associated with neurologic disorders）	
1. Cerebral degenerative disorders	PSG
2. Dementia	PSG
3. Parkinsonism	PSG
4. Fatal familial insomnia	PSG
5. Sleep-related epilepsy	PSG
6. Electrical status epilepticus of sleep	PSG
7. Sleep-related headaches	PSG
C. 與其他疾病有關之睡眠障礙（Associated with other medical disorders）	
1. Sleeping sickness	PSG
2. Nocturnal cardiac ischemia	PSG (for ECG)
3. Chronic obstructive pulmonary disease	PSG
4. Sleep-related asthma	PSG
5. Sleep-related gastroesophageal reflux	PSG/PH meter
6. Peptic ulcer disease	PSG+PH meter
7. Fibromyalgia	PSG
待確認的睡眠疾病（Proposed sleep disorders）	**實驗室檢查**
1. Short sleeper	PSG
2. Long sleeper	PSG (> 10hr)
3. Subwakefulness syndrome	PSG
4. Fragmentary myoclonus	PSG (recurrent brief EMG)
5. Sleep hyperhidrosis	PSG
6. Menstrual associated sleep disorder	PSG
7. Pregnancy associated sleep disorder	PSG

8. Terrifying hypnagogic hallucinations	PSG
9. Sleep-related neurogenic tachypnea	PSG
10.Sleep-related laryngospasm	
11.Sleep choking syndrome	

2002 年，美國睡眠醫學學會（American Academy of Sleep Medicine, AASM）依據更多的臨床證據，進行專家討論，於 2005 年出版國際睡眠障礙分類第二版（International Classification of Sleep Disorders, 2nd ed., ICSD-2），[2] 此分類系統將睡眠疾患分成失眠（Insomnias）、睡眠相關呼吸障礙（Sleep-related breathing disorders）、中樞性嗜睡（Hypersomnias of central origin）、日夜節律睡眠障礙（Circadian rhythm sleep disorders）、異睡病（Parasomnias）、睡眠相關動作障礙（Sleep-related movement disorders）、獨立症狀、顯著正常變異與尚未解決的議題（Isolated symptoms, apparently normal variants and unresolved issues）以及其他睡眠障礙（Other sleep disorders），八大類共 81 種（表 4-2）。

爲了睡眠疾病診斷的特異性，美國睡眠醫學學會（American Academy of Sleep Medicine, AASM）以 ICSD-2 爲基礎，於 2014 年發表了國際睡眠障礙分類第三版（International Classification of Sleep Disorders, 3rd ed., ICSD-3），[4] 將睡眠疾患分成失眠（Insomnia）、睡眠相關呼吸障礙（Sleep-related breathing disorders）、中樞型嗜睡症（Central disorders of hypersomnolence）、日夜節律睡醒障礙（Circadian rhythm sleep-wake disorders）、異睡症（Parasomnias）、睡眠相關動作障礙（Sleep related movement disorders）與其他睡眠障礙（Other sleep disorders）等七大類共 59 項（表 4-3）。經由這些分類，我們可以據以做出更準確的診斷，並加以治療。[5]

表 4-2　2005 國際睡眠障礙分類第二版

失眠（Insomnias）
1. Adjustment sleep disorder (acute insomnia)
2. Psychophysiological insomnia
3. Paradoxical insomnia (formerly sleep state misperception)
4.Idiopathic insomnia
5. Insomnia due to mental disorder
6. Inadequate sleep hygiene
7. Behavioral insomnia of childhood
8. Insomnia due to drug or substance
9. Insomnia due to medical condition
10. Insomnia not due to a substance or known physiological condition, unspecified
11. Physiological (organic) insomnia, unspecified; (organic insomnia, NOS)
睡眠相關呼吸障礙（Sleep-related breathing disorders）
A. 中樞性睡眠呼吸中止症候群（Central sleep apnea syndromes）
1. Primary central sleep apnea
2. Central sleep apnea due to Cheyne-Stokes breathing pattern
3. Central sleep apnea due to high altitude periodic breathing
4. Central sleep apnea due to a medical condition, not Cheyne-Stokes
5. Central sleep apnea due to a drug or substance
6. Primary sleep apnea of infancy
B. 阻塞型睡眠呼吸中止症候群（Obstructive sleep apnea syndromes）
1. Obstructive sleep apnea, adult
2. Obstructive sleep apnea, pediatric
C. 睡眠相關通氣不足／低血氧症候群（Sleep-related hypoventilation/ hypoxemic syndromes）
1. Sleep-related nonobstructive alveolar hypoventilation, bidiopathic

2. Congenital central alveolar hypoventilation syndrome
D.因疾病導致之睡眠相關通氣不足／低血氧症候群（Sleep-related hypoventilation/hypoxemia due to a medical condition）
1. Sleep-related hypoventilation/hypoxemia due to pulmonary parenchymal or vascular pathology
2. Sleep-related hypoventilation/hypoxemia due to lower airways obstruction
3. Sleep-related hypoventilation/hypoxemia due to neuromuscular or chest wall disorders
E. 其他睡眠相關呼吸障礙（Other sleep-related breathing disorder）
1. Sleep apnea/sleep-related breathing disorder, unspecified
中樞性嗜睡（Hypersomnias of central origin）
1. Narcolepsy with cataplexy
2. Narcolepsy without cataplexy
3. Narcolepsy due to medical condition
4. Narcolepsy, unspecified
5. Recurrent hypersomnia
6. Idiopathic hypersomnia with long sleep time
7. Idiopathic hypersomnia without long sleep time
8. Behaviorally induced insufficient sleep syndrome
9. Hypersomnia due to medical condition
10. Hypersomnia due to drug or substance
11. Hypersomnia not due to a substance or known physiological condition
12. Physiological（organic）hypersomnia, unspecified（organic hypersomnia, NOS）
日夜節律睡眠障礙（Circadian rhythm sleep disorders）
1. Circadian rhythm sleep disorder, delayed sleep phase type
2. Circadian rhythm sleep disorder, advanced sleep phase type

3. Circadian rhythm sleep disorder, irregular sleep-wake type
4. Circadian rhythm sleep disorder, free-running（none trained）type
5. Circadian rhythm sleep disorder, jet lag type
6. Circadian rhythm sleep disorder, shift work type
7. Circadian rhythm sleep disorders due to medical condition
8. Other circadian rhythm sleep disorder
9. Other circadian rhythm sleep disorder due to drug or substance
異睡病（Parasomnias）
A. 非快速動眼期睡眠覺醒障礙（Disorders of arousal from non-REM sleep）
1. Confusional arousals
2. Sleepwalking
3. Sleep terrors
B. 快速動眼期睡眠相關異睡症（Parasomnias usually associated with REM sleep）
1. REM sleep behavior disorder（including parasomnia overlap disorder and status dissociatus）
2. Recurrent isolated sleep paralysis
3. Nightmare disorder
C. 其他異睡症（Other Parasomnias）
1. Sleep-related dissociative disorders
2. Sleep enuresis
3. Sleep-related groaning（catathrenia）
4. Exploding head syndrome
5. Sleep-related hallucinations
6. Sleep-related eating disorder
7. Parasomnia, unspecified
8. Parasomnia due to a drug or substance

9. Parasomnia due to a medical condition
睡眠相關動作障礙（Sleep-related movement disorders）
1. Restless legs syndrome（including sleep-related growing pains）
2. Periodic limb movement sleep disorder
3. Sleep-related leg cramps
4. Sleep-related bruxism
5. Sleep-related rhythmic movement disorder
6. Sleep-related movement disorder, unspecified
7. Sleep-related movement disorder due to drug or substance
8. Sleep-related movement disorder due to medical condition
獨立症狀、顯著正常變異與尚未解決的議題（Isolated symptoms, apparently normal variants and unresolved issues）
1. Long sleeper
2. Short sleeper
3. Snoring
4. Sleep talking
5. Sleep starts, hypnic jerks
6. Benign sleep myoclonus of infancy
7. Hypnagogic foot tremor and alternating leg muscle activation during sleep
8. Propriospinal myoclonus at sleep onset
9. Excessive fragmentary myoclonus
其他睡眠障礙（Other sleep disorders）
1. Other physiological（organic）sleep disorder
2. Other sleep disorder not due to a known substance or physiological condition
3. Environmental sleep disorder

表 4-3　國際睡眠障礙分類第三版

失眠（Insomnia）
1. Chronic insomnia disorder
2. Short-term insomnia disorder
3. Other insomnia disorder
睡眠相關呼吸障礙（Sleep-related breathing disorders）
A. 阻塞型睡眠呼吸障礙（OSA disorders）
1. OSA, adult
2. OSA, pediatric
B. 中樞型睡眠呼吸障礙（Central sleep apnea syndromes）
1. Central sleep apnea with Cheyne-Stokes breathing
2. Central sleep apnea due to a medical disorder without
3. Cheyne-Stokes breathing
4. Central sleep apnea due to high altitude periodic breathing
5. Central sleep apnea due to a medication or substance
6. Primary central sleep apnea
7. Primary central sleep apnea of infancy
8. Primary central sleep apnea of prematurity
9. Treatment-emergent central sleep apnea
C. 睡眠相關換氣不足障礙（Sleep-related hypoventilation disorders）
1. Obesity hypoventilation syndrome
2. Congenital central alveolar hypoventilation syndrome
3. Late-onset central hypoventilation with hypothalamic dysfunction
4. Idiopathic central alveolar hypoventilation
5. Sleep-related hypoventilation due to a medication or substance
6. Sleep-related hypoventilation due to a medical disorder
D. 睡眠相關低血氧障礙（Sleep-related hypoxemia disorder）

中樞型嗜睡症（Central disorders of hypersomnolence）
1. Narcolepsy type 1
2. Narcolepsy type 2
3. Idiopathic hypersomnia
4. Kleine-Levin syndrome
5. Hypersomnia due to a medical disorder
6. Hypersomnia due to a medication or substance
7. Hypersomnia associated with a psychiatric disorder
8. Insufficient sleep syndrome
日夜節律睡醒障礙（Circadian rhythm sleep-wake disorders）
1. Delayed sleep-wake phase disorder
2. Advanced sleep-wake phase disorder
3. Irregular sleep-wake rhythm disorder
4. Non-24-h sleep-wake rhythm disorder
5. Shift work disorder
6. Jet lag disorder
7. Circadian sleep-wake disorder not otherwise specified
異睡症（Parasomnias）
A. 非快速動眼期相關異睡症（NREM-related parasomnias）
1. Confusional arousals
2. Sleepwalking
3. Sleep terrors
4. Sleep-related eating disorder
B. 快速動眼期相關異睡症（REM-related parasomnias）
1. REM sleep behavior disorder
2. Recurrent isolated sleep paralysis
3. Nightmare disorder

C. 其他異睡症（Other parasomnias）
1. Exploding head syndrome
2. Sleep-related hallucinations
3. Sleep enuresis
4. Parasomnia due to a medical disorder
5. Parasomnia due to a medication or substance
6. Parasomnia, unspecified
睡眠相關動作障礙（Sleep related movement disorders）
1. Restless legs syndrome
2. Periodic limb movement disorder
3. Sleep-related leg cramps
4. Sleep-related bruxism
5. Sleep-related rhythmic movement disorder
6. Benign sleep myoclonus of infancy
7. Propriospinal myoclonus at sleep onset
8. Sleep-related movement disorder due to a medical disorder
9. Sleep-related movement disorder due to a medication or substance
10. Sleep-related movement disorder, unspecified
其他睡眠障礙（Other sleep disorders）

參考文獻

1. American Academy of Sleep Medicine. In: *International classification of sleep disorders, revised: Diagnostic and coding manual*. Chicago, Illinois: American Academy of Sleep Medicine; **2001**.
2. L. F. Berro, S. B. Tufik, and S. Tufik. A journey through narcolepsy diagnosis: From ICSD 1 to ICSD 3, *Sleep Sci*, vol. 7, no. 1, pp. 3-4, **2014**.
3. M. J. Thorpy, Classification of sleep disorders, *Neurotherapeutics*, vol. 9, no. 4, pp. 687-701, **2012**.

4. V. C. Abad and C. Guilleminault, Diagnosis and treatment of sleep disorders: a brief review for clinicians, *Dialogues Clin Neurosci*, vol. 5, no. 4, pp. 371-88, **2003**.
5. M. J. Sateia, International classification of sleep disorders-third edition: highlights and modifications, *Chest*, vol. 146, no. 5, pp. 1387-1394, **2014**.

第二篇 睡眠障礙檢查技術

第一章 睡眠相關問卷

吳明峰

學校上課屢屢可以看見幾位坐在教室後排座位的同學，帶點眼皮略不自主地自然下垂，然後固定頻率點頭直到下課；這顯然是利用表面效度與意志力在聆聽，完全是睡眠品質不良或者睡眠時間太少過於疲倦所致。此現象透過「睡眠日誌」與「睡眠品質問卷」，即可以由主觀的回饋略知一二。

是的，「問卷」是一個經濟又實用篩檢工具，針對病人描述的睡眠問題，可以找出大概的診斷框架與嚴重度，而成爲進一步檢查的基礎。本章節針對睡眠障礙較廣泛使用的問卷，包含如前段提及的「睡眠品質問卷」等，對適用的睡眠障礙類型提供篩檢的信效度，以及分數計算方式。

篩檢工具係是要來做初步對疾病的反應，理論上，當病人健康應該要呈現陰性；當病人疑似有疾病，應篩檢出陽性。然而，這些篩檢的準確度，建構在該問卷適合的篩檢類型與嚴重度。統計上，我們常以「信效度」來作爲問卷能力的指標。「信度」，就字面意思就是「可信程度」；代表著問卷訪問出來的結果是可信或可靠的。當一個人多次回答這份問卷，答案不會變；即便多個人回答同一道問題，對這道題目的理解也不會出現差異。而「效度」，字面意思就是「有效程度」；即問卷能否有效回答研究目的，所問的內容是不是符合研究需求。[1-3]

目前在睡眠領域，信度較高也較常用的幾分問卷，包含愛普沃斯嗜睡量表（Epworth sleepiness scale, ESS）、柏林問卷（Berlin questionnaire, BQ）、匹茲堡睡眠品質量表（The Pittsburgh sleep quality index, PSQI）與 STOP-Bang 問卷等，其做爲睡眠障礙之篩檢目的與 Cronbach's alpha 係數如表 1-1 所示。

表 1-1　常用問卷

問卷	篩檢目的	Cronbach's alpha	參考文獻
ESS	白天嗜睡狀態	0.88	[4]
BQ	睡眠呼吸中止	0.68-0.98	[5]
PSQI	睡眠品質	0.70-0.85	[6]、[7]
STOP-Bang	睡眠呼吸中止	0.7	[8]

一、愛普沃斯嗜睡量表

愛普沃斯嗜睡量表（Epworth sleepiness scale, ESS）係 1991 年由 Murray W. Johns 醫師所提出。[9] 此量表由 8 個情境問題所組成，受檢者依照不同情境打瞌睡的頻率（0：從未，1：很少，2：一半以上，3：幾乎都會），計算這 8 題總分數：

表 1-2　愛普沃斯嗜睡量表

題號	情境	分數
1	坐著閱讀書報時／Sitting and reading	
2	看電視時／Watching TV	
3	在公眾場所安靜的坐著（如在戲院或會議中）／Sitting, inactive in a public place（e.g. a theater or a meeting）	
4	坐車連續超過一小時／As a passenger in a car for an hour without a break	
5	下午可以躺下休息時／Lying down to rest in the afternoon when circumstances permit	
6	坐著與人交談時／Sitting and talking to someone	
7	沒有喝酒或服感冒藥的情況下，在午餐後安靜坐著時／Sitting quietly after a lunch without alcohol	
8	開車中遇到交通問題而停下數分鐘時／In a car, while stopped for a few minutes in the traffic	
總分		

毫無疑問的，白天打瞌睡是睡眠障礙最具典型的症狀之一，也因此本量表幾乎是衡量潛在睡眠問題的第一份問卷，並可作爲猝睡症或睡眠呼吸中止之治療追蹤。[11] 目前有比較多文獻以總分≧ 11 作爲評估白天嗜睡的閾值，但一份研究顯示，當總分≧ 16，篩檢白天嗜睡之敏感爲 70%，特異性則爲 55.6%。[12]

二、柏林問卷

柏林問卷（Berlin questionnaire, BQ）係由一群呼吸道疾病與家醫科醫師於 1996 於柏林提出，目的是爲了幫助病患初步篩檢是否爲睡眠呼吸中止症的高風險群。[13] 此問卷內容有三類別（鼾聲狀態、日間嗜睡、有高血壓病史或 BMI ≥ 30kg/m^2）共 10 小題。這三項類別問題中如果有兩項以上是陽性，就屬睡眠呼吸中止症的高風險群（表 1-3），則須安排進一步的檢查。[14]

一份研究顯示，採用柏林問卷針對中重度、與重度睡眠呼吸中止進行篩檢，[13] 其敏感度與特異性分別爲 58.8 % 與 77.6%、76.9% 與 72.7%。另一份針對輕度睡眠中吸中止之研究，其篩檢之敏感度與特異性則分別爲 77.3% 與 23.1%。不同研究對象與族群，似乎存有不少的差異。[15]

表 1-3　柏林問卷

類別	題目	答案（選有*答案者，為1分）
1	是否會打鼾？／Do you snore?	①是 *　②否　③不知道
	打鼾強度／Snoring intensity	①比呼吸聲略大 ②和說話一樣大聲 ③比說話聲音大 * ④非常大聲（隔壁房間都能聽到）*
	打鼾頻率／Snoring frequency	①幾乎每天 *　②每週 3-4 次 * ③每週 1-2 次　④每月 1-2 次 ⑤（幾乎）從不

類別	題目	答案（選有*答案者，為1分）
	你的鼾聲影響到其他人了嗎？／Has your snoring bothered other people?	①是＊　②否
	有沒有人注意到你在睡覺時呼吸很平穩／Has anyone noticed that you quite breathing during your sleep	①幾乎每天＊ ②每週 3-4 次＊ ③每週 1-2 次 ④每月 1-2 次 ⑤（幾乎）從不
	分數≧ 2，為陽性	
2	睡眠後多久會感到疲倦或疲勞／How often do you feel tired or fatigued after your sleep	①幾乎每一個＊ ②每週 3-4 次＊ ③每週 1-2 次 ④每月 1-2 次 ⑤（幾乎）絕不
	在你醒著的時候，你是否感到疲倦或疲勞／During your wake time, do you feel tired or fatigued	①幾乎每天＊ ②每週 3-4 次＊ ③每週 1-2 次 ④每月 1-2 次 ⑤（幾乎）絕不
	你有沒有在開車時睡著／Have you ever fallen asleep while driving a vehicle	①幾乎每天＊ ②每週 3-4 次＊ ③每週 1-2 次 ④每月 1-2 次 ⑤（幾乎）絕不
	分數≧ 2，為陽性	
3	你有高血壓嗎／Do you have high blood pressure	①是＊　②否
	BMI ≥ 30（Obesity）.	①是＊　②否
	分數≧ 2，為陽性	

三、匹茲堡睡眠品質量表

匹茲堡睡眠品質量表（Pittsburgh sleep quality index, PSQI），係 Buysee 等人於 1989 年所發展。[16] 該問卷共有 19 個題目，內容涵蓋個人自評睡眠品質、睡眠潛伏期、持續睡眠時數、睡眠困擾、睡眠效率、日間功能狀態及有安眠藥物使用等七個面向，是衡量睡眠品質最有效度，也是目前全世界針對此議題廣爲使用的工具。[17] 由於最後一題係由床伴或室友評估打鼾狀態，且未列入睡眠品質計算；因此，本書就不列入該題，僅有 18 題。此外，爲閱讀的方便性，表 1-4 整理的問卷調整了幾個問題的順序，並有原發表版本順序的註記，但不附錄原文的問題。

匹茲堡睡眠品質量表的七個面向，係透過題目分數作換算。以下先分別定義與解釋這七個面向，對應題目的分數與計算：

1. 主觀的自評睡眠品質

(1) 定義：爲主觀的衡量睡眠品質，與整份量表透過不同層面所呈現的睡眠品質概念並不相同。

(2) 題目與分數：Q9，回答非常好、好、不好與非常不好，分數分別爲 0、1、2、3（亦爲本面向分數）。

2. 睡眠潛伏期

(1) 定義：上床關燈準備就寢，到入睡時間。

(2) 題目與分數：Q2 與 Q5a

Q2，回答 0-15 分鐘、16-30 分鐘、31-60 分鐘與 >60 分鐘，分數分別爲 0、1、2、3；Q5a，回答從未發生、每週少於 1 次、每週 1-2 次、每週 3 次或以上，分數分別爲 0、1、2、3；本面向分數爲 Q2+ Q5a，總和爲 0、1-2、3-4 與 5-6，對應之面向分數分別爲 0、1、2、3。

3. 睡眠時間

(1) 定義：爲躺在床上實際睡眠時間。

(2) 題目與分數：Q4，回答多於 7 小時、6-7 小時、5-6 小時與小於 5 小時，分數分別爲 0、1、2、3（亦爲本面向分數）。

4. 睡眠效率

(1) 定義：爲躺在床上實際睡眠時間與躺在床上總時間的百分比。

(2) 題目與分數：躺在床上總時間可由 Q3-Q1 來換算；睡眠效率爲 [Q4/(Q3-Q1)]*100%，計算大於 85%、75-84%、65-74% 與 65% 以下，分數分別爲 0、1、2、3（亦爲本面向分數）。

5. 睡眠困擾

(1) 定義：睡眠中造成困擾的程度。

(2) 題目與分數：Q5b 至 Q5j，每一題回答從未發生、每週少於 1 次、每週 1-2 次、每週 3 次或以上，分數分別爲 0、1、2、3 之總和。從 0、1-9、10-18 與 19-27 分，對應之面向分數分別爲 0、1、2、3。

6. 白天功能

(1) 定義：代表過去一個月是否在白天的日常生活中，無法保持清醒與保持做事的熱忱。

(2) 題目與分數：Q7 回答從未發生、每週少於 1 次、每週 1-2 次、每週 3 次或以上，分數分別爲 0、1、2、3；Q8 回答完全沒有困擾、很少困擾、有些困擾與很大困擾，分數分別爲 0、1、2、3。本面向分數爲 Q7+ Q8，總和爲 0、1-2、3-4 與 5-6，對應之面向分數分別爲 0、1、2、3。

7. 安眠藥使用

(1) 定義：因自覺有需要，而藉助醫師處方或成藥來幫助睡眠的程度。

(2) 題目與分數：Q6 回答從未發生、每週少於 1 次、每週 1-2 次、每週 3 次或以上，分數分別爲 0、1、2、3（亦爲本面向分數）。

七個面向總分數從 0-21，得分越高表示其睡眠品質越差；一般使用下，大多以 >5 分爲睡眠品質不良。在此閾値下，篩檢睡眠不良的敏感度與特異性，分別爲 89.6%-98.7% 與 86.5%-84.4%。[6,16] 另外，也有研究採用此問卷大於 9 分，可篩檢出可能具有焦慮與憂鬱症狀，其敏感度與特異性分別爲 70.5% 與 71.9%。[17]

表 1-4　匹茲堡睡眠品質量表

<table>
<tr><td colspan="5">請你就過去一個月來的日常（大多數）睡眠習慣回答下列問題：</td></tr>
<tr><td colspan="5">1. 過去一個月來，你通常何時上床？　______時______分
2. 過去一個月來，你通常多久才能入睡？　______分鐘
3. 過去一個月來，你早上通常何時起床？　______時______分
4. 過去一個月來，你實際每晚可以入睡幾小時？　______時______分</td></tr>
<tr><td colspan="5">下列問題請選擇最適合您的答案，在適合的選項內打勾，並回答所有問題：</td></tr>
<tr><td rowspan="2">5. 過去一個月來，您的睡眠有多少次受到下列干擾？</td><td rowspan="2">從未發生</td><td colspan="3">每週</td></tr>
<tr><td>少於 1 次</td><td>1-2 次</td><td>3 次或以上</td></tr>
<tr><td>a. 無法在 30 分鐘內入睡</td><td></td><td></td><td></td><td></td></tr>
<tr><td>b. 半夜或凌晨便清醒</td><td></td><td></td><td></td><td></td></tr>
<tr><td>c. 必須起來上廁所</td><td></td><td></td><td></td><td></td></tr>
<tr><td>d. 覺得呼吸不順暢</td><td></td><td></td><td></td><td></td></tr>
<tr><td>e. 大聲打鼾或咳嗽</td><td></td><td></td><td></td><td></td></tr>
<tr><td>f. 會覺得很冷</td><td></td><td></td><td></td><td></td></tr>
<tr><td>g. 會覺得很熱</td><td></td><td></td><td></td><td></td></tr>
<tr><td>h. 作噩夢</td><td></td><td></td><td></td><td></td></tr>
<tr><td>i. 身上有疼痛感</td><td></td><td></td><td></td><td></td></tr>
<tr><td>j. 其他，請說明</td><td></td><td></td><td></td><td></td></tr>
<tr><td>6. 過去一個月來，您有多少次需要藉助藥物（醫師處方或成藥）來幫助睡眠（#7）？</td><td></td><td></td><td></td><td></td></tr>
<tr><td>7. 過去一個月來，當您在開車、用餐、從事日常社交活動時，有多少次覺得難以保持清醒狀態（#8）？</td><td></td><td></td><td></td><td></td></tr>
<tr><td>8. 過去一個月來，要打起精神來完成您應該做的事情，對您來說有多困擾（#9）？</td><td>□完全沒有困擾</td><td>□很少困擾</td><td>□有些困擾</td><td>□很大困擾</td></tr>
<tr><td>9. 過去一個月來，您對您自己的睡眠品質整體評價如何（#6）？</td><td>□非常好</td><td>□好</td><td>□不好</td><td>□非常不好</td></tr>
</table>

#6、#7、#8，為 Buysee 等人於 1989 年所發表的題號。[16]

四、STOP-BANG 問卷

STOP-BANG 問卷，由四個有關症狀及病史的問題：打鼾（Snoring）、疲倦（Tiredness）、觀察阻塞（Observed apnea）、血壓（Blood pressure）以及四個背景特徵：身體質量指數（Body mass index）、年齡（Age）、頸圍（Neck circumference）與性別（Gender）等八個參數構成，在 2008 年由一群加拿大的麻醉科醫師提出。[18,19] 所有的問題回答否則算 0 分，有則算 1 分，問卷的分數為 0-8 分（表 1-5）。

表 1-5　STOP-BANG 問卷

項目	問題	是	否
打鼾（Snoring）	你的打呼聲很大聲嗎？（比一般說話大聲或大到關上房門也聽得到）		
疲倦（Tired）	你在白天常常會覺得累，疲倦，或想睡嗎？		
目擊（Observed）	曾經有人發現你睡覺有停止呼吸的現象嗎？		
血壓（Blood pressure）	你有高血壓嗎？		
體重（BMI）	你的 BMI 值超過 35 嗎？		
年齡（Age）	你的年紀大於 50 歲嗎？		
頸圍（Neck circumference）	你的頸圍大於 40 公分嗎？		
性別（Gender）	你是男性嗎？		

研究顯示，[18] 針對輕度、中重與重度睡眠中止進行篩檢之敏感度與特異性分別為 91.6% 與 45.2%、97.1 % 與 35.2 %，以及 98% 與 29.4 %。敏感度皆相當高，但特異性卻相當低，很可能產生過診。另一份研究也是接近類似的結果，[20] 當篩檢不同嚴重度睡眠吸中止，其敏感度與特異性分別為 89.1% 與 32.3%、90.7% 與 22.5% 以及 93.9% 與 18.3%。

除上述這些問卷以外，尚有其他臨床醫學上常使用的「生活品質問卷」；輔助睡眠檢查的「夜間睡眠品質問卷」、「晨間睡眠品質問卷」；以及其他共病症使用的如「胃酸問卷」、「氣喘控制測驗」問卷（Asthma Control Test, ACT）等等。但在睡眠障礙初步篩檢上，這部分比較少用到，本書就不作介紹。

參考文獻

1. Taherdoost, H., Validity and Reliability of the Research Instrument; How to Test the Validation of a Questionnaire/Survey in a Research. *International Journal of Academic Research in Management (IJARM)* **2016,** *5*.
2. Hee, O. C. In *Validity and Reliability of the Customer-Oriented Behaviour Scale in the Health Tourism Hospitals in Malaysia*, 2014.
3. Hu, Y. Y.; Yu, Y.; Wang, Z. B.; Liu, C.; Cui, Y. H.; Xiao, W. M., Reliability and Validity of Simplified Chinese STOP-BANG Questionnaire in Diagnosing and Screening Obstructive Sleep Apnea Hypopnea Syndrome. *Curr Med Sci* **2019,** *39* (1), 127-133.
4. Johns, M. W., Reliability and factor analysis of the Epworth Sleepiness Scale. *Sleep* **1992,** *15* (4), 376-81.
5. Sleep Related Questionnaires. The American Thoracic Society (ATS). https://www.thoracic.org/members/assemblies/assemblies/srn/questionaires/index.php (Accessed at 2023.05.21)
6. Backhaus, J.; Junghanns, K.; Broocks, A.; Riemann, D.; Hohagen, F., Test–retest reliability and validity of the Pittsburgh Sleep Quality Index in primary insomnia. *Journal of Psychosomatic Research* **2002,** *53* (3), 737-740.
7. Wang, L.; Wu, Y. X.; Lin, Y. Q.; Wang, L.; Zeng, Z. N.; Xie, X. L.; Chen, Q. Y.; Wei, S. C., Reliability and validity of the Pittsburgh Sleep Quality Index among frontline COVID-19 health care workers using classical test theory and item response theory. *J Clin Sleep Med* **2022,** *18* (2), 541-551.
8. BaHammam, A. S.; Al-Aqeel, A. M.; Alhedyani, A. A.; Al-Obaid, G. I.; Al-Owais, M. M.; Olaish, A. H., The Validity and Reliability of an Arabic Version of the STOP-Bang Questionnaire for Identifying Obstructive Sleep Apnea. *Open Respir Med J* **2015,** *9*, 22-9.
9. Johns, M. W., A new method for measuring daytime sleepiness: the Epworth

sleepiness scale. *Sleep* **1991,** *14* (6), 540-5.

10. Scharf, M. T., Reliability and Efficacy of the Epworth Sleepiness Scale: Is There Still a Place for It? *Nat Sci Sleep* **2022,** *14*, 2151-2156.
11. Rosenberg, R.; Babson, K.; Menno, D.; Morris, S.; Baladi, M.; Hyman, D.; Black, J., Test-retest reliability of the Epworth Sleepiness Scale in clinical trial settings. *J Sleep Res* **2022,** *31* (2), e13476.
12. Trimmel, K.; Żebrowska, M.; Böck, M.; Stefanic, A.; Mayer, D.; Klösch, G.; Auff, E.; Seidel, S., Wanted: a better cut-off value for the Epworth Sleepiness Scale. *Wien Klin Wochenschr* **2018,** *130* (9-10), 349-355.
13. Tan, A.; Yin, J. D.; Tan, L. W.; van Dam, R. M.; Cheung, Y. Y.; Lee, C. H., Using the Berlin Questionnaire to Predict Obstructive Sleep Apnea in the General Population. *J Clin Sleep Med* **2017,** *13* (3), 427-432.
14. Celik, Y.; Baygül, A.; Peker, Y., Validation of the Modified Berlin Questionnaire for the Diagnosis of Obstructive Sleep Apnea in Patients with a History of COVID-19 Infection. *J Clin Med* **2023,** *12* (9).
15. Khaledi-Paveh, B.; Khazaie, H.; Nasouri, M.; Ghadami, M. R.; Tahmasian, M., Evaluation of Berlin Questionnaire Validity for Sleep Apnea Risk in Sleep Clinic Populations. *Basic Clin Neurosci* **2016,** *7* (1), 43-8.
16. Buysse, D. J.; Reynolds, C. F., 3rd; Monk, T. H.; Berman, S. R.; Kupfer, D. J., The Pittsburgh Sleep Quality Index: a new instrument for psychiatric practice and research. *Psychiatry Res* **1989,** *28* (2), 193-213.
17. Otero, P.; Simón, M. A.; Bueno, A. M.; Blanco, V.; Vázquez, F. L., Factorial Structure and Psychometric Properties of the Spanish Version of the Pittsburgh Sleep Quality Index in Non-Professional Caregivers. *Healthcare (Basel)* **2022,** *11* (1).
18. Sadeghniiat-Haghighi, K.; Montazeri, A.; Khajeh-Mehrizi, A.; Ghajarzadeh, M.; Alemohammad, Z. B.; Aminian, O.; Sedaghat, M., The STOP-BANG questionnaire: reliability and validity of the Persian version in sleep clinic population. *Qual Life Res* **2015,** *24* (8), 2025-30.
19. Chung, F.; Yegneswaran, B.; Liao, P.; Chung, S. A.; Vairavanathan, S.; Islam, S.; Khajehdehi, A.; Shapiro, C. M., STOP questionnaire: a tool to screen patients for obstructive sleep apnea. *Anesthesiology* **2008,** *108* (5), 812-21.
20. Hwang, M.; Zhang, K.; Nagappa, M.; Saripella, A.; Englesakis, M.; Chung, F., Validation of the STOP-Bang questionnaire as a screening tool for obstructive

sleep apnoea in patients with cardiovascular risk factors: a systematic review and meta-analysis. *BMJ Open Respir Res* **2021,** *8* (1).

第二章 睡眠多項生理檢查

吳明峰

記得有一次值班作檢查時，花了大把時間貼好病人所有生理感測線，並交代好病人待會將透過擴音跟他作生理校正，請他配合，然後自信滿滿地到控制室打開電腦要收錄生理訊號，並完成後續動作。只是，我發現此時電腦螢幕都是空的。我再次回到檢查室，重新檢視那一堆惱人的感測線以及連結頭，確認無誤後再回到電腦螢幕前，依然沒有訊號，這時候已經晚上 11:30 了；但訊號沒出來，校正無法進行，檢查就泡湯了。於是，我很厚臉皮的打給原廠工程師，他問我是否有看到電腦主機旁一個盒子的紅光，我說沒有。他笑著說：「傳輸盒電源沒開。」我突然一陣兩光罩頂自語：「原來，儀器操作的每個細節，都忽略不得。」

一、檢查感測的組成

自從德國精神科醫師漢斯・柏格（Hans Berger）發表了他的腦波論文，並定義阿爾法（alpha）和貝塔（beta）波之後，需多臨床醫師與科學家不斷的加入呼吸與心臟生理參數來展開睡眠研究。[1] 根據參考文獻指出，[1,2] 在 1970 年代，連續性腦波的監控用以分析睡眠狀態並結合了呼吸與心電等紀錄，而衍生為「睡眠多項生理檢查」之一名詞。此後，隨著眼動圖（Electrooculogram, EOG）、肌電圖（Electromyography, EMG）等參數的整併，而成為目前對睡眠障礙的黃金標準診斷工具（圖 2-1）。

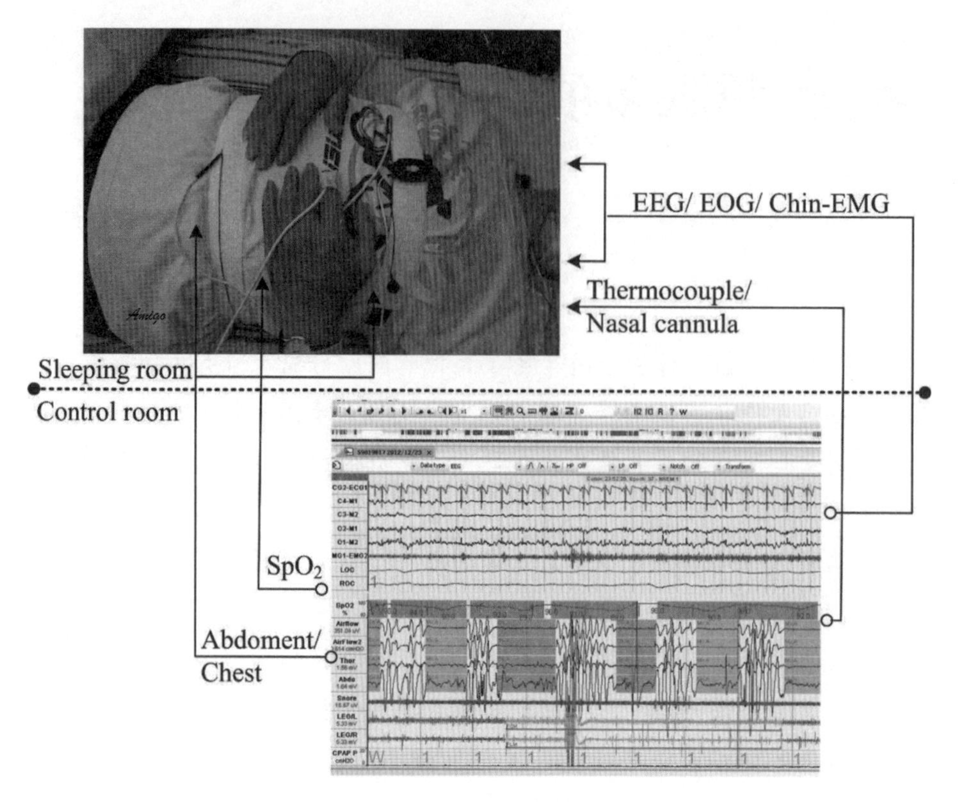

圖 2-1　整晚睡眠多項生理檢查接線（檢查室）與訊號呈現（控制室）

根據美國睡眠技師學會 2012 年的技術指引，與美國睡眠醫學學會 2007 之技術規範，[3-4] 睡眠多項生理檢查參數與紀錄的頻道訊號，如表 2-1 所述。

表 2-1　睡眠多項生理檢查之參數

參數／功能或目的	頻道感測訊號
腦波／Electroencephalogram（EEG） 分析睡覺期間，各類波型與覺醒（Arousal）的狀態，以確認清醒（Stage W）、非快速動眼期（Non-REM）的睡眠第 1 期（Stage N1）、睡眠第 2 期（Stage N2）、睡眠第 3 期（Stage N3）與快速動眼期（Stage R）	C4-M1
	F4-M1
	O2-M1
	C3-M2
	F3-M2
	O1-M2

參數 / 功能或目的	頻道感測訊號
眼動圖 / Electrooculogram（EOG） 配合腦波，區分睡眠快速動眼期、睡眠第 1 期與清醒	EOGR-M2 EOGL-M2
下頷肌電圖 / Chin electromyogram（Chin-EMG） 配合腦波，區分睡眠快速動眼期與清醒	EMG1-EMG3 EMG2-EMG3
下肢肌電圖 Limb electromyogram（Limb-EMG） 監控脛前肌張力，評估下肢運動（Limb movement, LM）、下肢週期動趾症（Periodic limb movement, PLM）、異睡病（Parasomnias）	LegR LegL
心電圖 / Electrocardiogram（ECG） 作為病人安全性的數據；心率計算	Lead II
鼾聲 / Snoring 偵測打鼾次數	Microphone
呼吸氣流 / Air flow 偵測從口鼻進出的呼吸氣流；其中，口鼻溫度呼吸氣流（oronasal thermal airflow）作為偵測呼吸中止（Apnea）；鼻腔壓力呼吸氣流（Nasal pressure airflow）偵測淺呼吸（Hypopnea）	Thermistor、 Thermocouple RTD Nasal cannula
呼吸動作 / Respiratory effort 量測胸部與腹部的運動，用以分析呼吸中止的類型以及呼吸運動引起的覺醒	Respiratory inductance plethysmography (RIP) Strain gauge
睡眠體位 / Body position 連續監測睡眠睡姿為正躺、側躺或正坐；提供各種不同睡姿下，睡眠期別與其他睡眠障礙事件的量度	3-axis accelerometer
血氧飽和濃度 / Blood oxygen saturation 連續量測血氧濃度，評估睡眠期間之含氧量；搭配鼻導管，則用以評估淺呼吸	Pulse oximetry (SpO_2)

1. 訊號感測原理

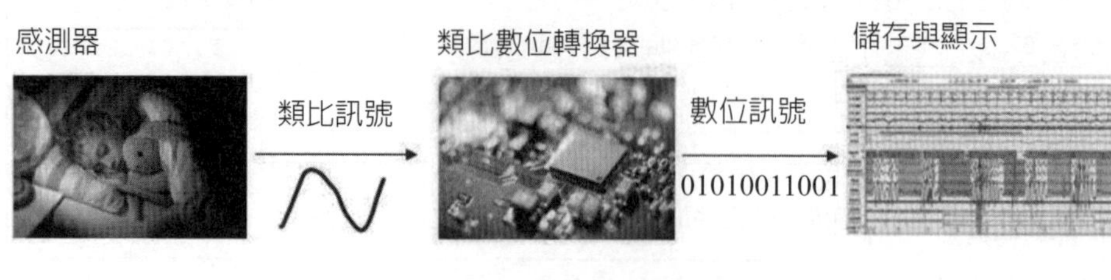
感測器
類比數位轉換器
儲存與顯示
類比訊號
數位訊號
01010011001

圖 2-2 睡眠多項生理訊號處理過程

就睡眠多項生理檢查而言，感測器可大致上分為人體（Bioelectrodes）電訊號與轉換器（Transducers）訊號。其中，人體電訊號包含如腦波、眼動圖、肌電圖與心電圖，係透過電子界面將人體離子誘導轉變成電子誘導訊號。而轉換器訊號，如鼾聲、呼吸氣流、呼吸運動、睡眠姿勢與血氧濃度，則是透過特殊的物理變化轉成電位訊號，以反應身體的狀態。這些初步感測訊號，是為類比（Analog）訊號，也稱為連續（Continuous）訊號。接著將此獲取到的訊號，透過取樣（Sampling）的技術，也就是每秒鐘擷取幾次（即所謂的取樣頻率，Hz），成為離散（Discrete）訊號，然後再將每一次取樣的訊號量化與編碼，而成為 [01] 組合的數位（Digital）訊號，在電腦上呈現（圖 2-2）。

這 0 與 1 的組合數量為 2 的 n 次方來做定義。比方，2 的 3 次方為 8，表示由 3 個 0 或 1 的組合，包含 000、001、010、011、100、101、110、111 有 8 種，若用以反應電壓值為 0～80mV，則可以 10mV 編為一組（圖 2-3）；倘若為 2 的 10 次方則有 10 個 0 或 1 共 1024 種組合，若用以反應同樣 0～80mV 電壓值，則可以更為精細地反應電壓變化，解析度也越高。而這個 n，即為解析度的位元數，以上例來說，分別為 2bits 與 10bits。

由於人體這些訊號都很微弱，同時夾帶很多雜訊，因此，設備系統會加上放大電路，並需要在後端設定雜訊的濾波。其中，交流放大器（AC amplifier）具有高低頻濾波電路，用以放大取樣頻率較大的訊號，如腦波、心電圖等等。一般的差動放大器即屬於此類。另外，直流放大器（DC amplifier）僅含有高頻濾波器，用以放大較低頻率的訊號，如血氧飽和濃度與體位變化等。此外，美國睡眠醫學學會 2007 年發布的技術規

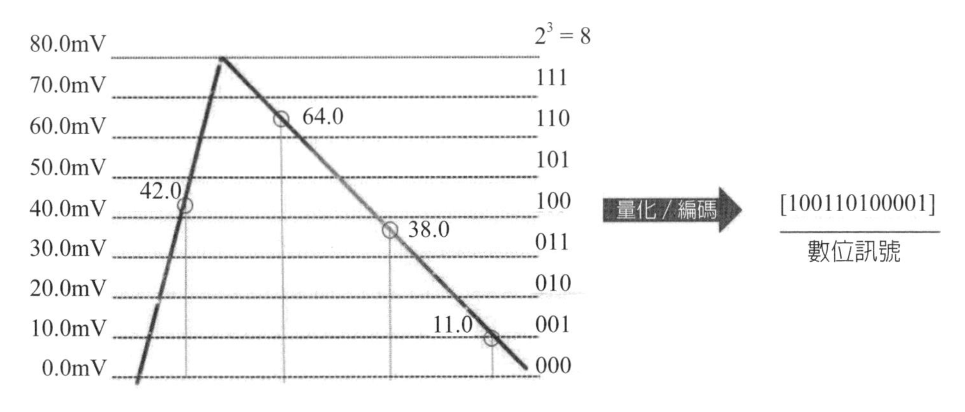

圖 2-3　解析度為 3 位元，4 個取樣之電壓值的數位訊號

範，對於睡眠多項生理檢查參數之最低解析度爲 12 位元[3]，其數位訊號截取規格如表 2-2：

表 2-2　睡眠多項生理檢查數位規格

	高頻率波	低頻率波	取樣頻率	敏感度
腦波圖／眼動圖	35 Hz	0.3 Hz	500 Hz	5-7 μv/mm
肌電圖	100 Hz	10 Hz	500 Hz	10 μv/mm
心電圖	70 Hz	0.3 Hz	500 Hz	20 μv/mm
鼾聲	100 Hz	10 Hz	500 Hz	20 μv/mm
呼吸氣流	15 Hz	0.1Hz	100 Hz	20 μv/mm
呼吸運動	15 Hz	0.1Hz	100 Hz	20 μv/mm
睡眠體位			1Hz	
血氧飽和濃度			25 Hz	

2. 腦波

腦波係透過塗有導電材料（如塗有銀 - 氯化銀）的電極，反應大腦皮質某處錐體神經元等綜合離子流的活性，經由人體組織的電阻而產生電位[5]。如圖 2-4 所示，電極 A 與電極 B 分別量測出電位，經過差動放大器而產生不同頻率的腦波，如 Delta、Theta、Alpha、Beta 與 Gamma 或其他特殊波形（表 2-3 與圖 2-5）。

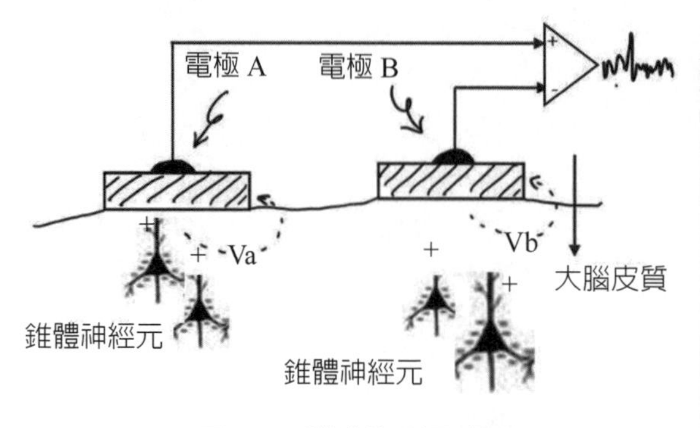

圖 2-4 腦波偵測示意圖

表 2-3 腦波波形頻率定義

波形	頻帶	符號
Delta	0.5-4	δ
Theta	4-8	θ
Alpha	8-13	α
Beta	13-22	β
Gamma	22-100	γ

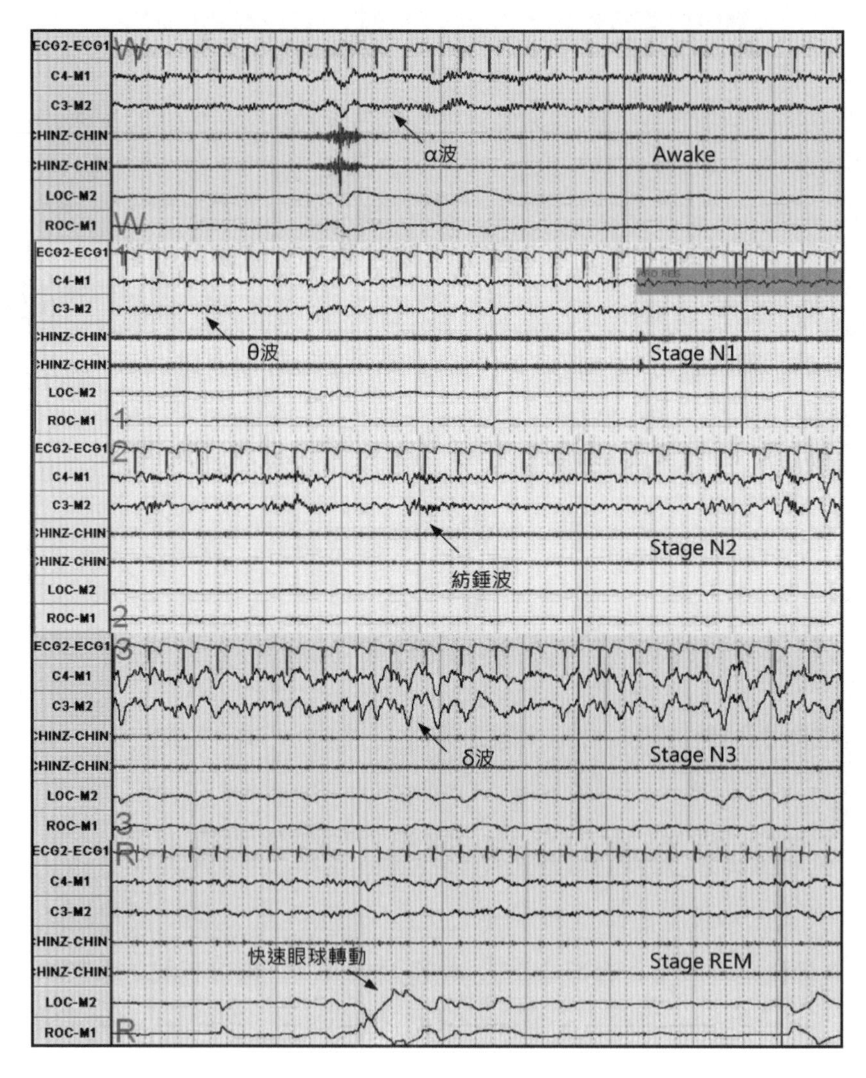

圖 2-5 腦波波形與睡眠期別合成圖

此外，根據探測電極的量測模式，若腦波由兩個探測電極共同生成，則爲雙極誘導（Bipolar deviation）；若由一個探測電極生成，而另一個視爲參考電位，則爲單極誘導（Unipolar deviation）。以圖 2-6 爲例，兩種量測模式在電腦上可以看到分別爲 F4-T4、T4-O2 以及 F8、O1 名稱的圖譜產生。

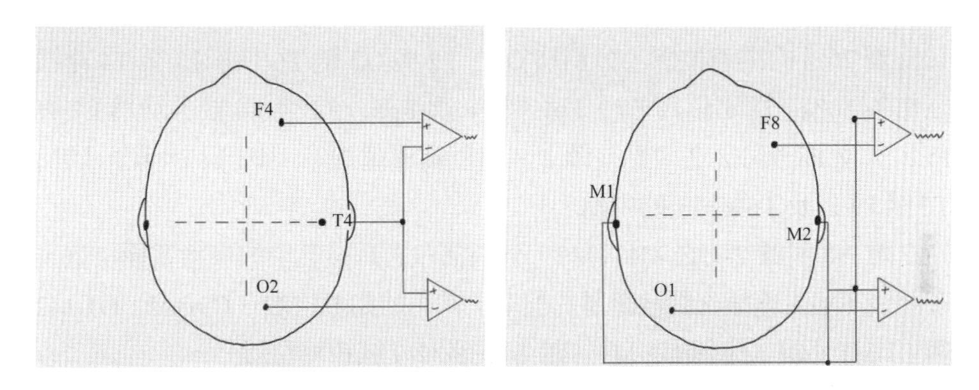

圖 2-6　腦波量測模式例子：雙極誘導（左）；單極誘導（右）

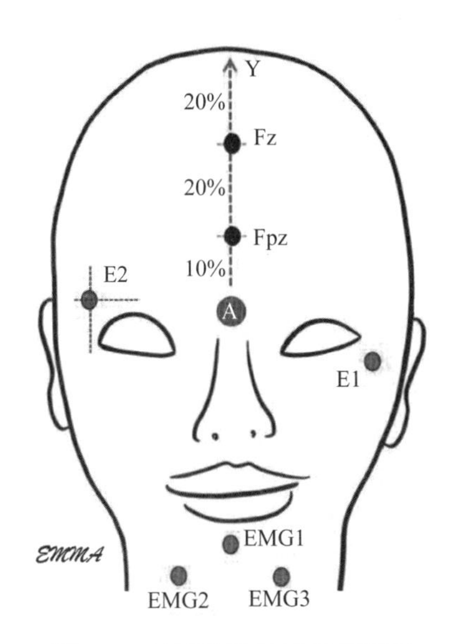

圖 2-7　頭部電極位置正面圖

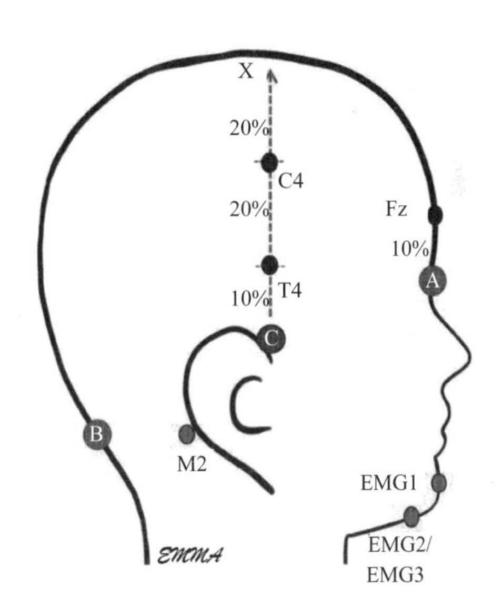

圖 2-8　頭部電極位置右側圖

依據國際 10-20 腦波電極配置以及美國睡眠醫學學會的技術準規範，[3-4,6-7] 睡眠檢查電極位置在實務上可以請病人在正坐狀態下，從鼻根

（圖 2-7，A 點）往後到枕骨凸隆（圖 2-8，B 點）Y 軸總距離的 10%、20%、20%，分別爲 Fpz、Fz 與 Cz；再來的 20%、20% 則分別定位爲 Pz 與 Oz（圖 2-9）。接著由右耳前點穿越 Cz 到左耳前點的 X 軸總距離的 10%、20%、20%，分別定位爲 T4、C4 與 Cz；再來的 20%、20% 則分別定位爲 C3 與 T3。

量測 Fpz、T3、Oz 與 T4 的頭部距離，沿著這虛擬線由 Oz 往前各 10% 與 20% 的兩邊位置，分別爲 O1、T5 與 O2 跟 T6；由 T3 與 T4 繼續往前各 20%，則定位爲 F7、Fp1 與 F8 跟 Fpz。F3 與 F4 則分別爲 F7 與 Fz，以及 F8 與 Fz 之中點（圖 2-9 灰色箭頭虛線）。P3 與 P4 則分別爲 T5 跟 Pz 以及 T6 跟 Pz 的中點。

圖 2-8 與圖 2-9 之 M1、M2，分別爲左右耳後乳突的參考電極位置，在睡眠多項生理檢查腦波誘導的配置，常用的如 F3-M2、C3-M2、O1-M2 與 F4-M1、C4-M1 與 O2-M1（圖 2-8、圖 2-9 紅色點位置）。

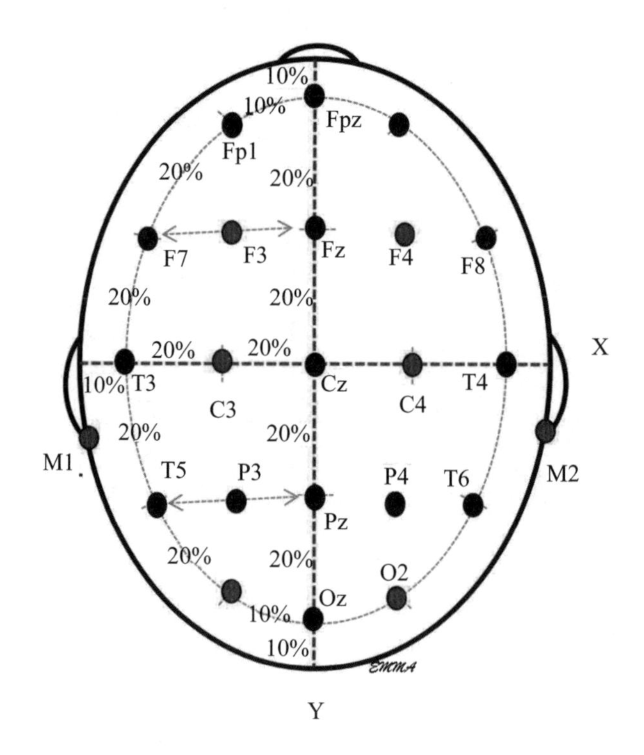

圖 2-9 頭部電極位置上視圖

3. 眼動圖

眼球轉動時，在角膜（Cornea）與網膜（Retina）之間存在電位差異，並分別代表正負電位。眼動圖爲將探測電極放置在左右兩眼右上與左下 1 公分位置（圖 2-7），分別爲 E1 與 E2，參考電極爲 M2（或以及 M1）。當眼球轉動時，電位變化產生，並可以由 E2、E2 電極量測後反應在螢幕上（圖 2-10）。由於睡眠中，清醒與快速動眼期，眼球運動比較明顯，一般睡眠則較少，因此，眼動圖最常作爲快速動眼期的指標。

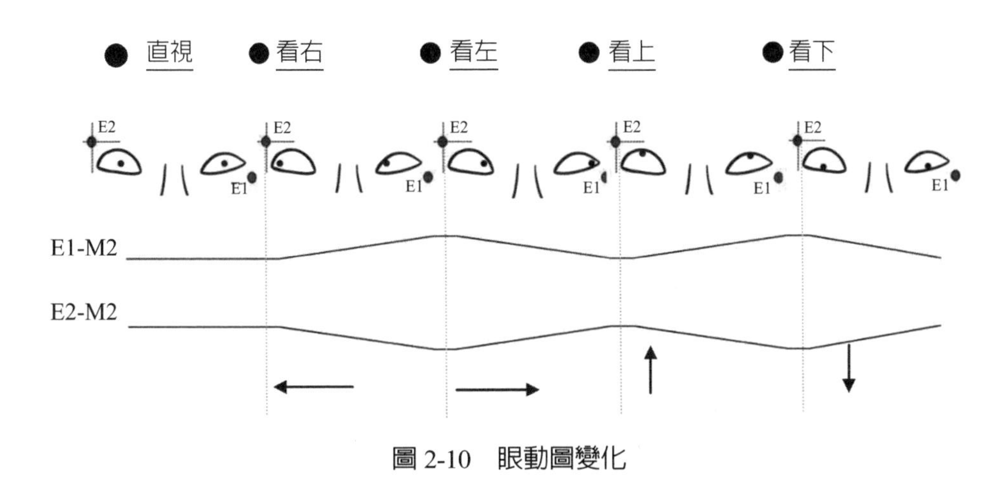

圖 2-10　眼動圖變化

4. 肌電圖

肌電訊號是肌肉運動單元收縮時所產生的動作電的綜合電位。由於正常睡眠狀態下，肌肉收縮頻率較低，尤其是快速動眼期時，骨骼肌張力達到最低，使得肌電訊號呈現最弱。這些時間的變化量，透過電極偵測，而反應在睡眠多項生理檢查的圖譜上。根據美國睡眠醫學學會的規範，[3-4] 裝設在下巴（圖 2-7 與圖 2-8 的 EMG1-EMG3）的下頷肌電圖可以作爲睡眠快速動眼期的分類；而裝設在下肢脛前肌的肌電圖，則可以作爲發生在夜間的肢體運動疾病（如下肢週期動趾症）之診斷。

5. 心電圖

心電圖是透過記錄心臟跳動時所產生出電壓變化的一個圖形；在睡

眠實務上面，採用 Lead II 的雙極誘導，將電極導線與貼片分別置放於右側鎖骨下方中間以及左胸廓第五肋間跟腋窩中線位置。透過此一訊號，可以監測睡眠時的心跳，以及心律不整（Arrhythmia）、心搏過速（Tachycardia）、心搏過緩（Bradycardia）、心室早期收縮（Premature ventricular contraction, PVC）等異常狀態。此外。透過心率變異性（Heart rate variability, HRV），也有學者應用在睡眠呼吸中止與睡眠期別的預測上。[8-9]

6. 鼾聲

鼾聲是睡眠時口咽部軟組織振動的吵雜聲，在中年男性與女性之盛行率可分別達 28% 跟 44%。[10-11] 對於打鼾與其次數來說，目前並無統一的規範。有些研究是採用麥克風感測器設定超過 >40dB 才稱爲打鼾；也有研究是用鼻腔壓力呼吸氣流壓力超過 200 微巴（microbar），並於 10 秒內算一次來定義鼾聲事件。[12-13] 在睡眠檢查實務上，大多以電容式（Condenser）或動圈式（Dynamic）感測器置放於喉頭左或右側處做黏貼；其中，電容式感測器是打鼾時候的聲波造成感測器內部振膜振動，改變振膜和基板之間的距離使電容產生變化；而動圈式感測器則是由聲波推動振膜，造成線圈的電流產生變化。另外，也有採用鼻腔壓力呼吸氣流壓力配合高低濾波（35Hz-100Hz）來做爲偵測的訊號源。[13]

7. 口鼻溫度呼吸氣流

口鼻溫度呼吸氣流是透過人體吸氣與呼吸之溫度或變化，來偵測受檢者口腔或鼻腔氣流的狀態，可以說是診斷睡眠呼吸障礙最重要的參數之一。這些感測器包含熱電偶（Thermocouple）、熱敏電阻（Thermistor）與電阻式溫度感測器（Resistance temperature detector, RTD）等。[14-15] 其中，熱電偶是由兩種不同材質的金屬導體 A 和 B 連接起來，形成一個密閉迴路；當兩端存在溫差，迴路中具有西貝效應（Seebeck effect）使電流產生，而導致電壓（熱電勢）改變。圖 2-11 之熱點爲偵測溫度，冷點爲參考點。電動勢（emf）爲$\int_{T1}^{T2} (Q_A - Q_B)\, dT$；其中，$Q_A$、$Q_B$ 分別爲 A、B 金屬之熱傳導係數。

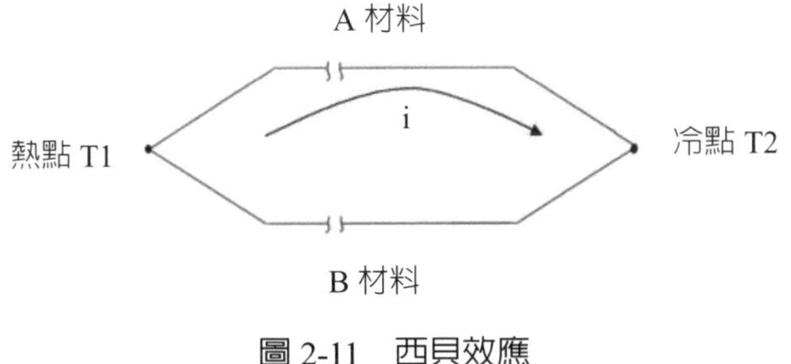

圖 2-11　西貝效應

熱敏電阻與電阻式溫度感測器爲感測元件直接偵測溫度而產生電阻變化。熱敏電阻之電阻對溫度特性爲 $Rt = Roe^{\beta\left(\frac{1}{T} - \frac{1}{T_0}\right)}$；其中，$R_t$ 與 R_0 分別爲偵測（T）與參考（T_0）度 K 之電阻；β 爲材料電阻常數；電阻式溫度感測器之電阻對溫度特性爲 $Rt = R_0(1 + \alpha T)$；其中，R_t 與 R_0 分別爲偵測溫度（T）與 0 度 C 時之電阻；α 爲材料電阻溫度係數。這三者中，熱電偶具有成本低廉的優點，但敏感度和穩定性卻是最低；RTD 的穩定性和準確性最高，但價格較爲昂貴；熱敏電阻量測速度極快，但量測溫度的範圍不及熱電偶大。由於口鼻溫度呼吸氣流感測器在低流速具有好的敏感性，可用來作爲判讀睡眠呼吸中止事件的依據（圖 2-12）。[3]

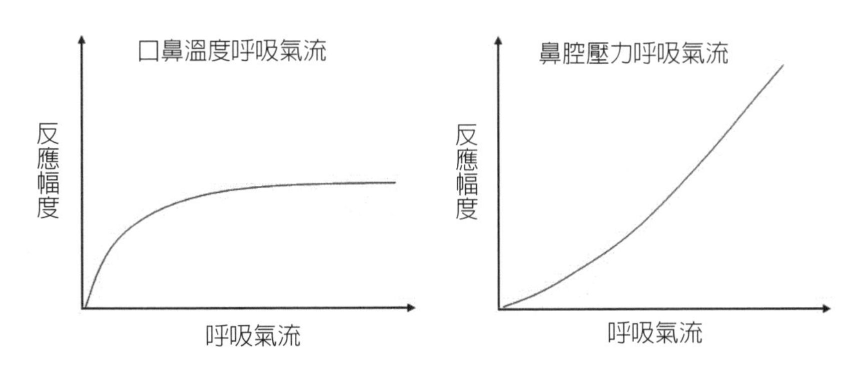

圖 2-12　呼吸氣流感測器反應特性

8. 鼻腔壓力呼吸氣流

鼻腔壓力呼吸氣流是受檢者呼吸時經過鼻腔的氣流壓力來偵測呼吸狀態。此呼吸氣流壓力的變化，透過皮托管（Pitot tube）以白努力定理

（Bernoulli’s principle）來導出流速（圖 2-13）。[16]

當受檢者呼吸氣流以流速（V）通過導管，增加的動能爲 $\frac{1}{2}\rho V^2$ 能推動管柱 Δh 的流體高度（ρ 爲氣流密度），並產生 $\rho g\Delta h$ 的位能。因此，呼吸氣流之流速爲 $\sqrt{2g\Delta h}$。

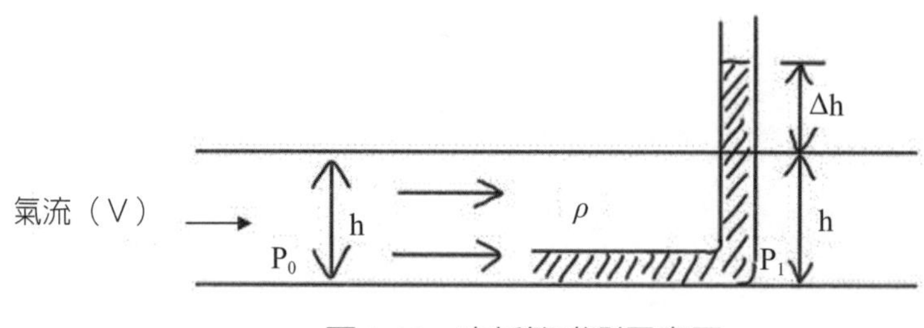

圖 2-13　皮托管感測示意圖

由於鼻腔壓力呼吸氣流感測器在高流速具有好的敏感性，能觀察出細微的呼吸變化，特別作爲判讀淺呼吸事件的依據（圖 2-12）。[3]

9. 呼吸運動

呼吸電感體積描計器（Respiratory inductance plethysmography, RIP）與應變規（Strain gauge）是睡眠檢查常用的感測器（圖 2-14）。其中，呼吸電感體積描計器爲綁帶中鑲入線圈分別放至於胸部腹部上，作爲呼吸運動起伏的偵測（圖 2-14 下）。依法拉第定律（Faraday’s law），[17] 若線圈的截面積爲 A，則磁通量（φ）爲 $BA\cos\theta$。其中，θ 爲截面積 A 的法線方向和磁場 B 的夾角。此外，線圈上感應電動勢（e）與磁通率變化率 $\left(\frac{\Delta\varphi}{\Delta t}\right)$ 成正比。因此，感應電動勢便隨著呼吸時，胸腹部運動而產生變化。

而應變規感測器（圖 2-14 上）則是鑲在綁帶之一端，藉由呼吸運動的受力，改變應變規長度而使電阻改變（$\Delta R = 2R_0\frac{\Delta L}{L_0}$；其中，$R_0$、$\Delta L$ 與 L_0 分別爲受力前電阻值、受力後長度與受力前原長度）。但當受檢者側睡時，因爲綁帶受力不均，造成應變規變化較低，使得偵測微量呼吸變化較不敏感。相對的，呼吸電感體積描計器因整條都有線圈，因此在任何睡姿與細微呼吸變化，如上呼吸道阻力症候群（Upper airway resistance syndrome, UARS），可以產生較明確的訊號。

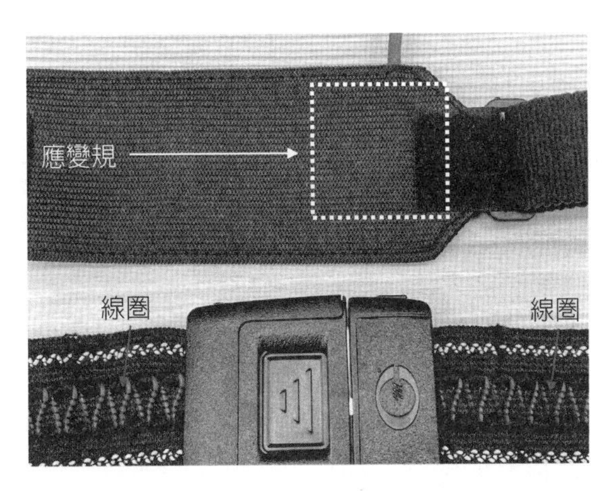

圖 2-14　呼吸運動感測綁帶。應變規（上）；呼吸電感體積描繪計（下）

10. 睡眠體位

睡眠體位在睡眠障礙上主要提供受檢者在睡眠中不同睡姿（正躺、左右側或趴睡）的睡眠品質或者睡眠吸中止的訊息。體位感測器一般放在如 1.2.8 節（圖 2-14）綁帶的胸前位置上，內部爲三軸加速規。當人體體位改變時，瞬間的加速度給予 X、Y 與 Z 不同方位的力（F=ma；其中，m 爲質量，a 爲加速度），造成不同方位彈簧的位移（F=kD；其中，k 爲彈簧係數，D 爲受力直線移動距離）而辨識出體位。此原理用在穿戴裝置上（如腕動儀或運動手圈），也廣泛作爲睡眠與清醒的偵測。

11. 血氧飽和濃度

毫無疑問的，血氧飽和濃度是醫療器材最爲常用的設備之一。在睡眠實務上，血氧指數除可以做爲受檢者睡眠時血氧分布，更是判斷睡眠呼吸中止事件不可或缺的指標。

根據比爾 - 朗伯定律（Beer-Lambert law），[18] 吸光度（A）= εBC；其中 ε 爲吸光係數，B、C 則分別爲光穿透距離與血紅素濃度。由於不同光源在不同含氧濃度下吸收率不同，可以經過實驗確認紅外光與近紅外光吸

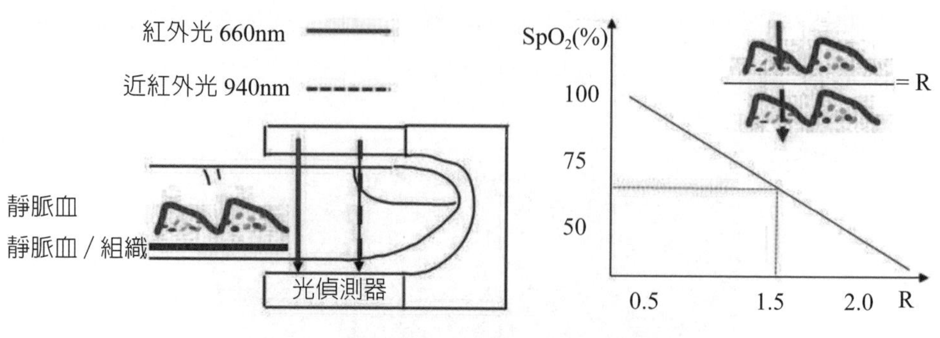

圖 2-15 血氧飽和濃度感測原理示意圖

收係數。當光偵測器偵測兩種光源穿透指尖的血管與組織的強度，利用兩種光穿透後的比值（R），則可以回推血氧飽和濃度（圖 2-15）。

上述電極量測或其他感測器轉換之訊號，是整晚睡眠多項生理檢查必要的參數。[3] 然而，若有其他診斷需要，則可以加入其他感測頻道，如二氧化碳（CO_2）或者酸鹼探測器（pH probe），以獲取碳酸或睡眠中胃酸逆流的參數。

二、整晚睡眠多項生理檢查過程

整晚睡眠多項生理檢查過程在臨床實務上是一項艱鉅的任務，每個檢查室標準步驟略有不同，一般包含檢查前準備工作、受檢者報到、檢查接線與訊號導入、監控與場地復原等過程（圖 2-16），概述如下：

1. 檢查前準備工作

檢查前一日，務必交代檢查當日下午後避免含有咖啡因之飲料；洗澡後，頭髮擦乾不使用髮霜或乳霜；若有開立安眠藥，則當晚接好線之後在使用。

2. 受檢者報到（Check up, C）

確認身分後，介紹環境與夜間緊急求救設備。量測基本生理資料如身高、體重、血壓與頭圍等等；接著填寫睡眠相關問卷；上完洗手間後，於習慣睡眠時間前半小時進行接線。

3. 檢查接線與訊號導入（Hook up, H）

請受檢者正坐，先進行腦波與下頷肌電圖、眼動圖位置的標示（p. 65～67，圖 2-7 到圖 2-10 紅色標點），以磨砂膏與酒精棉片局部清潔後，將電極挖取足量電極膏貼放至標示的位置，接著覆蓋透氣膠帶，並將空氣泡擠出以貼實表皮。接著，請受檢者正躺，接上感測器（p. 63～72），調整好導線，插入多項生理紀錄器之接線盒使訊號導入（圖 2-17），然後於控制室（p. 60，圖 2-1）輸入受檢者資料後，先測試電極訊號之電阻（< 5KΩ），接著以對話與影像方式同步進行生物訊號校正：

- 張眼與閉眼各 30 秒；頭部不動，眼睛左右與上下轉動各 3～5 次。
- 口腔上下咬合、磨牙 3～5 次。
- 正常呼吸約 10 秒後，憋氣 10 秒鐘。
- 模擬打鼾 3～5 次。
- 模擬左右躺體位各 1 次。
- 左右腳下肢抬腿各 3～5 次。

上述電阻值超過 5KΩ，以及生物校正訊號若有一處不是很明確（圖 2-18），建議重新調整、裝設或更換，讓記錄之訊號更爲可靠，之後判讀會比較容易進行。雖然各訊號感測的眞實與正確很重要，但每個受檢者感受狀態不同，尤其是胸腹部綁帶太緊，可能會產生壓迫感而延長睡眠潛伏期，甚至睡眠中無意識的解開。這都是最後與檢查室溫度等必須參酌調整的重要環節。最後關燈（Light off, LF）讓受檢者進行檢查，並作睡眠之監控；而此時間點，則爲睡眠紀錄的起始點。

4. 監控與場地復原（Zero returning, Z）

在關燈後，每隔一段時間一定要看一下畫面，若受檢者之重要訊號線有脫落，一定要以輕細的動作加以調整。此時間，也可能進行睡眠陽壓呼吸器的檢定，或者判讀前一晚紀錄，若發現受檢者有異常事件或特殊行爲，則需要記錄下來以提供後續判讀的訊息。一旦受檢者自行醒來或達六小時，進行開燈（Light on, LO）的步驟，已完成睡眠紀錄。開燈到關燈之時間，爲總紀錄時間（Total recording time, TRT）。接著拆除裝設的感測器，妥善整理與歸位，讓場地復原。需留意的是，腦波電極可採泡水方式，半個多小時可以讓電極膏脫落，避免用刷子強力刷拭造成表面塗料脫落。

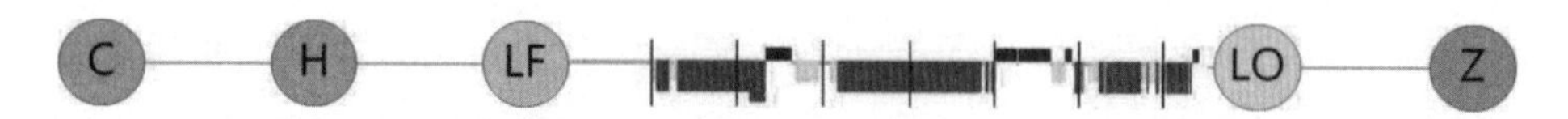

圖 2-16 整晚睡眠多項生理檢查過程。C：check；H：hook up；LF：light off；LO：Light on；Z：zero returning

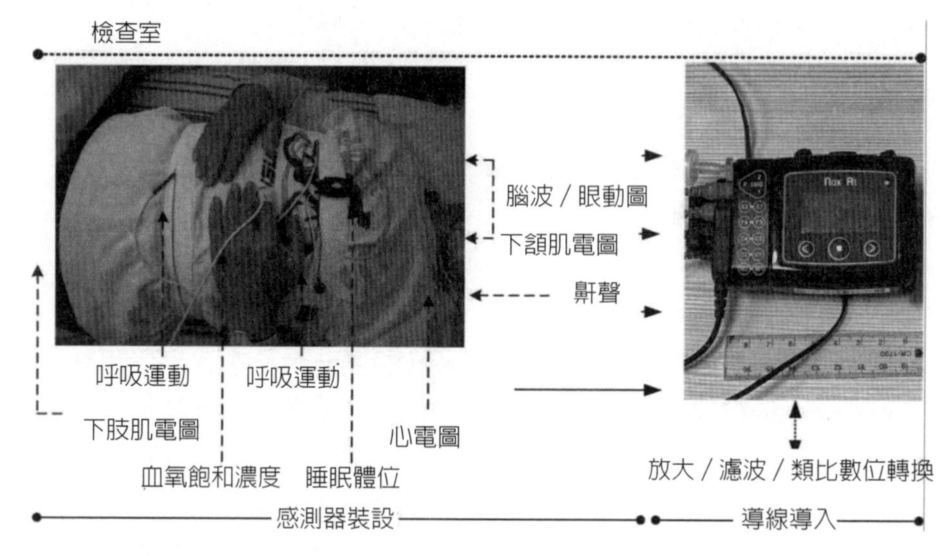

圖 2-17 整晚睡眠多項生理檢查接線（圖右為一款無線睡眠多項生理紀錄儀之放大器，https://www.brojaw.com.tw/）

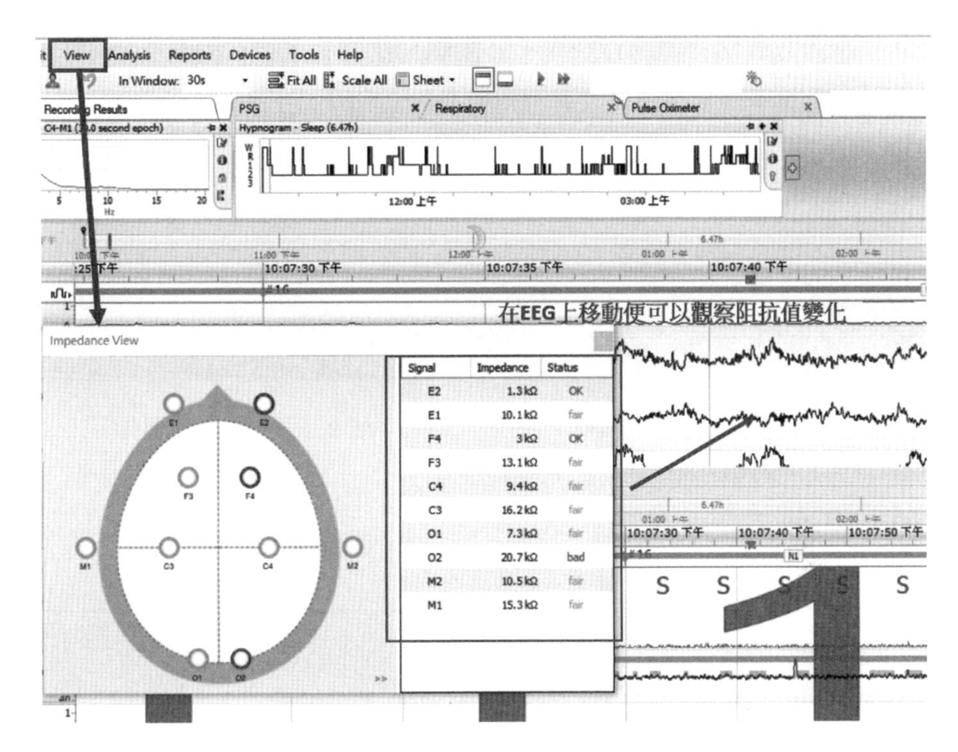

圖 2-18　電阻校正畫面（NOX A1 PSG）

三、判讀

睡眠多項生理檢查資料的判讀要呈現的是睡眠之間發生了什麼事，有多嚴重？基於感測器的原理以及睡眠診斷的科學依據來作判讀；但因爲參數太多，且以肉眼來判讀並無法讓前述的依據絕對精準，因此，判讀也成爲一門藝術。

1. 睡眠期別

根據美國睡眠醫學學會 2007 之技術規範，[3] 睡眠期別須以每頁 30 秒的紀錄資料來判讀，包含清醒期（Stage W）、非快速動眼第一期（Stage N1）、非快速動眼第二期（Stage N2）、非快速動眼第三期（Stage N3）與快速動眼第一期（Stage R），若一頁間有好幾個睡眠期的特徵共同存在，則以最大比例特徵來作決定。各睡眠期依據腦波、眼動圖與下頷肌電圖之特徵如表 2-4，並可參考本章節圖 2-5 做對照。

表 2-4 睡眠期別之主要特徵

<table>
<tr><th rowspan="2">睡眠期別</th><th colspan="3">每頁主要特徵</th></tr>
<tr><th>腦波</th><th>眼動圖</th><th>下頷
肌電圖</th></tr>
<tr><td>Stage W
(Wakefulness)</td><td>1. α 波 >50%</td><td>快或緩慢轉動</td><td>高振福</td></tr>
<tr><td>Stage N1
(NREM 1)</td><td>1. θ 波或低振幅混合波 >50%
2. 銳波</td><td>緩慢轉動</td><td></td></tr>
<tr><td rowspan="2">Stage N2
(NREM 2)</td><td>1. K- 複合波
2. 紡錘波</td><td></td><td></td></tr>
<tr><td colspan="3">若次頁無兩此特徵而為低振幅混合腦波，則持續判讀為 Stage N2，直到出現 Stage W、N3、R 或覺醒</td></tr>
<tr><td>Stage N3
(NREM 3)</td><td>1. δ 波≧ 20%</td><td></td><td></td></tr>
<tr><td rowspan="2">Stage R
(REM)</td><td>1. 低振幅混合（如鋸齒）波</td><td>快速轉動</td><td>低振福</td></tr>
<tr><td colspan="3">若次頁無上述特徵以及 K- 複合波或紡錘波，而為低振幅混合波，則持續判讀為 Stage R，直到出現 Stage W、N3、高振幅的下頷肌電圖（N1）或覺醒後緩慢轉的眼動圖（N1）</td></tr>
</table>

表 2-4 提到 K- 複合波（K-complex wave）、銳波（Vertex sharp wave）、紡錘波（Spindle wave）與覺醒（Arousal）等特殊波形的定義。其中，K- 複合波定義爲負向波之後接續一個正向波並維持≧ 0.5 秒的一段波形（圖 2-19）；若 < 0.5 秒，則爲銳波（圖 2-20）。紡錘波則爲一段頻率 11-16Hz 維持≧ 0.5 秒中間振幅通常最高的波形（圖 2-21）。至於覺醒波，則是在 10 秒睡眠後任何睡眠期一段超過 3 秒突發的不同頻率之波形

（圖 2-22）。需留意的是，不同廠牌在每頁 30 秒的時間軸上，會有稍微不同的輔助線，可以作爲腦波波形的時間長度參考（圖 2-19）。

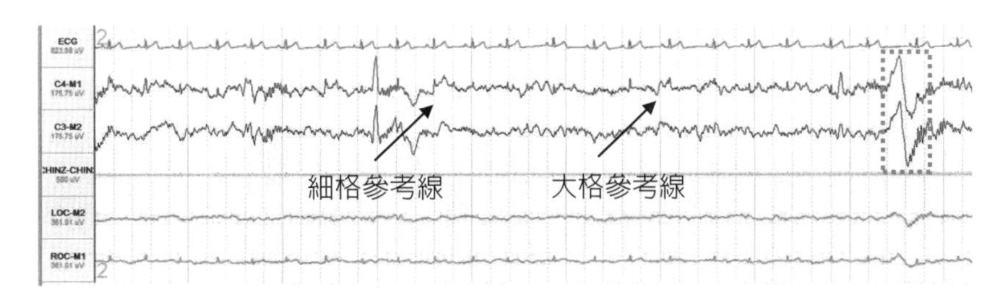

圖 2-19　K- 複合波（藍色虛線框）；圖為 Stage N2（2/3 頁）

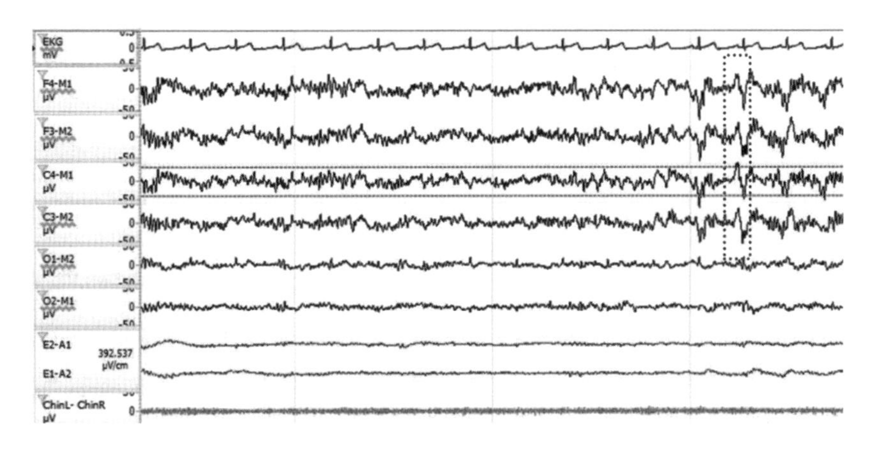

圖 2-20　銳波（藍色虛線框）；圖為 Stage N1（2/3 頁）

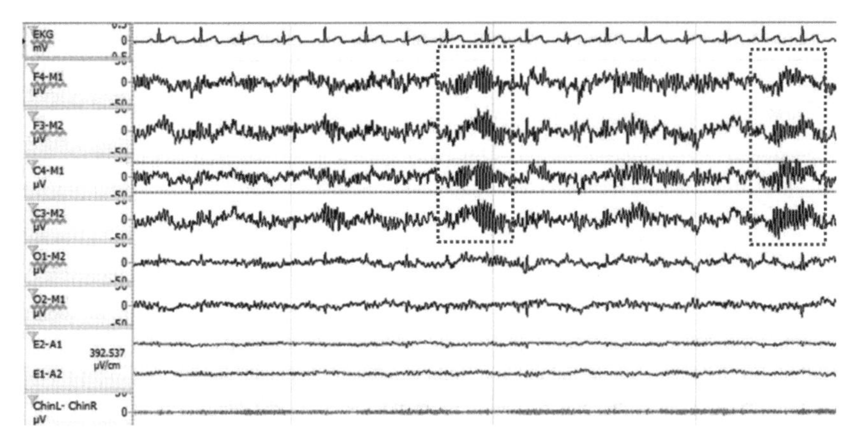

圖 2-21　紡錘波（藍色虛線框）；圖為 Stage N2（2/3 頁）

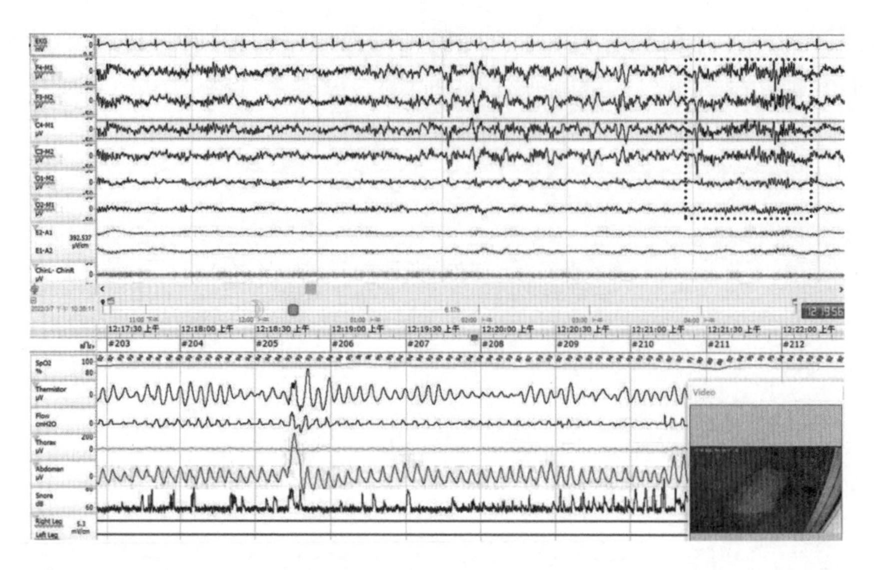

圖 2-22　覺醒波（藍色虛線框）；圖為 PSG 腦波 30 秒（1 頁）：Stage N1

2. 睡眠呼吸障礙事件判讀

美國睡眠醫學學會 2007 之技術規範，將睡眠呼吸障礙事件分爲阻塞型睡眠呼吸中止（Obstructive sleep apnea, OSA）、混合型睡眠呼吸中止（Mixed sleep apnea, MSA）、中樞型睡眠呼吸中止（Central sleep apnea, CSA）、淺呼吸（Hypopnea, H）與睡眠呼吸運動相關之腦波覺醒（Respiratory effort- related arousal, RERA）[3]，由於 OSA 事件比例最高，因此，這類疾病也稱爲 OSA。

除腦波覺醒需大於 3 秒外（需有超過 10 秒的睡眠），其餘的事件得在睡眠中發生，且時間至少需超過 10 秒（疑似事件前之正常呼氣結束點到事件結束正常吸氣起始點）。表 2-5 與圖 2-23 爲睡眠呼吸障礙事件判讀之技術特徵。

表 2-5　睡眠呼吸障礙事件判讀之技術特徵

事件	判讀主要依據與定義
阻塞型 睡眠呼吸中止	口鼻溫度呼吸氣流振幅下降≧ 90%（至少 90% 事件時間符合這標準），事件期間有持續的呼吸運動（圖 2-23 紅色虛線框）
混合型 睡眠呼吸中止	口鼻溫度呼吸氣流振幅下降≧ 90%（至少 90% 事件時間符合這標準），事件期間先缺乏然後恢復持續的呼吸運動（圖 2-23 藍色虛線框；缺乏呼吸運動時間至少超過 25% 事件時間 $\Delta tk/\Delta t3 \geq 25\%$）
中樞型 睡眠呼吸中止	口鼻溫度呼吸氣流振幅下降≧ 90%（至少 90% 事件時間符合這標準），事件期間缺乏呼吸運動（圖 2-23 綠色虛線框）
淺呼吸	1. 鼻腔壓力呼吸氣流振幅下降≧ 30%（至少 90% 事件時間符合這標準），伴隨血氧飽和濃度下降≧ 4%。或者採用： 2. 鼻腔壓力呼吸氣流振幅下降≧ 50%（至少 90% 事件時間符合這標準），伴隨血氧飽和濃度下降≧ 3% 或產生腦波覺醒（圖 2-22 藍色虛線框與圖 2-23 深紅色虛線框）
睡眠呼吸相關腦波覺醒	疑似睡眠呼吸障礙事件時間足夠，在其他條件未滿足下而產生的腦波覺醒
睡眠吸中止與淺呼吸皆成立	以睡眠呼吸中止判讀為優先[19]

表 2-5 所謂下降幅度如圖 2-23 之 H 與 h 高度；當 1-(h/H) 超過 90% 或 30%，則分別下降高過 90% 與 30%。此外，睡眠呼吸障礙事件常常會超過 30 秒，甚至到 2 分多鐘，判讀畫面建議設定每頁 120 秒到 300 秒來判讀；圖 2-24 與 2-25 提供讀者作爲練習。需留意的是，倘若睡眠呼吸與淺呼吸事件皆成立，則以睡眠呼吸中止爲優先。[7]

除上述較常見的睡眠呼吸障礙類型外，陳氏呼吸（Cheyne-Stokes breathing）則出現在 30～50% 的心臟衰竭患者身上，並可以透過睡眠多項生理檢查來發現。

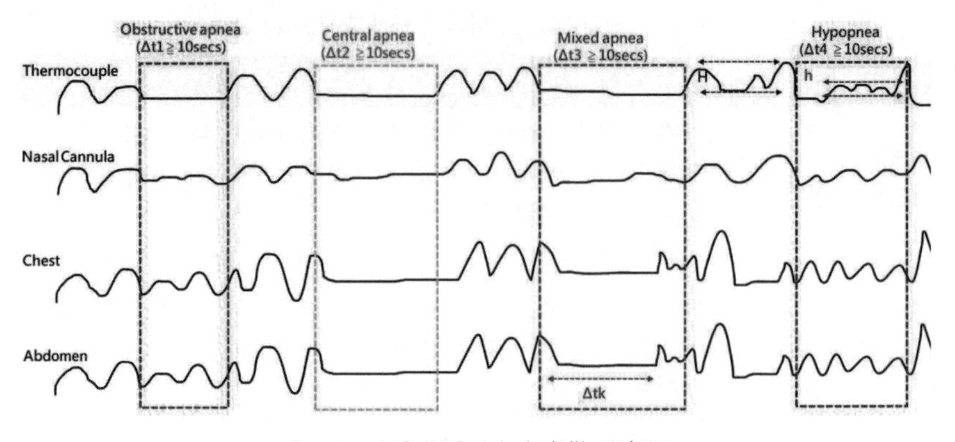

圖 2-23　睡眠呼吸中止事件示意圖

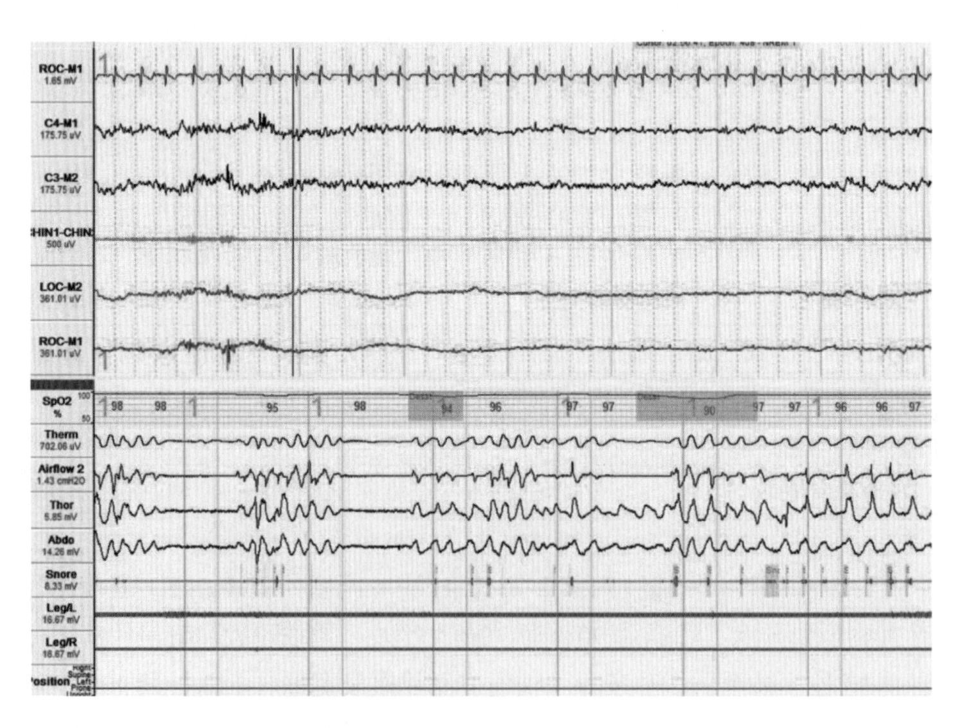

圖 2-24　睡眠呼吸障礙事件分別有 CSA、CSA 與 OSA（150 秒頁面）

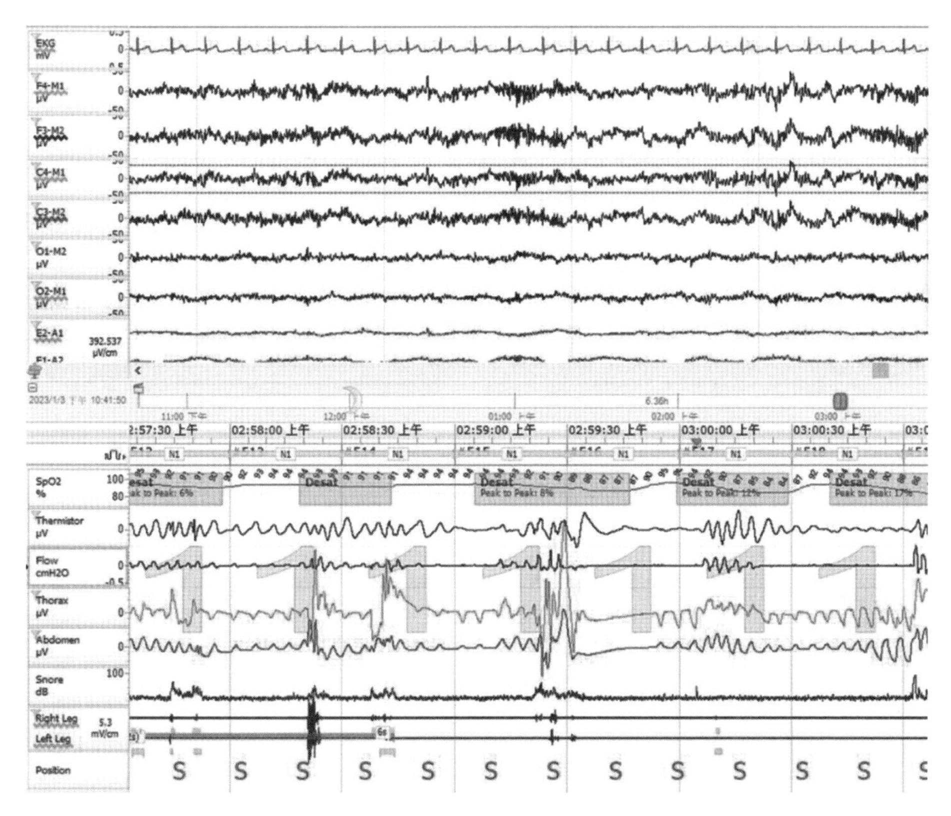

圖 2-25　睡眠呼吸障礙事件分別有 H、OSA、MSA、H（150 秒頁面）

此外，根據美國睡眠醫學學會 2007 之技術規範，[3] 陳氏呼吸特徵可以在呼吸訊號的振幅（呼吸氣流與呼吸運動）看到至少 3 個連續往上與 3 個連續往下週期的變化（圖 2-26）。根據本章的描述，此特徵若超過 10 秒以上，可以判讀爲淺呼吸事件；中間的片段若超過 10 秒以上，亦可以判讀爲中樞型睡眠吸中止。整個判讀完之後，若此特徵連續超過 10 分鐘或者每小時有 5 個以上的中樞型睡眠吸中止（或淺呼吸），則爲陳氏呼吸。

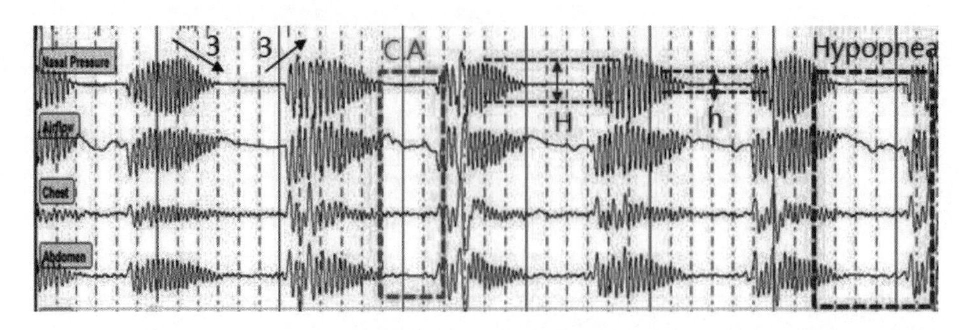

圖 2-26 陳氏呼吸特徵；呼吸訊號至少 3 個連續往上與往下振幅。紅色虛線框：淺呼吸（H 到 h 下降超過 30%）；綠色虛線框：中樞型睡眠呼吸中止

四、報告產生

雖然整夜睡眠多項生理檢查能診斷的睡眠障礙類型非常多（如本書第二篇第 4 章），但有些並不容易診斷。較新的指引建議，基本的報告包含睡眠結構、呼吸循環事件、異睡病、睡眠相關動作障礙與特殊發現等等，並以文字跟圖形來呈現。[19] 如下資料爲例：

Sleep Stage: start time 10:46:12 PM end time 5:54:22 AM

Total record time	428.2 Min	Total sleep period	416.2 min
Total sleep time	383.5min	Awake time	20 min
Stage 1	42.5%	Stage 2	42.4%
Stage 3	0.0%	REM	15.1%
Arousal Number	588	Arousal Index	92.0 per hour
Efficiency:	89.6%	Latency	12.0 min

Respiratory Disturbance Index

AHI	92.0 /h	In REM Stage	67.2 /h
In NREM Stage	24.8 /h	AHI in Supine	92.0 /h

Events:

Obstructive apnea	226 counts	Mixed apnea	246 counts
Central apnea	44 counts	Hypopnea	72 counts
Longest apnea	01:06.3 min: sec	Longest hypopnea	00:48.8 min: sec

Oxygen Saturation:

Mean SpO_2	73.5 %	Minimum SpO_2	51.0 %

Snore :

Total	4129 counts	Snore Index:	646.0 per hour

Cardiac Profile :

Mean heart rate	Max heart rate	Min heart rate
79.9 BPM	110 BPM	30 BPM

Periodic leg movement:

PLM Total 0 counts	PLM Index 0.0 /h

Graphic Summary

Hypogram

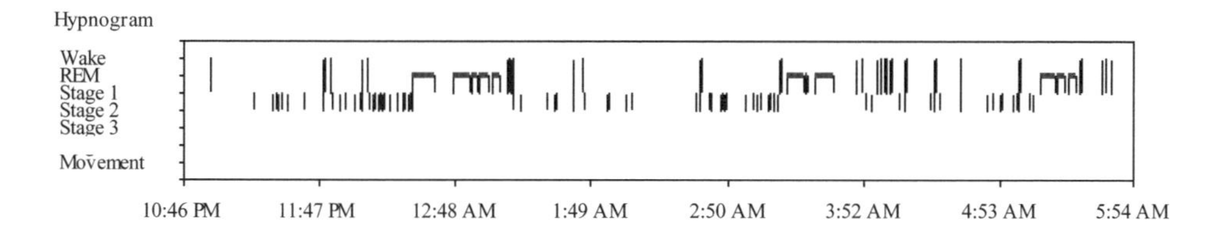

Body Position

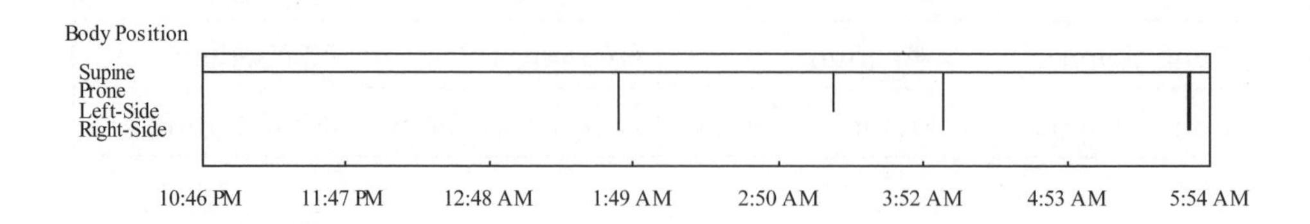

Respiratory Event Graph

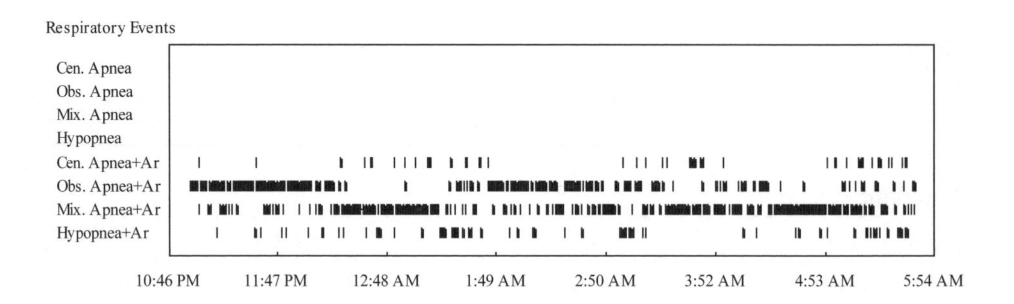

Heart Rate (BPM)

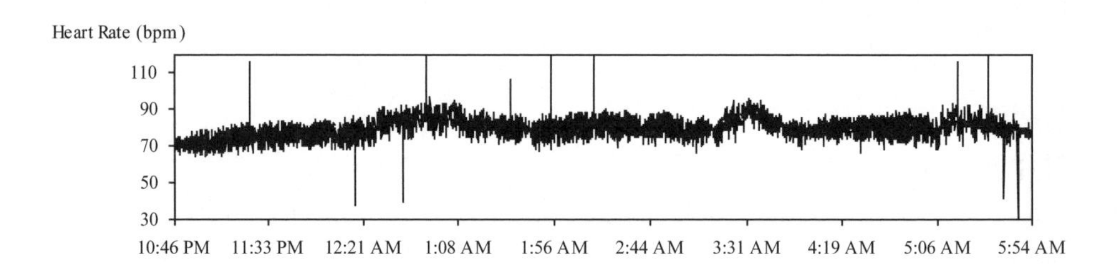

SpO_2 Min/Max Graph

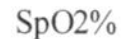

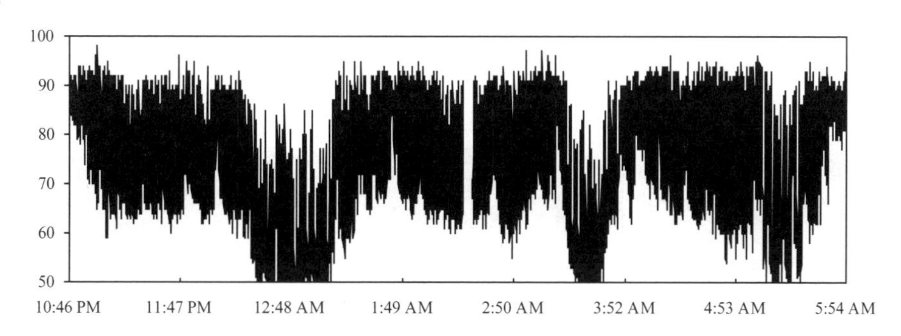

PLM

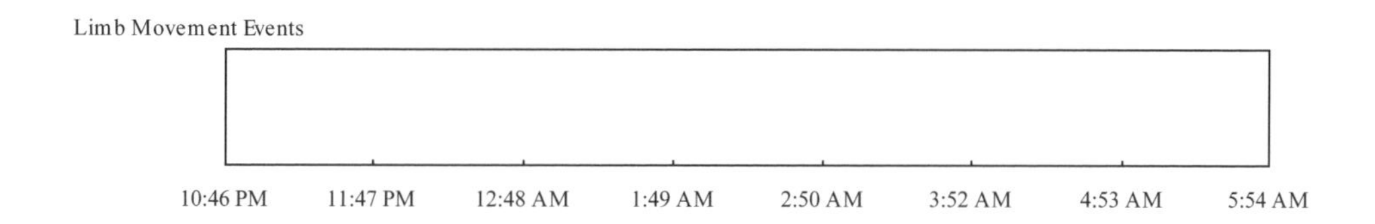

上述各個 Index 定義爲每小時幾次；以此案例來說，睡眠呼吸中止總次數爲各類型睡眠呼吸中止總和（588 次），總睡覺時間爲 6.39 小時，因此，睡眠呼吸中止障礙指數（Apnea-hypopnea index, AHI）爲 92。睡眠潛伏期（Sleep latency）定義爲關燈後到開始入睡的時間。判讀時若發現其他異常事件，如心電圖異常等，則作註記；當然，爲診斷其他疾病或研究，也可以增加感測頻道，如睡眠中酸鹼同步的參數，可以評估睡眠中胃酸逆流的程度或者與睡眠吸中止的交互作用。

五、干擾與故障排除

干擾與故障排除（Artifact and trouble shooting）在夜間值班時，因爲沒有其他工程或資訊部門的即時支援，往往需要靠標準的操作程序才容易降低干擾狀況。但干擾可能來自於環境、檢查設備也可能是受檢者本身的問題或者實施檢查者的人爲因素。此時，扎實的知識與經驗對故障排除來說就很重要。原則上，故障排除目的就是要維持好的紀錄品質，讓判讀更爲容易、更準確，因此，監控時若遇到干擾的訊號，建議區分是否危及受檢者安全或者單純訊號品質。

倘若與受檢者安全有關（如心電圖、呼吸、腦波或血氧等），應先打開攝影機觀察感測線脫落或受檢者其他行爲，若是受檢者行爲（如自行上廁所），待其結束後再進去檢查室重整（圖 2-27）；若感測線脫落也應立即進入作重新裝置；當然，也可能是受檢者身體狀況，需要啟動緊急救援的程序。

然而，若是其他訊號干擾，則應評估必要性。比方受檢者不容易入睡，或者接近起床時間，若有其他感測訊號可以參考，則無需要重置。倘若校正或剛關燈不久發現有其他訊號干擾，則應判別是哪條訊號線有問題（由感測線配置共用的原理），進去檢查室用最迅速的方式作調整（圖 2-28～2-32）。

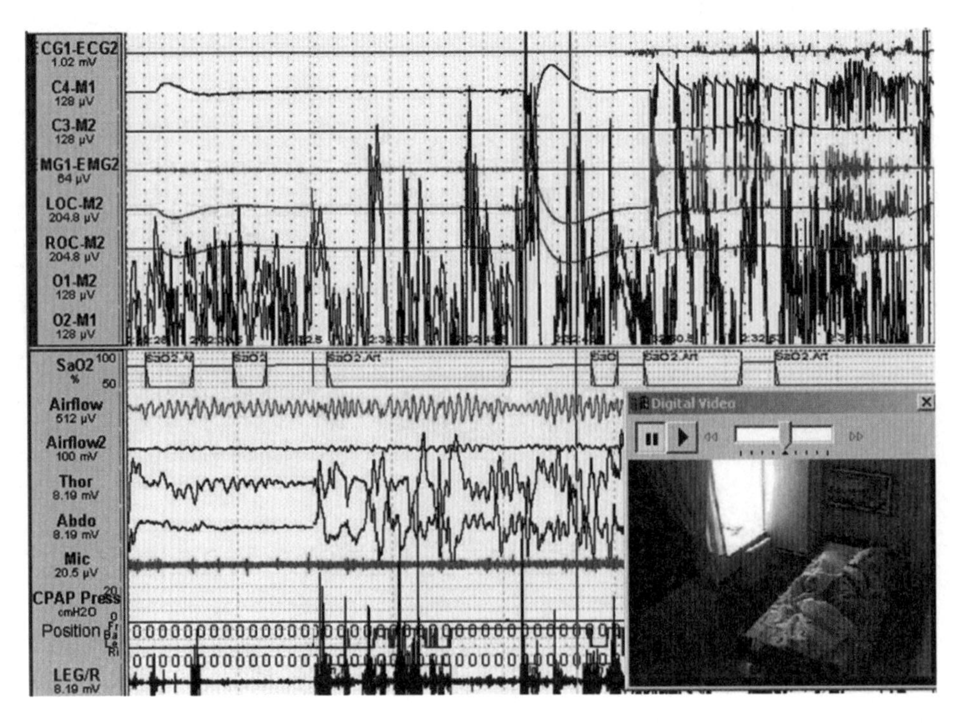

圖 2-27 重要感測線全脫落；攝影機確認受檢者為上廁所動作影響

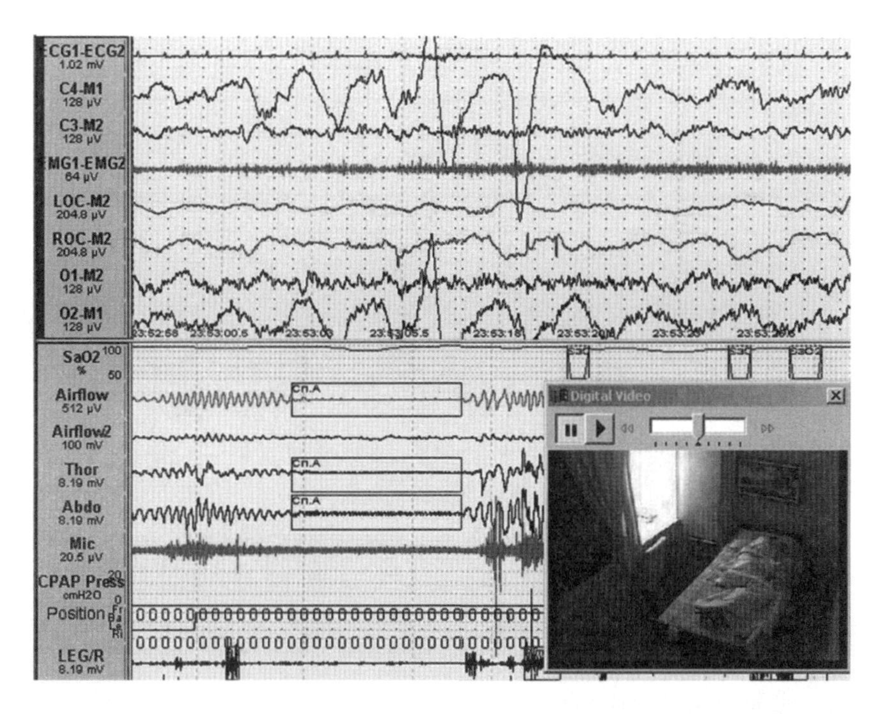

圖 2-28　C4-M1、O2-M1 訊號漂浮，為共同的 M1 電極鬆脫；攝影機觀察受檢者左側躺

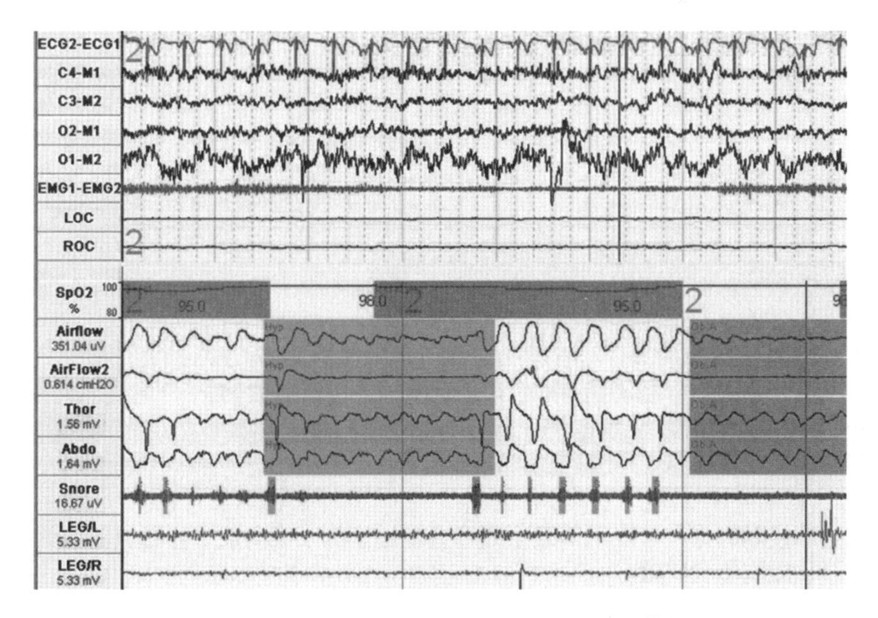

圖 2-29　O1-M2 訊號漂浮，單純 O1 電極鬆脫

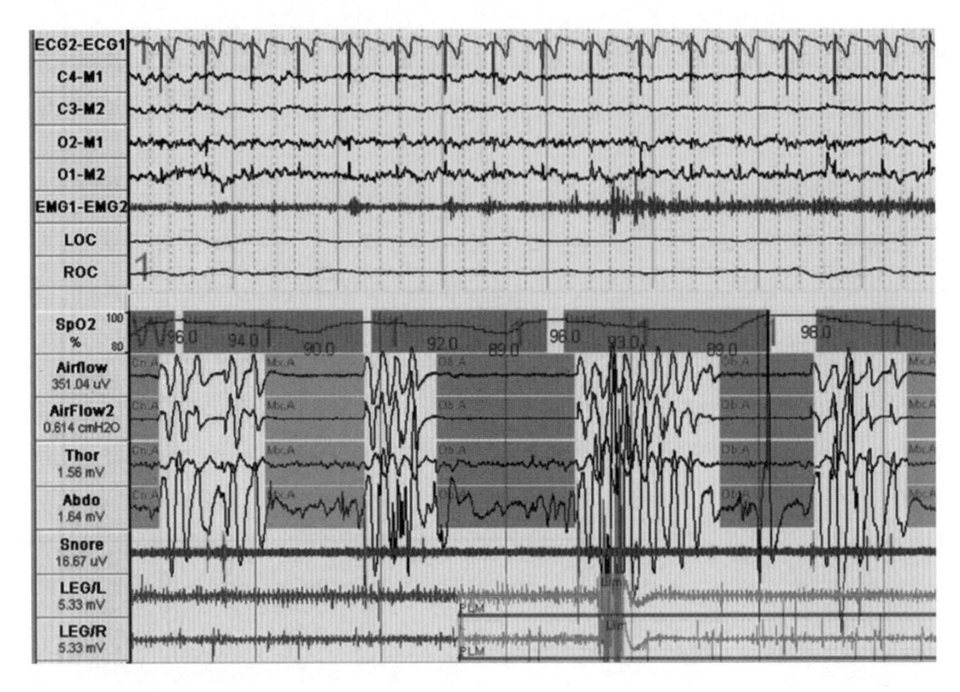

圖 2-30　心電圖在 O2-M1、O1-M2 產生干擾；應檢視或調整 O1、O2 位置正確性

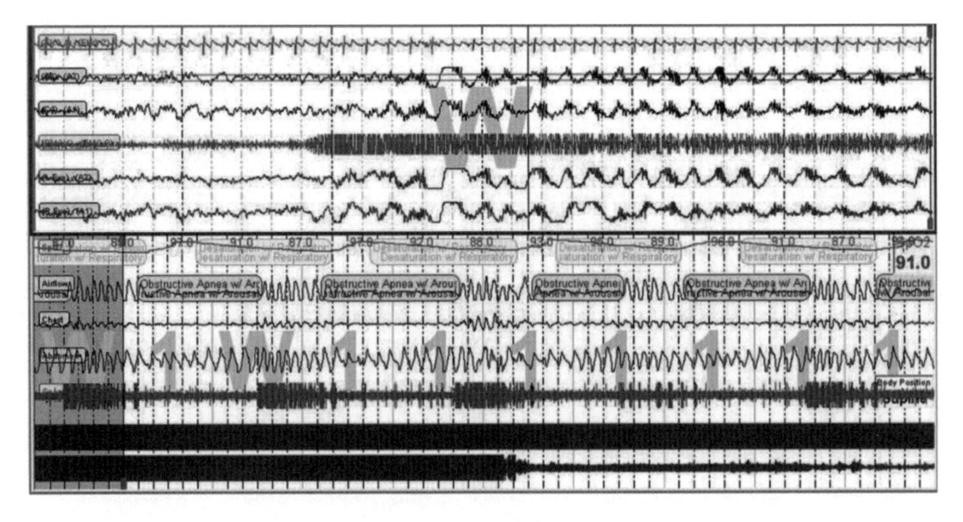

圖 2-31　夜間磨牙；下頷肌電圖振幅超過基礎值的 2 倍大於 2 秒鐘（腦波與眼動圖同步受影響）

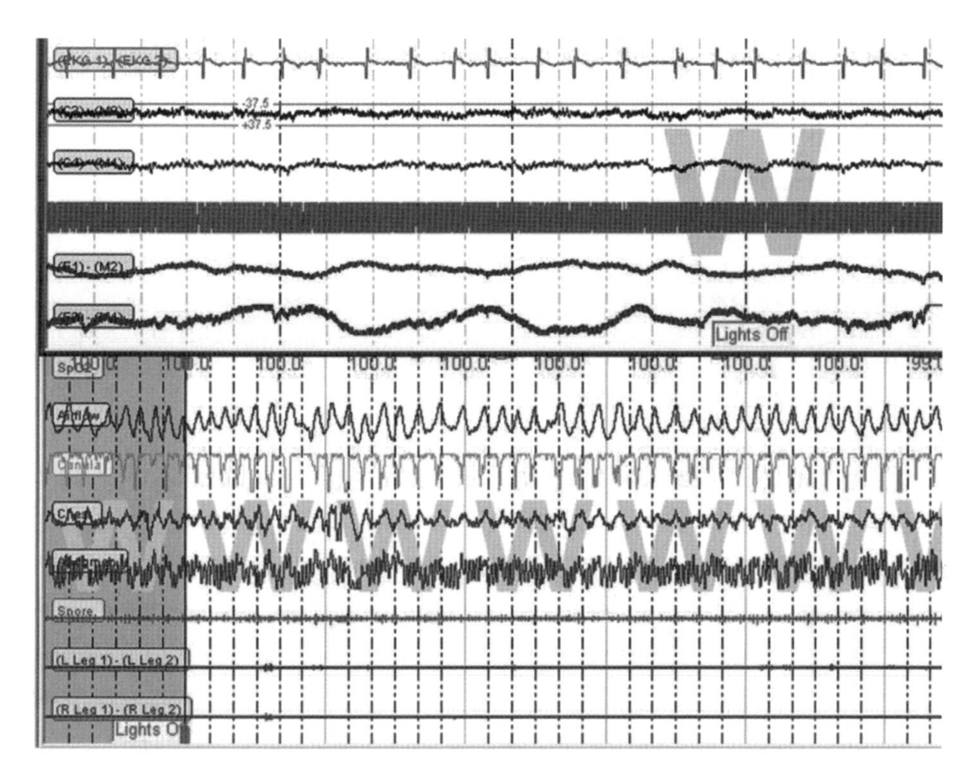

圖 2-32　胸腹帶、鼻腔壓力呼吸氣流感測異常；腦波與下頷肌電圖、眼動圖雜訊過高。推測是訊號放大器接頭鬆脫或接觸不良

參考文獻

1. Patra, et al.. Evolution of Polysomnography. *J. Mar. Med. Soc* **2022**. 109-112.
2. Markun, L. C.; Sampat, A., Clinician-Focused Overview and Developments in Polysomnography. *Curr Sleep Med Rep* **2020,** *6* (4), 309-321.
3. Iber C, Ancoli-Israel S, Chesson AL, Jr., Quan SF for the American Academy of Sleep Medicine. *The AASM manual for the scoring of sleep and associated events: Rules, terminology and technical specifications*. 1st ed. Westchester, IL: American Academy of Sleep Medicine; **2007**.
4. Jafari, B.; Mohsenin, V., Polysomnography. *Clin Chest Med* **2010,** *31* (2), 287-97.
5. Holmes, G. L.; Khazipov, R., Basic Neurophysiology and the Cortical Basis of

EEG. In *The Clinical Neurophysiology Primer*, Blum, A. S.; Rutkove, S. B., Eds. Humana Press: Totowa, NJ, **2007**; pp. 19-33.

6. Carden, K. A., Recording Sleep: The Electrodes, 10/20 Recording System, and Sleep System Specifications. *Sleep Medicine Clinics* **2009,** *4* (3), 333-341.
7. 2012 American Association of Sleep Technologists . Standard Polysomnography - Updated July 2012
8. Radha, M.; Fonseca, P.; Moreau, A.; Ross, M.; Cerny, A.; Anderer, P.; Long, X.; Aarts, R. M., Sleep stage classification from heart-rate variability using long short-term memory neural networks. *Sci Rep* **2019,** *9* (1), 14149.
9. Sequeira, V. C. C.; Bandeira, P. M.; Azevedo, J. C. M., Heart rate variability in adults with obstructive sleep apnea: a systematic review. *Sleep Sci* **2019,** *12* (3), 214-221.
10. Nakano, H.; Hirayama, K.; Sadamitsu, Y.; Toshimitsu, A.; Fujita, H.; Shin, S.; Tanigawa, T., Monitoring sound to quantify snoring and sleep apnea severity using a smartphone: proof of concept. *J Clin Sleep Med* **2014,** *10* (1), 73-8.
11. Shiomi, F. K.; Pisa, I. T.; de Campos, C. J. R., Computerized analysis of snoring in sleep apnea syndrome. *Braz J Otorhinolaryngol* **2011,** *77* (4), 488-498.
12. Sowho, M.; Sgambati, F.; Guzman, M.; Schneider, H.; Schwartz, A., Snoring: a source of noise pollution and sleep apnea predictor. *Sleep* **2020,** *43* (6).
13. Kim, S. G.; Cho, S. W.; Kim, J. W., Definition of the snoring episode index based on the analyses of snoring parameters and the apnea hypopnea index. *Sci Rep* **2022,** *12* (1), 6761.
14. Miao, X.; Gao, X.; Su, K.; Li, Y.; Yang, Z., A Flexible Thermocouple Film Sensor for Respiratory Monitoring. *Micromachines (Basel)* **2022,** *13* (11).
15. Teichtahl, H.; Cunnington, D.; Cherry, G.; Wang, D., Scoring polysomnography respiratory events: the utility of nasal pressure and oro-nasal thermal sensor recordings. *Sleep Med* **2003,** *4* (5), 419-25.
16. Kirkness, J. P.; Verma, M.; McGinley, B. M.; Erlacher, M.; Schwartz, A. R.; Smith, P. L.; Wheatley, J. R.; Patil, S. P.; Amis, T. C.; Schneider, H., Pitot-tube flowmeter for quantification of airflow during sleep. *Physiol Meas* **2011,** *32* (2), 223-37.
17. Kinsler, P. Faraday's Law and Magnetic Induction: Cause and Effect, Experiment and Theory. *Physics* [Online], **2020**, pp. 150-163.

18. Chan, E. D.; Chan, M. M.; Chan, M. M., Pulse oximetry: understanding its basic principles facilitates appreciation of its limitations. *Respir Med* **2013,** *107* (6), 789-99.

19. Kushida, C. A.; Littner, M. R.; Morgenthaler, T.; Alessi, C. A.; Bailey, D.; Coleman, J., Jr.; Friedman, L.; Hirshkowitz, M.; Kapen, S.; Kramer, M.; Lee-Chiong, T.; Loube, D. L.; Owens, J.; Pancer, J. P.; Wise, M., Practice parameters for the indications for polysomnography and related procedures: an update for 2005. *Sleep* **2005,** *28* (4), 499-521.

第三章 多重睡眠潛伏期檢查

吳明峰

2004年6月份的一則TVBS新聞：高雄市一家早餐店老闆娘炸油條，竟然睡著了，手跟著油條一起下鍋，整隻手都被炸傷，緊急送醫，才發現原來老闆娘是罹患罕見的「猝睡症」。看似平常的嗜睡，若突然在特定的場合發生，產生的「猝睡」往往會造成憾事的發生，輕則如學生上課突然的睡著，無法專注聆聽，還被冤枉的認爲是前晚滑手機太晚上床所致；重則睡著後還全身癱瘓、無力，如這則工作意外事件的新聞報導。本章節所介紹的「多重睡眠潛伏期檢查」，是一種非侵入性的生理診斷，藉由重複的片段睡眠來驗證受檢者入睡所需時間，以及入睡後產生快速動眼期的有無，作爲這類猝睡症疾患治療的參考依據。

多重睡眠潛伏期檢查（Multiple sleep latency, MSLT）指引，由卡斯卡頓（Carskadon）教授團隊於1986年發表在*Sleep*期刊上，作爲白天嗜睡程度以及藥物治療追蹤的檢查，指引包含紀錄頻道組合的建議、裝設後的校正以及檢查的闡釋等。[1] 隨著睡眠醫學的發展，美國睡眠醫學學會發表的指引與更新版本，除簡化了紀錄頻道組合的建議外，更明確的說明檢查的操作步驟以及檢查的適應症，以及作爲猝睡症（Narcolepsy）的診斷依據之規範。[2-3]

由於猝睡症具有容易入睡（睡眠潛伏期短）與骨骼肌癱瘓、幻覺等快速動眼期的臨床症狀，因此，重複進行睡眠腦波的結構測試，是目前來說較具科學且非侵入性的檢查。

由於很多原因會造成睡眠結構的改變，因此，實行本項檢查前應參考使用藥物在身體的殘留量而停藥數日到兩週；此外，前一晚受檢者的睡眠多項生理檢查也應睡滿6小時，待喚醒後1.5～3小時，開始實行每兩小時爲一個檢查片段（Nap）4 到 5 次的檢查。[2] 檢查步驟先是對腦波定位與清潔，完成如睡眠多項生理檢查之腦波、眼動圖、下頜肌電圖與心電圖之訊號接線跟校正後（本書第二篇第二章），關燈進入 Nap 1 之觀察；若監控 20 分鐘都沒入睡，則開燈結束該次檢查；倘若 20 分鐘內有任何入睡，則延長記錄 15 分鐘開燈再結束該次片段（圖 3-1）。在等待下一個片段檢查時，受檢者務必離開檢查床，維持清醒，然後重複實施另外 3～4 個 Nap。

當檢查完成後，必須進行腦波期別的判讀；最後以平均睡眠潛伏期 ≦ 8 分鐘以及 ≧ 2 次 SOREM（Sleep-onset REM，入睡後快速動眼期）片段作爲陽性的依據。其中，睡眠潛伏期定義爲關燈後到入睡的時間；SOREM 次數則爲 4～5 次之檢查片段，在入睡後進入快速動眼期的片段有幾次。

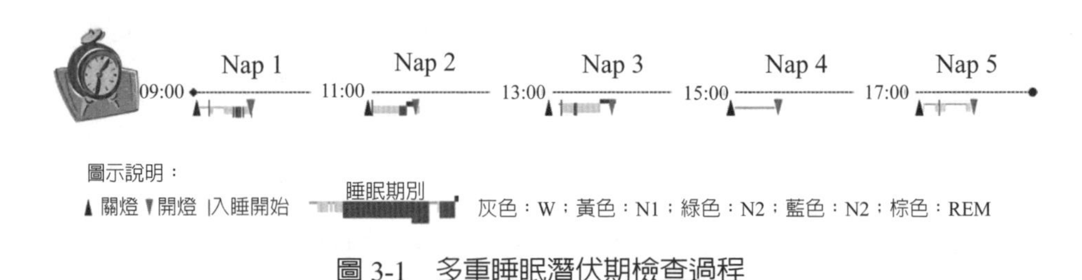

圖 3-1　多重睡眠潛伏期檢查過程

以下列個案之文字與圖形報告當範例：共執行 4 個片段檢查，平均睡眠潛伏期爲 1 分 19 秒；共有 3 次的 SOREM 片段。此檢查爲 MSLT 陽性。爲簡化人力成本，臨床實務上可能僅執行 4 次的檢查，其前提是能確保第 5 次不會影響結果來做衡量。以本個案來說，即便第 5 個片段睡眠潛伏期爲 20 分鐘，平均結果仍爲陽性。

Parametric Analysis

NAP #	Time of Nap	Sleep Latency (mins)	REM Latency (mins)
1	17:05	01:41	07:00
2	16:32	01:18	04:30

NAP #	Time of Nap	Sleep Latency (mins)	REM Latency (mins)
3	18:23	01:56	09:30
4	15:27	00:23	N/A
5	N/A	N/A	N/A

Mean Values foa all Naps	
Mean Sleep Latency	01:19
Mean REM Latency	07:00

MSLT Hypnograms

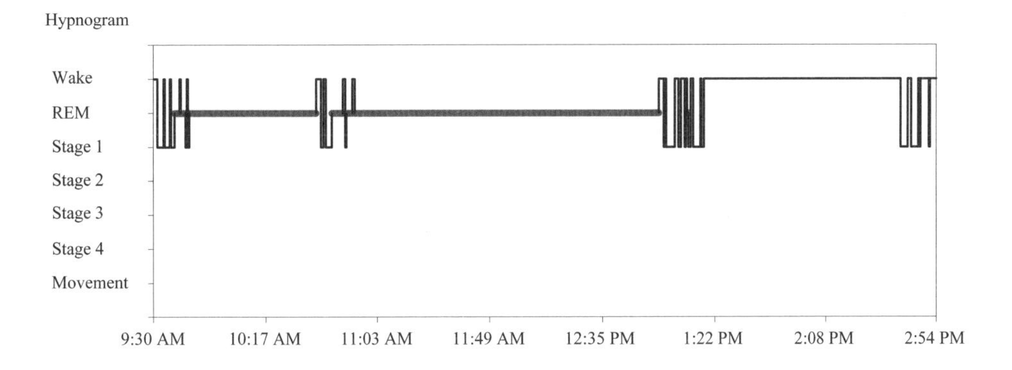

多重睡眠潛伏期檢查，主要目的是作爲疑似猝睡症與特發性嗜睡症的評估[3]。當平均睡眠潛伏期（或入睡時間）≦ 8 分鐘並有≧ 2 次的 SOREM 睡眠片段，則爲猝睡症（包含第一型或第二型）；倘若平均睡眠潛伏期（或入睡時間）≦ 8 分鐘，而 SOREM 睡眠片段 < 2 次，則爲特發性嗜睡症。然而，此項檢查並不適合做爲嗜睡、失眠等睡眠障礙的衡量。

參考文獻

1. M. A. Carskadon, W. C. Dement, M. M. Mitler, T. Roth, P. R. Westbrook, and S. Keenan, "Guidelines for the multiple sleep latency test (MSLT): a standard measure of sleepiness," (in eng), *Sleep*, vol. 9, no. 4, pp. 519-24, Dec **1986**.
2. L. E. Krahn et al., "Recommended protocols for the Multiple Sleep Latency Test and Maintenance of Wakefulness Test in adults: guidance from the American Academy of Sleep Medicine," *Journal of Clinical Sleep Medicine*, vol. 17, no. 12, pp. 2489-2498, **2021**.
3. M. R. Littner et al., "Practice parameters for clinical use of the multiple sleep latency test and the maintenance of wakefulness test," (in eng), *Sleep*, vol. 28, no. 1, pp. 113-21, Jan **2005**.

第四章 維持清醒檢查

吳明峰

記得以前念書時放假要回南部，為了省錢都會搭夜間的客運。印象中，有幾次在車上睡著，仍會依稀聽到客運輪胎壓在國道鋁合金製外殼加以保護的「路面反光標記」上，叩叩叩一直到南部。現在回想，是否這是駕駛為了避免打瞌睡，而刻意讓輪胎壓在上面行駛的輔助作法呢？或者只是變換車道而產生？

這記憶喚起公共駕駛員如客運、計程車、火車、飛機等等執行工作時，本身清醒度的重要性。本章節介紹「維持清醒度檢查」，在國內雖然不普遍，但它卻可以跟其他條件作搭配衡量維持清醒專注的能力，以提升勞安與工安，提高公共安全的可能性。

維持清醒檢查（Maintenance of wakefulness test, MWT) 在 1980 年代，就由米特勒（Mitler）研究團隊發表，用以評估個人維持清醒的能力。然而，當時並未建立正常參考值。[2]1997 年，卡爾．道格拉姆吉（Karl Doghramjia）等團隊以 64 位健康受試者建立每次維持 40 分鐘睡眠入睡（MWT40）、維持 40 分鐘睡眠連續三頁入睡（SUSMWT40）、維持 20 分鐘睡眠入睡（MWT20）、維持 20 分鐘睡眠連續三頁入睡（SUSMWT20）之正常睡眠潛伏期分別為 12.9 分鐘、19.4 分鐘、10.9 分鐘與 13.5 分鐘。[3] 可以發現，連續三頁才算入睡的評量機制睡眠潛伏期會比較長。每次 20 分鐘與 40 分鐘的差別，則可能是天花板效（Ceiling effect）應造成。[4]

美國睡眠醫學學會發表的指引與更新版本，[4-5] 對該項檢查的環境與過程提出的明確建議如下：

・檢查室環境：需盡量隔音，並有獨立空調與燈控。執行檢查時可以在受檢者背後角落放置 0.1-0.13 燭光的小燈。

- 檢查前：受檢者前一晚的睡眠多項生理檢查也應睡滿 6 小時，待喚醒後 1.5-3 小時，開始實行每兩小時爲一個檢查片段（Nap）4 次的檢查；同時，需禁止使用安眠藥、或喝酒、咖啡與抽菸等會改變睡眠結構的藥物或食物。
- 檢查前步驟：接好如同 MSLT 之電極與校正完成後，可以讓受試者在頸部與腰部放枕頭調整好床上坐姿，交代不能採用任何自我刺激的方式開始記錄。該檢查採用每次維持 40 分鐘睡眠入睡的機制；當受試者 40 分鐘未入睡或者 40 分鐘內有連續三頁入睡則結束該次紀錄。在等待下一個片段檢查時，受檢者務必離開檢查床，維持清醒，然後重複實施另外 3 個 Nap。
- 報告判讀：如同 MSLT 一樣，以每個紀錄片斷爲睡眠期別的判讀，並計算出平均睡眠潛伏期。值得注意的是，美國睡眠醫學學會發表的更新指引，建議正常人之維持清醒平均時間爲 30.4 分鐘 [4]，這與卡爾 · 道格拉姆吉教授發表的 12.9 分鐘有極大落差 [3]，這將是執行檢查需要留意的地方。以下爲個案之報告範例。

MWT Report

Patient Information

Full Name		Patient ID
Height: 160.8 cm	Weight: 87.3 kg	BMI: 33.8
Date of Birth: 1995/3/31	Age: 23	Gender: Female

Recording Information

Recording Date: 2019/3/21	Analysis Start Time : AM 09:40
Recording Tags:	Analysis Stop Time : PM 06:03
Device Type: A1	

Summary of Naps/Trials

	Nap/Trial 1	Nap/Trial 2	Nap/Trial 3	Nap/Trial 4
Nap/Trial Start Time:	AM 09:45	AM 11:44	PM 01:46	PM 03:43
Nap/Trial Stop Time:	AM 10:05	PM 12:05	PM 02:05	PM 04:02
Total Trial Time:	19.5 m	20.5 m	19 m	19.5 m
Total Sleep Time:	18.5 m	20.2 m	16.2 m	19.2 m
Sleep Latency (SL):	0.3 m	0.3 m	0.3 m	0.3 m
Sleep Onset Time:	9:46	11:45	13:47	15:43
Latency to N1:	18.8 m	9.3 m	0.3 m	0.3 m
Latency to N2:	m	16.8 m	18.8 m	18.8 m
Latency to N3:	m	m	m	m

Latency to REM:	0.3 m	0.3 m	0.8 m	0.8 m
Latency to REM (from Sleep Onset):	0 m	0 m	0.5 m	0.5 m
Duration in N1:	0.5 m	7.5 m	2 m	7.5 m
Duration in N2:	0 m	3.7 m	0.2 m	0.7 m
Duration in N3:	0 m	0 m	0 m	0 m
Duration in REM:	18 m	9 m	14 m	11 m

MWT Summary

Average Sleep Latency of All Naps/Trials:	0.3 m
Number of Naps/Trials starting in REM Sleep:	3
Number of Naps/Trials with Stage REM Sleep:	5

Hypnogram

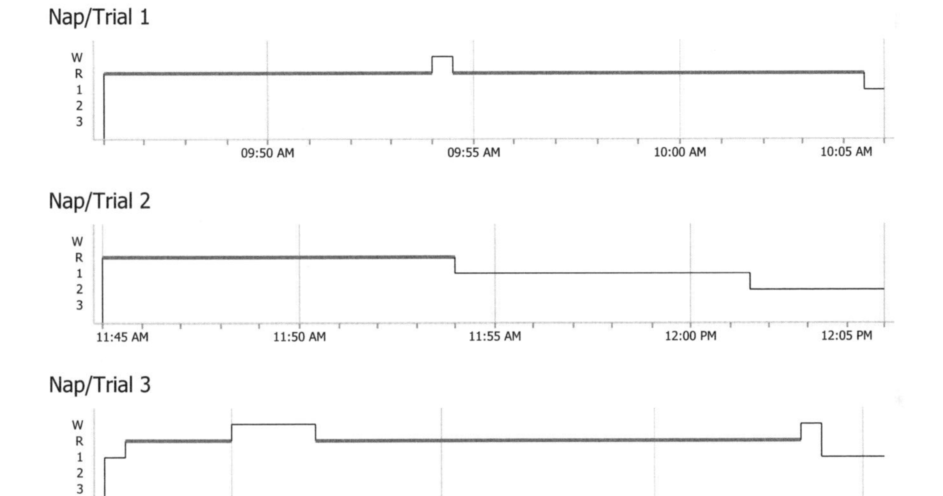

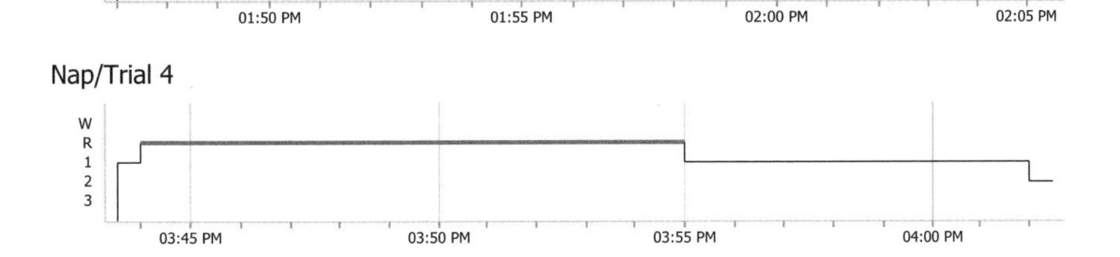

Technician Notes

13:50:15 - Cell phone rings

「維持清醒檢查」目的是量測受試者抗拒能力，與「多重睡眠潛伏期檢查」量測入眠傾向是完全不同用途。也因爲許多公共駕駛需要長時間維持專注與清醒能力，「維持清醒檢查」便成了一種健康能力的指標。包含如英國駕駛員和車輛許可機構（Driver and vehicle licensing agency, DVLA）對於適性駕駛評估的醫療指引，就載明維持清醒檢查合格者，才能取得機車、汽車或公車駕駛之資格[6]。相同的，澳洲公路局對於駕駛也有這項的要求[7]。反觀在國內，對於一般汽車駕駛人健康體格上僅有認知功能測驗與中度以上失智症的評估。對於年滿 68 歲至 70 歲小型車職業駕駛人，也僅增加白天嗜睡指數（ESS）與睡眠品質（PSQI）問卷[8]。如果可以適度增加此項檢查，應可以降低駕駛嗜睡而產生的各類型交通意外事件。此外，雖然維持清醒檢查有 20 分鐘入睡與 40 分鐘入睡的模式，但 20 分鐘入睡比較容易身受動機的影響，對於駕駛的評估，研究的建議還是以 40 分鐘入睡模式較爲客觀[9]。

參考文獻

1. McCall, C. A.; Watson, N. F., Therapeutic Strategies for Mitigating Driving Risk in Patients with Narcolepsy. *Ther Clin Risk Manag* **2020**, 16, 1099-1108.
2. Mitler, M. M.; Gujavarty, K. S.; Browman, C. P., Maintenance of wakefulness test: a polysomnographic technique for evaluation treatment efficacy in patients with excessive somnolence. *Electroencephalogr Clin Neurophysiol* **1982**, 53 (6), 658-61.
3. Doghramji, K.; Mitler, M. M.; Sangal, R. B.; Shapiro, C.; Taylor, S.; Walsleben, J.; Belisle, C.; Erman, M. K.; Hayduk, R.; Hosn, R.; O'Malley, E. B.; Sangal, J. M.; Schutte, S. L.; Youakim, J. M., A normative study of the maintenance of wakefulness test (MWT). *Electroencephalogr Clin Neurophysiol* **1997**, 103 (5), 554-62.
4. Krahn, L. E.; Arand, D. L.; Avidan, A. Y.; Davila, D. G.; DeBassio, W. A.; Ruoff, C. M.; Harrod, C. G., Recommended protocols for the Multiple Sleep Latency Test and Maintenance of Wakefulness Test in adults: guidance from the American Academy of Sleep Medicine. *J Clin Sleep Med* **2021**, 17 (12), 2489-2498.

5. Littner, M. R.; Kushida, C.; Wise, M.; Davila, D. G.; Morgenthaler, T.; Lee-Chiong, T.; Hirshkowitz, M.; Daniel, L. L.; Bailey, D.; Berry, R. B.; Kapen, S.; Kramer, M., Practice parameters for clinical use of the multiple sleep latency test and the maintenance of wakefulness test. *Sleep* **2005**, 28 (1), 113-21.
6. Driver And Vehicle Licensing Agency. Assessing fitness to drive – a guide for medical professionals. Accessed at: https://www.gov.uk/government/publications/assessing-fitness-to-drive-a-guide-for-medical-professionals (2024.01.01)
7. Medical standards for licensing, Assessing Fitness to Drive. Accessed at: https://austroads.com.au/publications/assessing-fitness-to-drive (2024.01.01)
8. 中華民國交通部公路局。申請持續執業（年滿60歲、68歲、汽車運輸業65歲大型車職業駕駛人）。Accessed at: https://www.thb.gov.tw/cp.aspx?n=182 (2024.01.01)
9. Shreter, R., Peled, R. & Pillar, G. The 20-min trial of the Maintenance of Wakefulness Test is profoundly affected by motivation. *Sleep Breath* **2006**,10,173-79.

第五章 陽壓呼吸器壓力檢定

吳明峰

睡眠陽壓呼吸器自 1980 年由澳大利亞科林．沙利文（Colin Sullivan）發明後，到現在 40 多年仍是中重度睡眠中止治療的首要方式。[1] 然而，該給予多少壓力可以解除呼吸道塌陷狀態，又可以維持好的睡眠結構則是第一個考驗，而這個過程就是檢定（Titration）。

Titration 可以翻譯成「滴定」；在化學的酸鹼滴定反應中，將標準溶液逐滴加入待分析溶液內，用顏色變化、沉澱或電導率變化等來確定反應的終點。陽壓呼吸器壓力檢定（PAP titration）也是如此，藉由調整給予病人的呼吸器壓力，用睡眠腦波與睡眠呼吸中止事件消除的狀態來確認最適壓力的終點。當然，也可以想成配戴眼鏡時，由驗光師經過各種量測來建議最適合的度數以矯正近視的過程。

睡眠陽壓呼吸器治療（Positive airway pressure, PAP）是輕度睡眠呼吸中止伴有高血壓、憂鬱、白天嗜睡等症狀，或者中重度睡眠呼吸中止的首選方式。[2-5] 以儀器產生的氣流之基本功能，可區分爲連續型陽壓呼吸器治療（Continuous positive airway pressure, CPAP）、雙相陽壓呼吸器治療（Bi-level positive airway pressure, BPAP）與自動型陽壓呼吸器療（Auto positive airway pressure, APAP）三種。[4] 其中，CPAP 是產生持續固定的氣流壓力用以撐開呼吸道，病人無論吸氣或吐氣都在同氣壓下，可想而知，在壓力偏高狀態下，吐氣不舒服感會較高。BPAP 則透過設備的設定，給予吸氣超過呼氣至少高於 $4cmH_2O$ 的壓力，病人吐氣時可以克服較低的壓力，尤其對於中樞型睡眠吸中止效果較爲理想。APAP 則是特過設備的感測器，判斷呼吸中止存在與否，提升壓力或降低壓力，但病患吸氣與吐氣仍在同樣壓力下。近年來，感測晶片科技的進步，需多睡眠陽壓呼吸器新增舒緩或效果的功能，如吐氣降壓（Pressure variation algorithm, PVA）可以在吐氣時下降 1～3cmH_2O；漏氣補償（Leak compensation）則確保足夠的治療壓力。睡眠陽壓呼吸器壓力檢定係以 CPAP 操作爲主，倘若過程有中樞型睡眠呼吸中止事件或者檢定壓力太高，則切換 BPAP 作調整。

睡眠陽壓呼吸器由主機、管路與面罩組成。主機之外部主要爲機殼、潮溼器、電源、操作按鈕與狀態介面（圖 5-1），過濾棉則需爲 HEPA（High-efficiency particulate air）等級，以確保吸入空氣的清淨。（圖 5-2）。其中，潮溼器爲溼潤空氣之用，降低鼻腔乾燥感。至於管路，則爲傳導加壓空氣到面罩的軟管。爲避免環境冷空氣造成潮溼器的霧氣產生冷凝現象的水滴，管路設有加熱圈可以蒸氣降低冷凝的效果。而面罩的材質與功能，亦不斷的更新；以涵蓋層面來說，可分爲全面罩、鼻腔面罩與鼻枕（圖 5-3）。透過頭帶將面罩以最舒服且不漏風的狀態下固定於臉部上面，此時，由主機產生的加壓空氣就足以進呼吸道，用以撐開塌陷的組織。

主機內部，主要由氣流產生器與控制電路跟感測器組成（圖 5-4）。睡眠陽呼吸器壓力檢定，則是將睡眠陽呼吸器壓力導入睡眠多項生理檢查儀產生同步的紀錄，其壓力調整則可以透過軟體或者控制盒，根據病人的呼吸狀態與腦波結構在控制室操控（圖 5-5）。這樣一個過程，得要快速動態判斷睡眠呼吸狀態以及睡眠腦波時否爲睡眠，以當成調整壓力的依據。當然，病人頭一晚接觸到需要配戴整晚的面罩，難免會有排斥或恐懼，這時候，給予說明檢定的過程與配戴的好處之教育、選擇適合面罩，還有不舒服時緊急求救鈴的操作，都可以提升檢定以及之後睡覺時配戴呼吸器的成功率。

一、CPAP 檢定過程

- 裝設好如第二篇第二章的睡眠多項檢查之感測器與校正後，戴上面罩，並讓病人作平靜的呼吸，關燈後即進入 CPAP 壓力檢定的程序。[9]
- CPAP 起始壓力爲 4cmH_2O。每五分鐘以上觀察病人睡眠與呼吸狀況；以≧ 12 歲成人來說，當睡眠中出現 2 次以上阻塞型睡眠中止事件、3 次以上淺呼吸事件、5 次以上的呼吸運動相關覺醒以及連續 3 分鐘以上

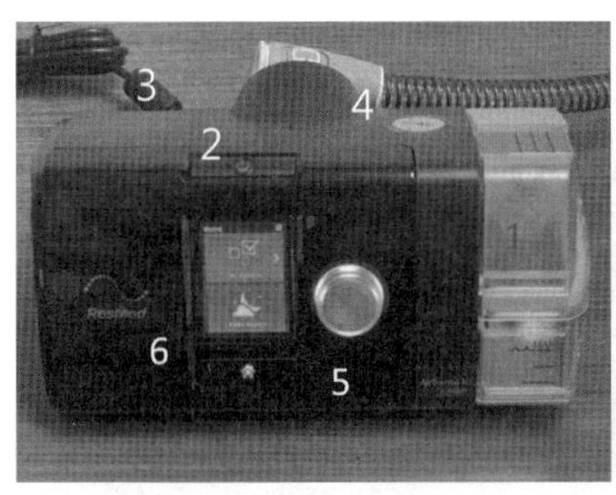

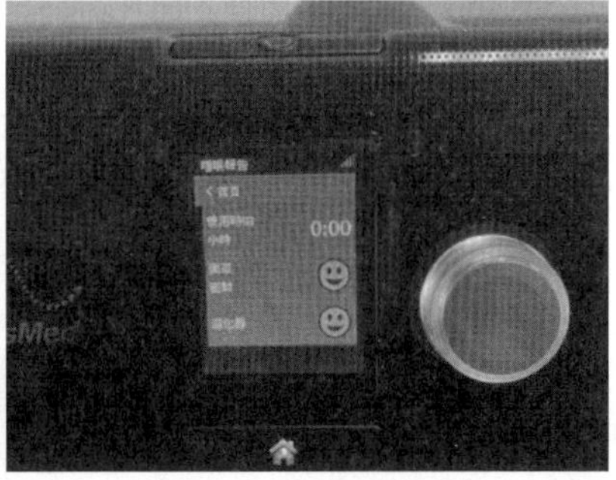

圖 5-1　睡眠陽壓呼吸器（ResMed AirSense10 AutoSet6）外部結構。1：潮溼器；2：電源開關；3：電源；4：管路；5：操作按鈕（圖左）；6：顯示螢幕。使用狀態顯示介面（圖右）

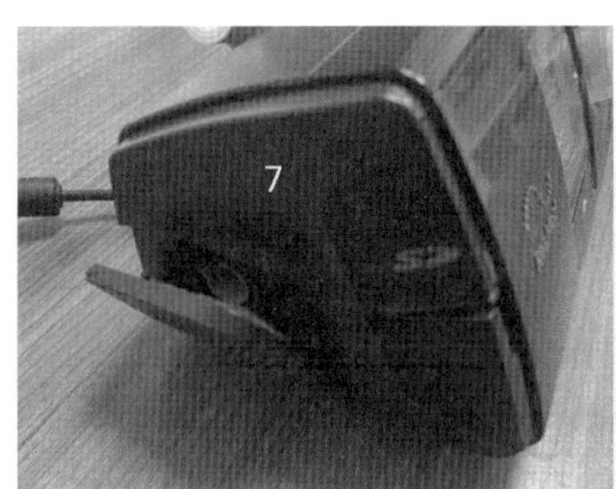

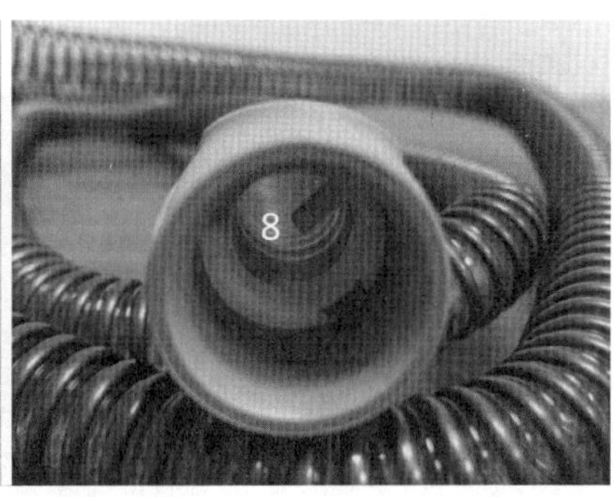

圖 5-2　睡眠陽壓呼吸器側面（圖左）與管路（圖右）；7：過濾棉；8：加熱管路

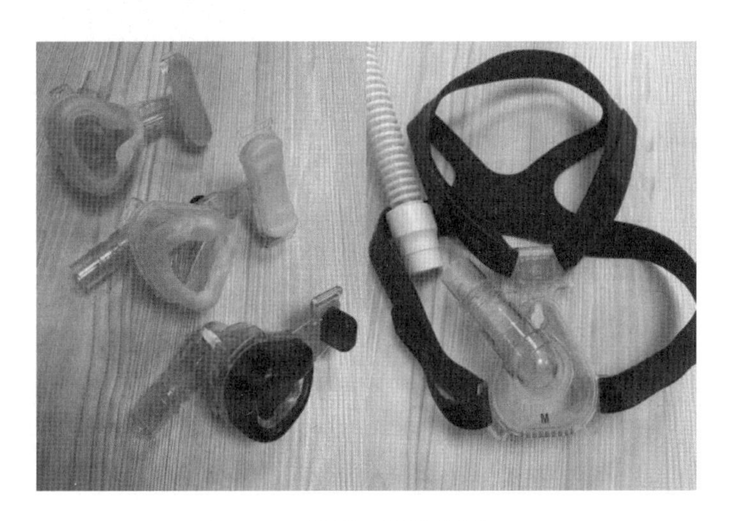

圖 5-3　鼻腔面罩與頭帶

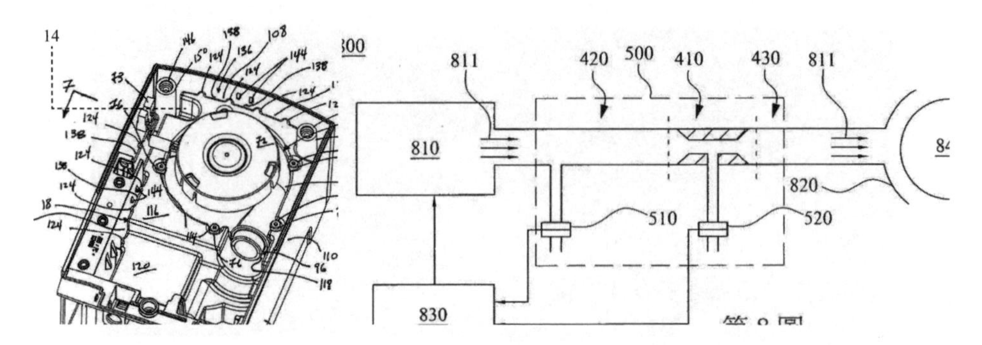

圖 5-4　陽壓呼吸器主機內部。圖左：美國專利 US2007048159A1 號，[7] 其中 14：氣流產器（渦輪）；18：減震結構。圖右：中華民國專利 TW201434439A 號，[8] 其中 830：控制電路；810：氣流產生器；510：第一壓力計；520：第二壓力計

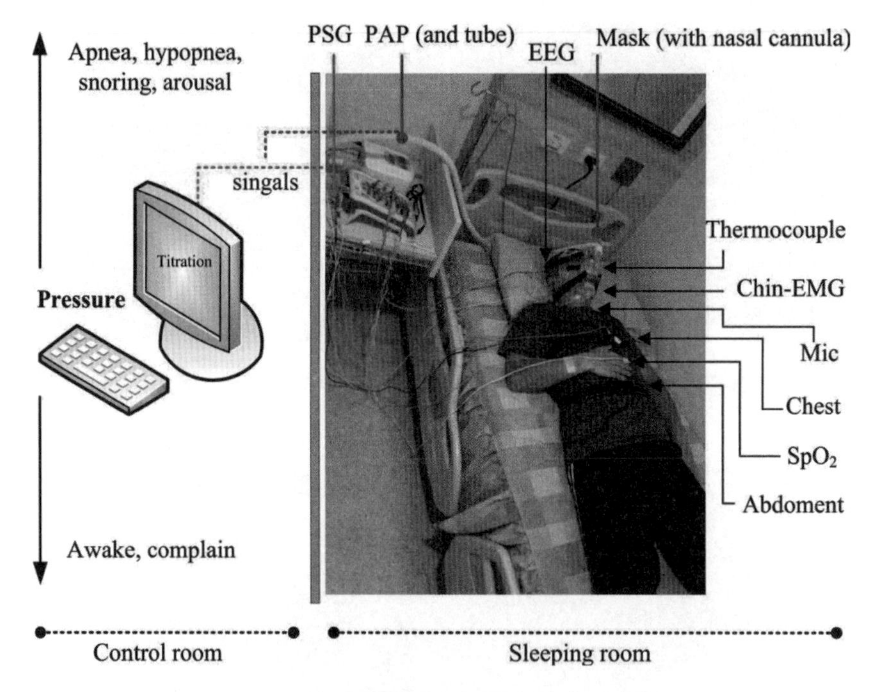

圖 5-5　睡眠陽壓呼吸器壓力檢定示意圖

的打鼾，壓力加 1cmH_2O。

- 當壓力已足夠解除阻塞型睡眠中止與淺呼吸事件，尚有上呼吸道阻力等狀況，上調的探索壓力不超過 5cmH_2O。
- 檢定過程中，若病患清醒或者抱怨壓力過大，則可以採取降壓的方式，

待其入睡出現睡眠呼吸障礙事件再上調壓力。
- 整個檢定最高的壓力，應小於 20cmH_2O。
- 檢定前若血氧≦ 88%，或檢定過程中發現沒有阻塞型睡眠呼吸中止事件後≦ 88% 超過 5 分鐘，可以加上 1 L/min 的氧氣。

二、BPAP 檢定過程

- BPAP 具有吸氣正壓（Inspiratory positive airway pressures, IPAP）與呼氣正壓兩種壓力（Expiratory positive airway pressures, EPAP）；當病人在較高的 CPAP 不舒服或者壓力達到 15cmH_2O，仍有阻塞睡眠呼吸中止事件，則可以切換爲 BPAP。
- CPAP 起始的 IPAP 與 EPAP 壓力分別爲 8cmH_2O 與 4cmH_2O。每五分鐘以上觀察病人睡眠與呼吸狀況；以≧ 12 歲成人來說，當睡眠中出現 2 次以上阻塞型睡眠中止事件，IPAP 與 EPAP 壓力皆加 1cmH_2O。
- 然而當 3 次以上淺呼吸事件、5 次以上的呼吸運動相關覺醒以及連續 3 分鐘以上的打鼾，則 IPAP 壓力加 1cmH_2O。
- 當壓力已足夠解除阻塞型睡眠中止與淺呼吸事件，尚有上呼吸道阻力等狀況，上調的探索 IPAP 壓力不超過 5cmH_2O。
- 檢定過程中，若病患清醒或者抱怨壓力過大，則可以採取調降 IPAP 的方式，待其入睡出現睡眠呼吸障礙事件再上調壓力。
- 整個檢定最高的壓力，應小於 30cmH_2O（IPAP 與 EPAP 最高 10cmH_2O 的壓力差）。
- 檢定前若血氧≦ 88% 或檢定過程中發現沒有阻塞型睡眠呼吸中止事件時≦ 88% 超過 5 分鐘，可以加上 1 L/min 的氧氣。

三、分夜（Split-night）檢定過程

- 由於整晚睡眠多項生理檢查相當冗長，對於重度睡眠呼吸中止則可以採取分夜檢定，讓一個晚上可以同時進行睡眠多項生理檢查與陽壓呼吸器壓力檢定。

- 根據美國睡眠技師指引建議，[10] 至少記錄 2 小時的整晚睡眠多項生理檢查，以確認睡眠呼吸障礙指數≧ 40 再實行陽壓呼吸器壓力檢定。檢定過程如前兩頁所述指引之原則。[9]

四、報告判讀與壓力決定

檢定過程壓力高高低低，產生的各種呼吸事件程度都不同。最後則用累積時間的方式，呈現出各壓力下事件的綜合，來找尋較低可用壓力。根據檢定指引：[9]

- 最佳化檢定：選擇的壓力能使睡眠呼吸障礙指數 < 5 超過 15 分鐘，且包含正躺的 REM 期無腦波覺醒或清醒中斷。
- 良好的檢定：選擇的壓力能使睡眠呼吸障礙指數≦ 10 或治療前睡眠呼吸障礙（< 15）的 50%，且包含正躺的 REM 期無腦波覺醒或清醒中斷。
- 適當的檢定：選擇的壓力雖無法讓睡眠呼吸障礙指數≦ 10，但可以降低治療前睡眠呼吸障礙的 75%。
- 不能接受的檢定：無上述三項情況時。

以下面案例來說，此病人睡眠呼吸障礙指數爲 92（圖 5-6）。

當加壓後，可以發現阻塞型睡眠呼吸中止顯著的減少，但仍有殘留的淺呼吸與中樞型睡眠吸中止事件。由 CPAP/AHI 表格可以看到壓力由 4 到 14cmH_2O 所對應的 AHI 爲 118.5 到 33.1 。此外，由 Graphic Summary 也可以觀察到隨著檢定壓力的調升，睡眠結構也進入熟睡期，心率變化變小，血氧飽和濃度也提高。根據前面檢定壓力的決定，本個案當壓力爲 13cmH_2O 時，歷經 3 小時 44 分鐘幾乎都爲正躺狀況下，其 AHI 爲 13.3，已經達到下降 75% 的水準，爲適當的檢定。

雖然指引尚有說明在檢定時須考慮腦波覺醒與打鼾，但最後判定的壓力並沒有以這些觀察爲依據。[9] 此外，檢定過程只說明阻塞型睡眠呼吸中止與淺呼吸的壓力調整，但對於中樞型與混合型睡眠呼吸中止事件，則無相關的建議。由於這類型事件大多出於心臟衰竭病患，在一些研究上以 CPAP 或 BPAP 治療都是有效的，[11-12] 因此，大多數實驗室視爲阻塞型睡眠呼吸中止作壓力檢定；倘若有標準化的操作依據，那成功率應可以更高。

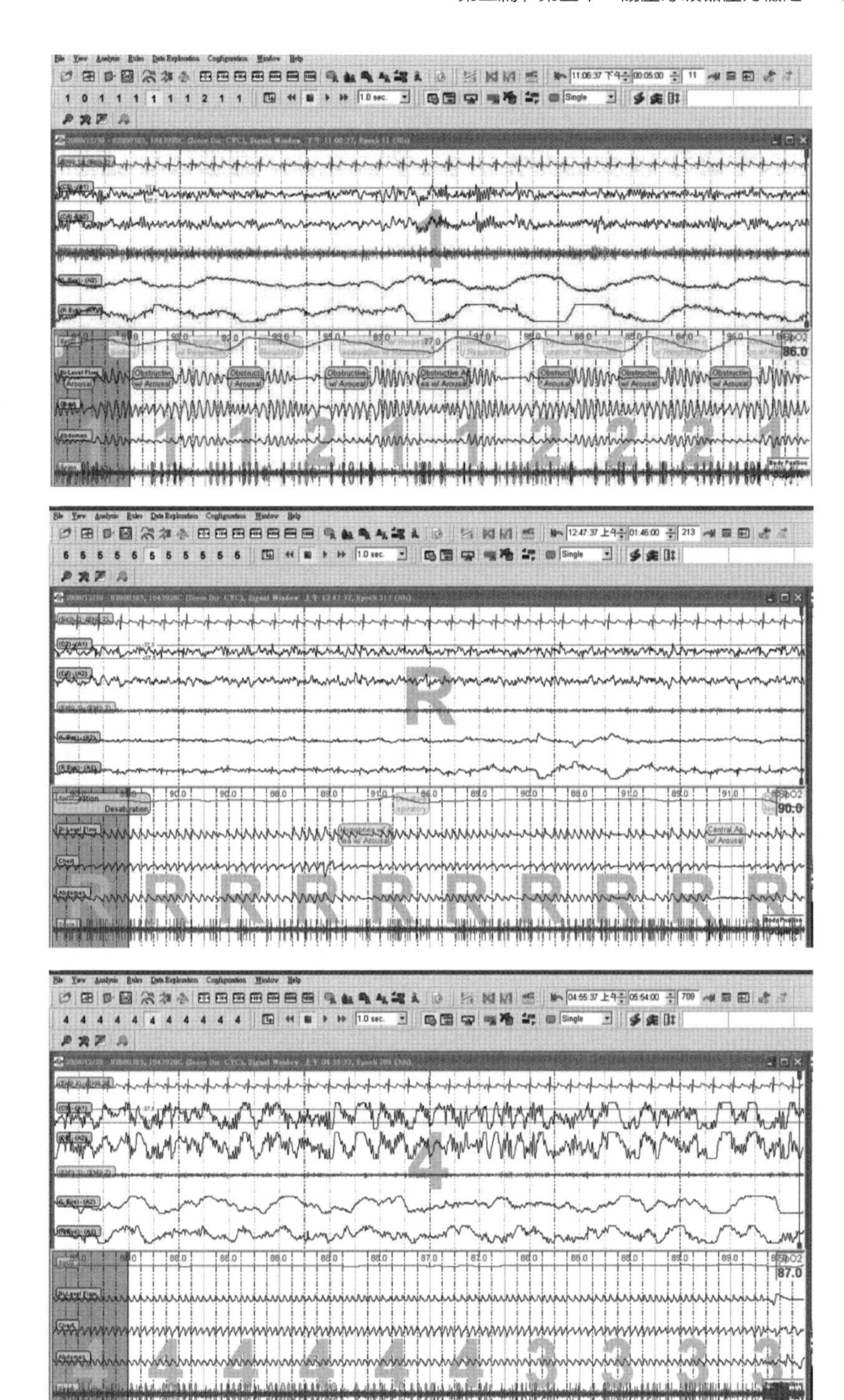

圖 5-6　陽壓呼吸器檢定過程（圖上中下，分別為檢定前中後）

Respiratory Disturbance Index

AHI 29.3 /h	In REM Stage 18.0 /h
Apnea Index 20.4 /h	Hypopnea Index 8.9 /h

Sleep Stage : start time 11:01:40 PM end time 5:14:04 AM

Total record time 372.4 Min	Total sleep period 371.4 min
Total sleep time 358.4min	Awake time 13 min
Stage 1 12.6%	Stage 2 35.7%
Stage 3 24.9%	REM 26.9%
Efficiency : 96.3%	Latency 1.0 min

Arousal:

Number 175	Arousal Index 29.3 per hour

Events:

Obstructive apnea 84 counts	Mixed apnea 20 counts
Central apnea 18 counts	Hypopnea 53 counts
Longest apnea 00:29.2 min：sec	Longest hypopnea 00:40.6 min：sec

Oxygen Saturation:

Mean SpO2 87.7 %	Minimum SpO2 70.0 %
Total 205 counts	

Snore :

Total 4062 counts	Snore Index : 679.9 per hour

Cardiac Profile :

Mean heart rate 71.6 BPM	Max heart rate BPM	Min heart rate BPM

Periodic leg movement :

PLM Total 0 counts	PLM Index 0.0 /h

Graphic Summary

Baseline

Hypogram

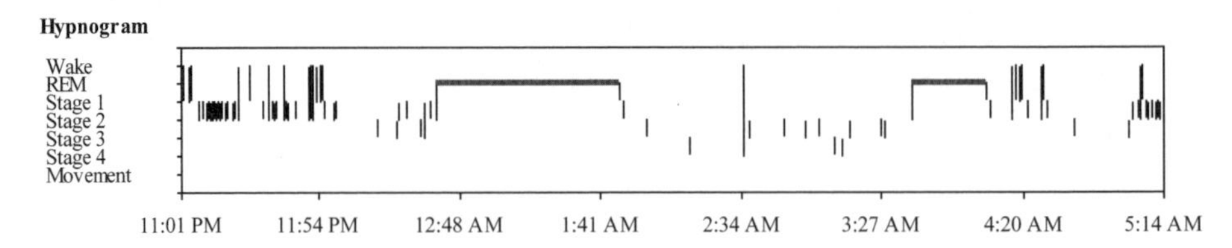

Body Position

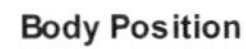

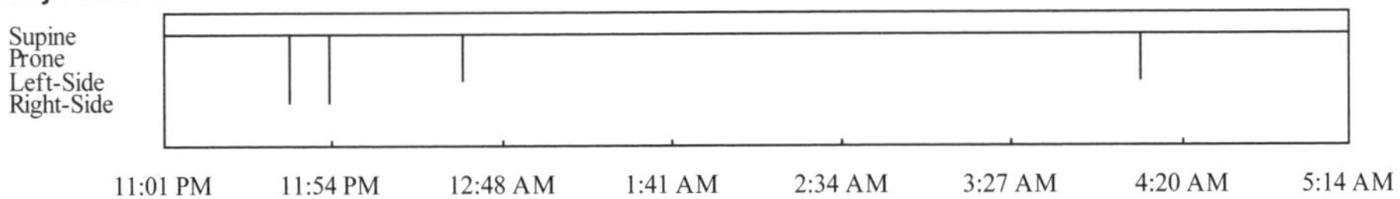

Respiratory Event Graph

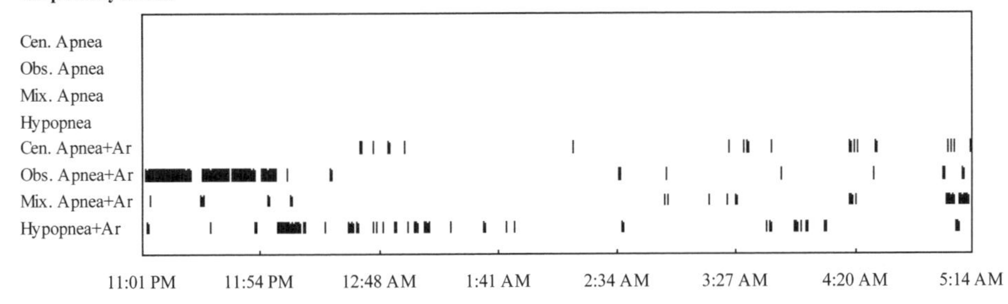

Heart Rate（BPM）

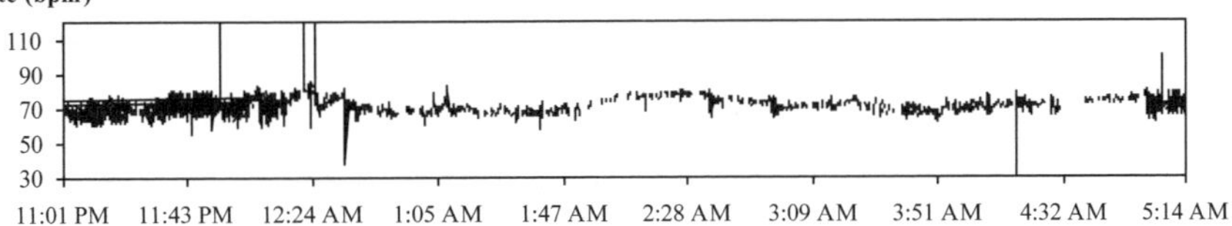

CPAP/AHI

CPAP / Bi-Level Titration Chart

Treatment Level (cm. H2O)	TIME (hrs:min:sec)			RESPIRATORY					
	TIB	REM	NREM	Obs. Apnea	Cen. Apnea	Mixed Apnea	All Hypn's	A+H TOTAL	AHI
CPAP 4	0:03:29	0:00:00	0:02:02	3	0	0	1	4	118.5
CPAP 5	0:11:17	0:00:00	0:11:17	18	0	0	0	18	95.6
CPAP 6	0:11:14	0:00:00	0:07:08	10	0	0	0	10	84.2
CPAP 7	0:28:25	0:00:00	0:23:34	35	0	2	2	39	99.3
CPAP 8	0:05:48	0:00:00	0:05:48	7	0	1	0	8	82.7
CPAP 9	0:04:59	0:00:00	0:04:59	1	0	0	8	9	108.3
CPAP 10	0:21:29	0:07:47	0:13:42	1	2	6	12	21	58.7
CPAP 11	0:13:56	0:03:15	0:10:41	0	0	0	3	3	12.9
CPAP 12	0:39:22	0:25:25	0:13:57	2	2	0	6	10	15.2
CPAP 13	3:44:19	0:52:17	2:48:32	7	13	11	18	49	13.3
CPAP 14	0:07:15	0:07:15	0:00:00	0	1	0	3	4	33.1

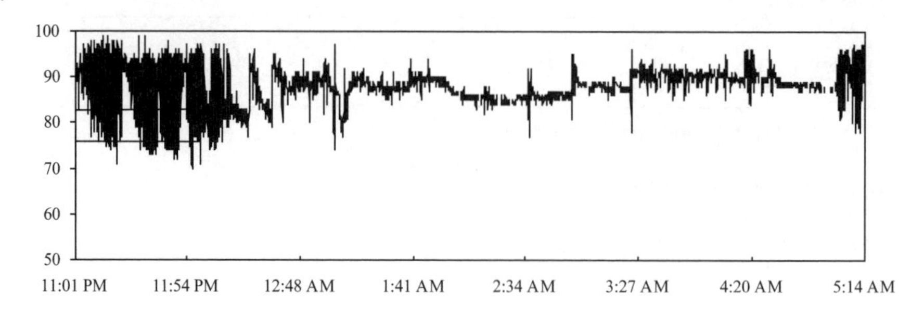

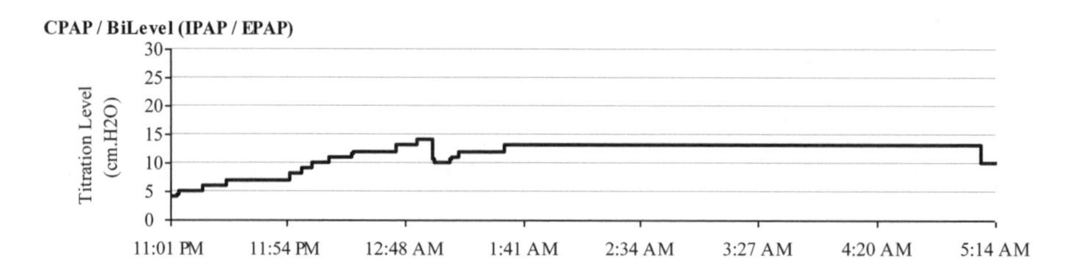

最值得注意的是，壓力檢定時是戴著面罩，採用 PSG 來判讀睡眠呼吸中止或淺呼吸事件的呼吸氣流感測器若放在鼻腔，會造成漏風，因此，指引並不建議使用，改由陽壓呼吸器在面罩上產生的氣流變化來判讀。但也因爲用這樣的訊號做爲睡眠呼吸障礙事件的判斷並無標準化，而造成整個壓力檢定的困難與偏差。

參考文獻

1. Kirby, T., Colin Sullivan: inventive pioneer of sleep medicine. *Lancet* **2011,** *377* (9776), 1485.
2. Epstein, L. J.; Kristo, D.; Strollo, P. J., Jr.; Friedman, N.; Malhotra, A.; Patil, S. P.; Ramar, K.; Rogers, R.; Schwab, R. J.; Weaver, E. M.; Weinstein, M. D., Clinical guideline for the evaluation, management and long-term care of obstructive sleep apnea in adults. *J Clin Sleep Med* **2009,** *5* (3), 263-76.
3. Meir H Kryger; FRCPCAtul Malhotra, Obstructive sleep apnea: overview of management in adults. https://www.uptodate.com, 2023.

4. Spicuzza, L.; Caruso, D.; Di Maria, G., Obstructive sleep apnoea syndrome and its management. *Ther Adv Chronic Dis* **2015,** *6* (5), 273-85.
5. Jonas, D. E.; Amick, H. R.; Feltner, C.; Weber, R. P.; Arvanitis, M.; Stine, A.; Lux, L.; Harris, R. P., Screening for Obstructive Sleep Apnea in Adults: Evidence Report and Systematic Review for the US Preventive Services Task Force. *Jama* **2017,** *317* (4), 415-433.
6. Kushida, C. A.; Littner, M. R.; Hirshkowitz, M.; Morgenthaler, T. I.; Alessi, C. A.; Bailey, D.; Boehlecke, B.; Brown, T. M.; Coleman, J., Jr.; Friedman, L.; Kapen, S.; Kapur, V. K.; Kramer, M.; Lee-Chiong, T.; Owens, J.; Pancer, J. P.; Swick, T. J.; Wise, M. S., Practice parameters for the use of continuous and bilevel positive airway pressure devices to treat adult patients with sleep-related breathing disorders. *Sleep* **2006,** *29* (3), 375-80.
7. Brojaw Incorporation. https://www.brojaw.com.tw/
8. DiMatteo, M.; Mort, M.; Kepler, J., Blower mounting assembly. US20070048159A1.
9. Hsiao, C. H., Gas flow detector and positive airway pressure apparatus containing the same. TW201434439A.
10. Kushida, C. A.; Chediak, A.; Berry, R. B.; Brown, L. K.; Gozal, D.; Iber, C.; Parthasarathy, S.; Quan, S. F.; Rowley, J. A., Clinical guidelines for the manual titration of positive airway pressure in patients with obstructive sleep apnea. *J Clin Sleep Med* **2008,** *4* (2), 157-71.
11. Patil, S. P.; Ayappa, I. A.; Caples, S. M.; Kimoff, R. J.; Patel, S. R.; Harrod, C. G., Treatment of Adult Obstructive Sleep Apnea with Positive Airway Pressure: An American Academy of Sleep Medicine Clinical Practice Guideline. *J Clin Sleep Med* **2019,** *15* (2), 335-343.

第三篇　睡眠障礙診斷與治療

第一章 失眠

張庭綱

艾瑪是一位26歲的職場女性，她一直是一個非常健康和有活力的人，過去並無生長發育，也沒有特殊的異常，但是她在疫情期間確診COVID-19後開始經歷失眠的問題。

在確診後的幾天裡，艾瑪感到非常焦慮和害怕。她擔心自己的健康狀況會變得更糟糕，也擔心其他家人會感染上病毒。她的思緒時常無法平靜下來，導致她每晚難以入睡。

隨著時間的推移，染疫後1～2個月，艾瑪的焦慮情緒沒有得到緩解，失眠問題變得越來越嚴重。她開始感到非常疲憊和身心俱疲，這也影響了她的身體和精神狀態。

艾瑪知道她需要想辦法解決失眠問題。她試著使用深呼吸和冥想等技巧來放鬆自己，但效果不佳。最終，她決定尋求專業幫助。

她求助於精神科醫師並診斷爲失眠，於是開始嘗試使用短期鎮靜安眠藥物，合併失眠認知行爲治療。整體治療模式幫助她了解失眠問題的根源，並學習如何改變她的思維和行爲模式，以有效管理焦慮和睡眠問題。

隨著治療的進行，艾瑪逐漸恢復正常的睡眠模式。她學會了進一步管理自己的情緒和思維，這也有助於她減少焦慮和恢復身心健康。最終，她成功克服了失眠問題，重獲健康和活力。

一、定義

1. 失眠的類型

失眠可描述爲短期失眠或慢性失眠，具體取決於其持續時間。

1.1 短期失眠

短期失眠也稱爲適應性失眠或急性失眠，通常持續數天或數週之間，常發生在應對可識別的壓力源時。根據定義，症狀出現時間少於三個月。

壓力源可以是生理的、心理的、社會心理的或人際關係的（例如，失業、親人去世、離婚、爭吵）。當壓力源消除或解決，或者當個體適應壓力源時，症狀通常會消退。偶爾，睡眠問題會持續存在並導致慢性失眠，原因可能在於急性失眠期間養成了不良的睡眠習慣。

1.2 慢性失眠

失眠症狀每週至少出現 3 次以上並持續至少三個月，就可認定爲慢性失眠。在臨床場域，大多數患有慢性失眠症的人都苦於多年的失眠症狀。有些人能回憶起最初引發失眠的壓力事件，其他人則陳述說幾乎終生都有這些症狀，但沒有可識別的觸發因素。失眠病患每夜間的睡眠變異性與疾病歷程，通常會隨著社會心理壓力事件和病患的生理、精神共病而有所變化。

慢性失眠的替代或過往用語，包括原發性失眠（Primary insomnia）、續發性失眠（Secondary insomnia）和共病性失眠（Comorbid insomnia）。與早期的版本不同，國際睡眠障礙分類的第三版（ICSD-3）不再包含慢性失眠的子分類，即心理生理性失眠（Psychophysiological insomnia）、特發性失眠（Idiopathic insomnia）、不良睡眠衛生習慣（Inadequate sleep hygiene）和矛盾性失眠（Paradoxical insomnia）。這些亞型已被取消，因爲在臨床場域中難以準確地辨識區分。

2. 失眠的臨床表徵

失眠患者通常抱怨難以入睡和 / 或維持睡眠（圖 1-1），此外，病患必須附帶日間功能受損以診斷失眠障礙。在許多情況下，還同時存在生理與精神共病、藥物與物質使用因素、或其他睡眠障礙。然而，合併症的存在並不排除失眠的診斷和治療。

2.1 難以入睡或維持睡眠

失眠患者因入睡困難、難以維持睡眠或早醒而主訴睡眠品質差或睡眠量不足。重要的是，失眠與睡眠剝奪的不同之處在於儘管有足夠的睡眠機會和環境，病患仍會失眠。病患可能會描述多變的睡眠，一晚或幾晚睡眠不佳，隨後一晚睡得更好；有時候病患可能會陳述連續幾個晚上睡眠不足。

大多數成年人在嘗試入睡後約 10 至 20 分鐘內可以入睡，並且在夜間清醒的時間少於 30 分鐘。相比之下，成年入睡困難者通常需要 30 分鐘或更長時間才能入睡；而維持睡眠困難者在夜間清醒時間可能有 30 分鐘或更長時間。清晨早醒定義爲在期望的醒來時間之前至少30分鐘終止睡眠。

與睡眠多項生理檢查（Polysomnography, PSG）或睡眠活動紀錄儀（Actigraphy／腕動計）的客觀數據相比，失眠患者往往會高估他們入睡所需的時間並低估他們的總睡眠時間。雖然客觀測量工具常用於失眠治療的臨床試驗中，但並未常規用於病患照護。最終患者對其睡眠問題的認知是引導我們對失眠評估、診斷和治療的主要因素。

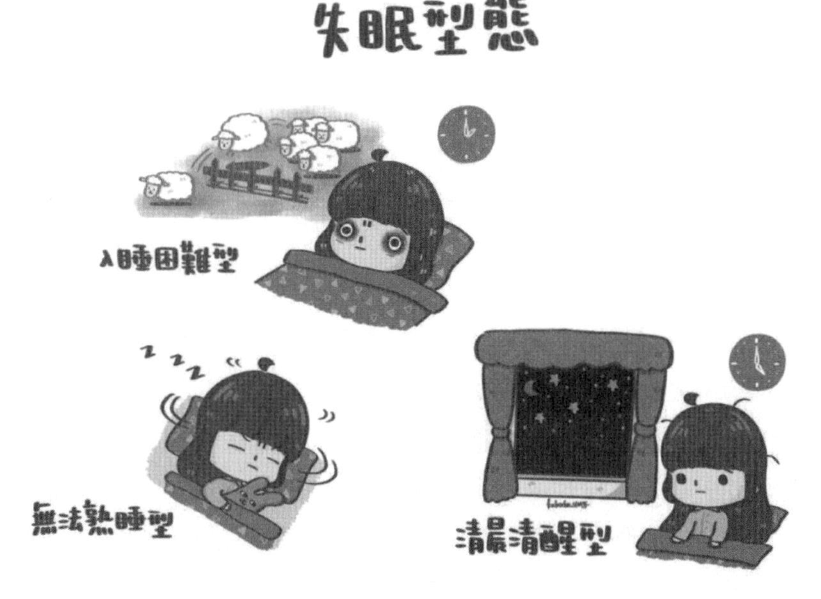

圖 1-1　失眠型態

2.2 日間功能受損

失眠障礙的診斷要求睡眠困難伴有與以下一項或多項相關的日間功能受損：

- 疲勞或不適
- 注意力不集中
- 社會或職業／教育功能障礙
- 情緒障礙或煩躁
- 白天嗜睡
- 減少動力或能量
- 錯誤或事故增加
- 行為問題，如多動、衝動或攻擊性
- 持續擔心睡眠

患有慢性失眠症的病患經常會出現與長期睡眠不佳相關的行為或適應障礙。他們常常擔心睡眠不足會嚴重影響他們白天在社交和職業環境中的工作能力。這種擔憂會形成一個使失眠惡化的惡性循環。具體來說，當患者無法快速入睡時，他們擔心睡眠不足會影響他們的表現，並且這種擔憂會隨著清醒時間的增加而惡化，同時降低入睡的可能性，同時進一步增加壓力。

儘管慢性失眠病患通常報告嚴重疲勞，但實際上在白天不想入睡的時間入睡或在意外的時間入睡（即白天過度嗜睡）並不常見，白天過度嗜睡可能是另一種睡眠障礙或是共病睡眠障礙的表徵。

3. 常見合併症

失眠通常與精神或身體疾病、其他睡眠障礙或某些藥物或物質的使用並存。有時，失眠與已知會擾亂睡眠的情況之間存在明顯的時間關係，但在許多情況下，很難辨別哪種情況先出現。

從歷史上看，原發性失眠（即沒有合併症或獨立於其他疾病而存在的失眠）和續發性失眠（即與憂鬱症等合併症相關）是有區別的。然而，由於通常無法就失眠與共病之間的關聯或因果關係得出確切的結論，因此失眠不再視為次要疾病，成功的治療需要同時關注失眠和合併症。

4. 自然史

失眠通常是一種持續性或反復發作的狀態，失眠的加重與醫學、精神醫學和社會心理壓力源有關。失眠的持續性特質，強調了教導患者管理終身復發症狀的干預措施的重要性。

失眠持續存在的危險因素包括年齡較大、女性和症狀嚴重程度增加。在一項針對 3000 多名成年人持續失眠症狀的研究中，59% 的失眠障礙患者持續保持該診斷 5 年，而 26% 的有症狀患者持續保持該標準 5 年，女性的比例更高。在 35 歲及以上自認爲睡眠良好的人中，超過 25% 的人報告每年至少有一次急性失眠，6% 的人在接下來的 1 年中發展爲慢性失眠。

二、診斷與相關評估

1. 診斷準則

根據第三版國際睡眠障礙分類（ICSD-3），滿足以下所有四項準則即可確診失眠：

- 患者報告入睡困難、維持睡眠困難或醒來過早。在兒童或患有失智症的病患中，睡眠障礙可能表現爲拒絕在適當的時間上床睡覺，或在沒有護理人員幫助的情況下難以入睡。
- 儘管有足夠的睡眠機會和環境，但仍會出現睡眠困難。
- 病患描述了可歸因於睡眠困難的日間障礙。包括疲勞或不適；注意力、集中力或記憶障礙；社交功能障礙、職業功能障礙或學業表現不佳；情緒障礙或煩躁；白天嗜睡；動機、能量或主動性降低；工作或駕駛時的錯誤或事故；對睡眠的擔憂或憂慮。
- 找不到其他理由解釋睡眠或覺醒困難。

慢性失眠與短期失眠的區別在於，慢性失眠的睡眠障礙和相關的日間功能障礙已經存在三個月或更長時間，並且每週至少出現三個晚上。在幾年的時間裡反復出現幾週失眠的模式，即使病患發作可能不會持續整整三個月，也可能診斷爲慢性失眠。「其他失眠症」的診斷用於主訴入睡或維持睡眠困難，但不符合短期或慢性失眠診斷標準的病患。

診斷失眠障礙所需的睡眠障礙程度有些武斷，因爲它主要取決於個人的主觀睡眠主訴。此外，導致日間障礙所需的睡眠障礙程度因人而異，也因年齡而異。一般而言，睡眠障礙的程度應包括兒童和年輕人的睡眠潛伏期爲 20 分鐘或更長時間，或老年人的睡眠潛伏期爲 30 分鐘或更長時間；或兒童或年輕人醒來 20 分鐘或更長時間，或老年人醒來 30 分鐘或更長時間。早醒的主訴主要指比預期醒來時間提早至少 30 分鐘。

2. 評估工具

2.1 睡眠史和睡眠日記

睡眠史應該包括 24 小時和一週內對睡眠問題的詳細描述（即覺醒次數，覺醒時間，問題持續時間），和睡眠時間（即就寢時間，持續時間直到入睡，最後覺醒時間，午睡時間和午睡時間）。它還包括評估任何睡眠紊亂症狀（例如白天嗜睡，疲勞），症狀的持續時間（即急性或慢性）以及睡眠環境。

無法提供足夠睡眠史的病患，應建議其在一到兩週內完成每日睡眠日記，記錄下睡眠時間，睡眠問題和主觀睡眠質量，以便臨床醫師可以查看診斷和評估治療效果的訊息，而不會被回憶錯誤所誤導。

睡眠史可能提供有關失眠原因或導致失眠的線索。向患者詢問他們爲什麼感覺很難入睡，或爲什麼會醒來，可能很有幫助，因爲這些問題通常會引出重要因素，例如「不想睡」，疼痛或焦慮。睡眠不良的患者可能會描述不規則的就寢時間和起床時間，而生活方式導致失眠的患者可能會報告在就寢前不久運動，抽菸或飲用酒精或咖啡因。當臥室環境導致失眠時，患者可能會描述臥室中光線，噪音或其他干擾的最近變化。由於主要睡眠障礙引起失眠的患者可能會報告睡眠障礙的症狀或徵象（例如阻塞性睡眠呼吸暫停中的大聲復甦性打鼾）。

2.2 自我評估篩檢工具

病患可以完成經過驗證的問卷，例如匹茲堡睡眠品質量表（Pittsburgh sleep quality index），總分超過 5 分代表受測者有顯著睡眠障礙，但須注意量表及其結果的分界值不一定與正式診斷標準一致。

3. 影響因素

所有患者都應接受額外評估，以確定失眠症是否與其他疾病、藥物或物質有關，因爲這些因素都可能成爲睡眠問題的治療重點。尤其是憂鬱與焦慮特別容易與失眠共病，因此應作爲常規評估的一部分。

病史應紀錄共病的睡眠障礙症狀，例如睡眠呼吸中止和不寧腿。有關大聲或習慣性打鼾，以及床伴或家屬回報睡眠期間呼吸中止，應注意是否有阻塞性睡眠呼吸中止的問題。

同時應查閱病患使用藥物清單，包括給藥時間，以確定是否爲影響睡眠因素。並詢問病患睡眠相關習慣，包括咖啡因攝入量，睡前抽菸和飲酒。

4. 身體檢查

對失眠症患者進行身體檢查，可能會發現與失眠症相關的高血壓等醫療問題。其他包括阻塞性睡眠呼吸中止病患可能有口咽部組織肥厚，心衰竭病患會有明顯的下肢水腫，以及失智症病患的異常精神狀態。需注意即使患者患有與失眠症相關的身體或精神疾病（例如氣喘，缺血性心臟病，胃食管逆流和更年期），身體檢查也可能是正常的。

5. 實驗室檢查

在慢性失眠的評估中不需要進行常規的實驗室檢查，檢查主要是根據特定的共病症的臨床臆斷。

三、附加檢測

大多數患者不需要額外的檢測。根據病史和身體狀況，可以對選定的患者進行多項睡眠檢查，包括多項睡眠檢查，家庭睡眠呼吸中止測試或活動紀錄。特別是與睡眠困難相關的過度日間嗜睡病患，應進一步評估是否爲另一種或共病睡眠障礙。

1. 睡眠多項生理檢查（PSG）

只有在懷疑存有其他睡眠障礙，例如阻塞性睡眠呼吸中止時，睡眠多項檢查才符合檢測的適應症。在慢性，治療無效的失眠和日間嗜睡的患者中，臨床醫師應進一步評估共病性睡眠呼吸障礙。在這些患者中睡眠呼吸中止的罹病率可能高達 90%，但評估問卷卻缺乏敏感性。

多次入睡檢查（The multiple sleep latency test, MSLT）通常不適用於失眠主訴，只有在懷疑有猝睡症（Narcolepsy）時才會使用。居家睡眠呼吸中止檢測（Home sleep apnea test, HSAT）是實驗室睡眠多項生理檢查的替代方案，可用於診斷特定病患的阻塞性睡眠呼吸中止。儘管大多數居家睡眠呼吸中止檢測不如實驗室睡眠多項生理檢查準確，但新的估算模處未來可能有估算失眠、共病與相關風險的潛力。

2. 活動紀錄儀的應用

在慢性失眠的評估中，活動紀錄儀並非常規檢測，但當懷疑存有日夜節律睡眠 - 覺醒節律障礙，或需要客觀估計總睡眠時間以輔助臨床決策時，它是睡眠日記的重要輔助方案。

活動記錄儀是一種經過驗證的工具，可以使用像手錶一樣配戴的非侵入性加速度計，在幾天到幾週內客觀地測量睡眠參數和平均運動活動。對於懷疑日夜節律睡眠 - 覺醒障礙的患者，活動紀錄數據能補充睡眠日記額外的睡眠參數，並爲無法完成睡眠日記的病患客觀的睡眠參數。

四、治療方式

1. 急性失眠的治療方法

短期失眠（持續時間少於一個月）是一種常見的失眠形式，通常由心理或生理壓力引起。患有急性失眠症的患者通常可以辨識失眠的直接誘因。急性失眠的臨床方法有兩種：

- 討論壓力源對干擾睡眠的作用，並評估嚴重程度。衛教可以提供一些控製或至少接受暫時的失眠。對於輕微或可控制程度的失眠患者，建議提供再保證；如果失眠沒有改善，則應有後續追蹤的計畫。

- 嚴重失眠或失眠造成嚴重的痛苦時，建議短期使用失眠藥物來改善白天生活功能，並控制不斷升級的睡眠焦慮。藥物的選擇與慢性失眠相同，應個別化選擇合適的藥物。

在這種情況下，藥物治療的目標是最小化失眠產生的額外心理和身體壓力。此外，短期失眠的藥物治療可能會減少對失眠的功能性認知和行爲反應的發展，否則可能會增加慢性失眠的風險。

鼓勵在兩到四週內進行追蹤，以重新評估與睡眠有關的症狀和對睡眠的焦慮，強化良好的睡眠習慣，並考慮失眠的其他原因。如果失眠持續存在，應鼓勵進行失眠認知行爲治療（Cognitive behavior therapy for insomnia, CBT-I）的評估和治療

2. 慢性失眠的治療方法

失眠認知行爲療法（CBT-I）和藥物治療是慢性失眠的主要治療選擇，儘管對誘發因素和維持性因素進行適當的辨識與介入，但這種失眠症仍然存在。

2.1 初始治療的選擇

對於大多數慢性失眠患者，首選 CBT 治療失眠（CBT-I）作爲一線治療。然而，CBT-I 並非對所有病患都有效，且並非所有病患都有機會獲得治療。在這種情況下，若對患者全面評估，在治療過程中持續追蹤，並持續調整適當藥物，則長期使用藥物是可接受的方式。臨床治療應考量單獨使用與並用藥物與心理治療的時機。

2.2 認知行爲療法概述

CBT-I 是一種針對慢性失眠症的多組分方法，可解決干擾最佳睡眠的常見想法和行爲。傳統上以面對面的個人或小組形式進行，持續四到八次；網路線上或電話方式進行也可能有效，但治療順從性較差。

2.2.1 CBT-I 的行爲成分包括：

- 每週 7 天建立穩定的就寢時間和起床時間。

- 減少臥床時間以接近估計的總睡眠時間（臥床時間限制）。
- 鼓勵只在睡覺和性行為時使用床鋪；試著只在有睡意的時候睡覺；如果在無法入睡時出現焦慮（刺激控制），請離開床。
- 睡眠衛生，包括避免干擾睡眠的物質、避免小睡以最大限度地提高睡眠動力，以及優化睡眠環境的舒適度（圖 1-2）。

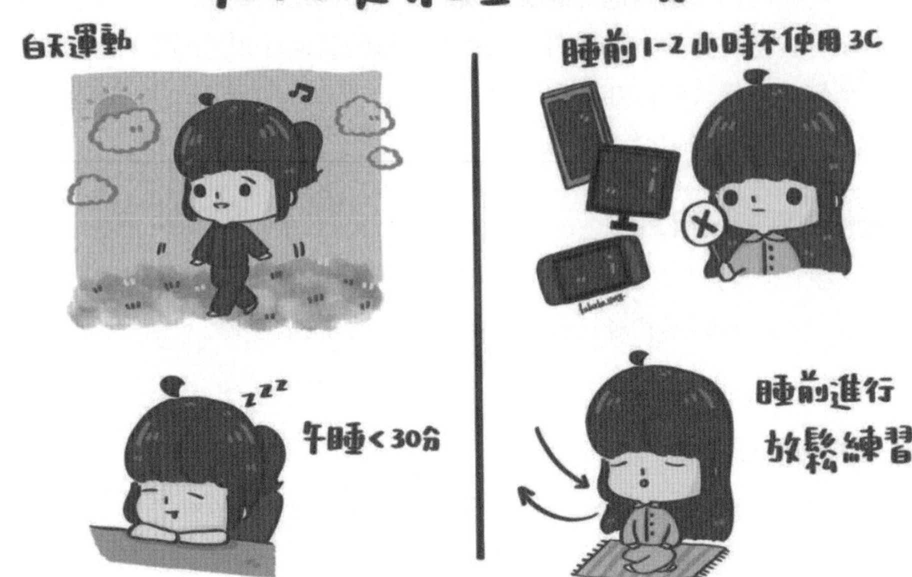
如何提昇睡眠品質
白天運動
睡前1-2小時不使用3C
午睡<30分
睡前進行
放鬆練習

圖 1-2　提升睡眠品質的方法

2.2.2 CBT-I 的認知方法解決：

- 與失眠有關的焦慮和災難性想法。
- 對睡眠時間的不當期望。
- 關於失眠影響的錯誤歸因。
- 透過漸進式肌肉放鬆、正念和冥想來放鬆。

2.3 藥物治療概述

對於 CBT-I 沒有反應或無法接受 CBT-I 的病患，並未經治療的失眠風險（例如，夜間跌倒、認知障礙、情緒 / 焦慮障礙的發展、軀體疾病的惡化），藥物治療可能是必要的選項。臨床醫師應根據患者年齡和合併症、失眠主訴類型、副作用概況、醫師和病患者偏好，個別化選擇適合的失眠藥物。常見治療失眠藥物如下：

2.3.1 苯二氮平類受體作用劑（Benzodiazepine receptor agonists ,BZ-RAs），包括苯二氮平類（estazolam, flurazepam, temazepam, triazolam, and quazepam）和非苯二氮平類 BZRA，例如 eszopiclone, zaleplon, and zolpidem）。

2.3.2 組織胺受體拮抗劑（histamine receptor antagonist），例如低劑量 doxepin。

2.3.3 褪黑激素受體作用劑（melatonin receptor agonist），例如 Ramelt-eon。

2.3.4 雙重食慾激素受體拮抗劑（Dual orexin receptor antagonists, DO-RAs）包含 daridorexant, lemborexant 與 suvorexant）。

如果病患對藥物沒有足夠的治療反應，需要考量不同的作用機轉，或者有避免使用苯二氮平類受體作用劑的特定原因時，應考慮使用其他作用機轉藥物治療失眠。

2.4 逐漸減量藥物

嘗試停用鎮靜藥物是一項重要但困難的任務，因爲病患可能不願意修復未損壞的部分並且非常擔心再次失眠。建議就患者的擔憂和成功停藥的可能性進行支持性討論。

藥物治療前失眠的持續時間是持續需要藥物治療的可能性的最佳預測指標。當患者正在考慮是否仍然需要藥物治療時，傳達這一訊息可能會讓人安心。

鼓勵在藥物逐漸減少之前進行 CBT-I 治療，以加強最佳睡眠習慣，並管理在此過程中可能出現的功能失調想法。一般來說，緩慢減少藥物劑量是最好的方法，每週減少大約 25% 的原始劑量。

參考文獻

1. American Psychiatric Association (**2013**). *Diagnostic and Statistical Manual of Mental Disorders* (Fifth ed.). Arlington, VA: American Psychiatric Publishing.
2. Buysse D. J. (**2013**). Insomnia. *JAMA*, *309*(7), 706-716.
3. Perlis, M. L., Posner, D., Riemann, D., Bastien, C. H., Teel, J., & Thase, M. (**2022**). Insomnia. *Lancet (London, England)*, *400*(10357), 1047-1060.
4. Riemann, D., Nissen, C., Palagini, L., Otte, A., Perlis, M. L., & Spiegelhalder, K. (**2015**). The neurobiology, investigation, and treatment of chronic insomnia. *The Lancet. Neurology*, *14*(5), 547-558.
5. Sateia MJ, Buysse DJ, Krystal AD, et al. Clinical Practice Guideline for the Pharmacologic Treatment of Chronic Insomnia in Adults: An American Academy of Sleep Medicine Clinical Practice Guideline. *J Clin Sleep Med* **2017**; 13:307.

第二章 睡眠相關的呼吸障礙

顏廷廷

小故事：

50歲的陳老師，自25歲結婚後，太太就發現他會打呼，但因爲並沒有影響白天的精神或工作，他也不以爲意。直到近幾年，陳老師白天常常鼻塞流鼻水，晚上睡眠經常會中斷，偶爾的一兩天熬夜就需要很多天補眠，精神才補得回來，而血壓居然超過200毫米汞柱，於是來到醫院就診。他先到胸腔科就診，醫師幫他安排整晚多項睡眠生理檢查（PSG），診斷陳老師有重度的混合性睡眠呼吸中止症合併嚴重低血氧（AHI: 42.0/hour; lowesr oxygen saturation 60%）。陳老師接著被轉診至耳鼻喉科檢查，先後接受藥物及下鼻甲的無線射頻手術來處理鼻水及鼻塞的症狀。然而雖然鼻子的症狀改善了，但是晚上打呼以及睡眠中斷的情況仍然存在。醫師建議陳老師帶著連續型陽壓呼吸器治療（CPAP）再接受一次PSG，檢查結果顯示呼吸中止完全消失了。但是陳老師不習慣帶著陽壓呼吸器睡覺，目前以減重、口咽肌肉訓練及睡覺時的下巴懸吊，合併低劑量降血壓藥及安眠藥，現在陳老師可以一覺到天亮，不但白天精神變好，太太反應打呼也小聲了。

一、定義與診斷

睡眠相關呼吸障礙的特點是在睡眠期間出現呼吸異常；它們會發生在成人和兒童身上。與睡眠相關的呼吸障礙主要分爲四類：

- **中樞性睡眠呼吸中止症（CSA）**
- **阻塞性睡眠呼吸中止症（OSA）**
- **睡眠相關的換氣不足疾病**

・睡眠相關的低血氧疾病

打呼可能介於正常和異常之間。如果打呼沒有合併氣道壓迫、睡眠干擾或其他後遺症，基本上可以算是正常，然而嚴重打呼通常是 OSA 的一部分。在睡眠相關呼吸障礙中，阻塞性睡眠呼吸中止症（OSA）不論是否伴隨睡眠相關低通氣約占 90% 的患者，而非阻塞性（呼吸暫停 - 低通氣指數（AHI）每小時 <5 次）睡眠相關低通氣約占 10% 的患者。這些分類又根據其病因進一步劃分。

1. 中樞性睡眠呼吸中止症包括：
   1.1 伴隨有潮式呼吸的中樞性睡眠呼吸中止
   1.2 未伴隨有潮式呼吸而因疾病導致的中樞性睡眠呼吸中止
   1.3 高原週期性呼吸引起的中樞性睡眠呼吸中止
   1.4 由藥物或物質濫用引起的中樞性睡眠呼吸中止
   1.5 原發性中樞性睡眠呼吸中止
   1.6 嬰兒期原發性中樞性睡眠呼吸中止
   1.7 早產兒原發性中樞性睡眠呼吸中止
   1.8 治療引起的中樞性睡眠呼吸中止

值得注意的是，治療引起的中樞性睡眠呼吸中止（過去通常稱爲複雜睡眠呼吸中止）是國際睡眠障礙分類第三版（ICSD-3）的新成員。這種疾病的診斷標準包括在整晚多項睡眠生理檢查表現出主要的 OSA。在開始陽壓呼吸器（PAP）治療後，儘管阻塞性睡眠呼吸中止已得到緩解，但仍會出現或持續出現中樞性呼吸中止事件。這些中樞性呼吸中止事件不能歸因於其他可辨識的共病症，例如潮式呼吸或者使用某種物質（例如鴨片類藥物）。

另外，某些患者可能在初始陽壓呼吸器 PAP 調整過程中會出現中樞性呼吸中止事件，而這些事件通常是出現在從清醒過渡到睡眠時期。這些中樞性事件可能會隨著 PAP 治療的實施和良好的堅持而得到緩解（通常在一個月內）。通常可以在臨床追蹤期間透過 PAP 機器下載資訊來驗證這些中樞性呼吸暫停是否已獲得解決。

2. 阻塞性睡眠呼吸中止症：包括成人和兒童的阻塞性睡眠呼吸中止症。
   2.1 **成人阻塞性睡眠呼吸中止症**的診斷，是在沒有相關的症狀或合併症的情況下，**每小時有 15 次**或更多主要的阻塞性呼吸事件。而在有醫學或精神合併症（例如，高血壓、冠狀動脈疾病、心房顫動、充血性心衰竭、中風、糖尿病、認知功能障礙或情緒障礙）或過度嗜睡、疲倦、睡不飽和／或失眠等徵兆或症狀的成人中，當**每小時有 5 次**或更多的阻塞性呼吸事件時，就可以診斷爲阻塞性睡眠呼吸中止症。

雖然實驗室多項睡眠監測長期以來一直用來評估阻塞性睡眠呼吸中止症，但居家睡眠呼吸中止症測試（HSAT）是某些病人的另一種替代性診斷選擇。許多 HSAT 程序根據紀錄時間測量呼吸障礙指數。因此，値得一提的是，HSAT 可能低估呼吸事件的頻率。因爲 HSAT 記錄的時間不是睡眠時間。

2.2 兒**童阻塞性睡眠呼吸中止症**的標準要求**至少有一個**臨床症狀（例如打鼾、呼吸困難、呼吸暫停、白天嗜睡、過動等）存在。多項睡眠檢測標準是**每小時睡眠中有一次**或更多的阻塞性事件，或者有阻塞性低通氣（$PaCO_2$ >50 mmHg 超過 25% 的睡眠時間和相關的打呼、鼻腔氣壓波形變平或胸腹部反向運動）的證據。

3. 與睡眠相關的低通氣症候群包括：

3.1 肥胖低通氣症候群

3.2 先天性中樞性肺泡低通氣症候群

3.3 晚發性中樞性低通氣合併下視丘功能低下

3.4 不明原因性中樞性肺泡低通氣

3.5 藥物或物質引起的與睡眠相關的低通氣

3.6 內科疾病引起的與睡眠相關的低通氣

這個分類所有疾病都存在著氣體異常交換的特點，而這種異常氣體交換會在睡眠期間惡化或僅在睡眠期間出現。睡眠狀態、睡姿和驅動睡眠的晝夜節律，都可能藉由改變呼吸控制或肺部力學來影響呼吸。這些變化在正常個體中大多無關緊要，但它們與呼吸系統、神經系統或神經肌肉疾病相互作用，表現爲與睡眠相關的低通氣／低血氧症候群。由內科疾病或藥物影響引起的 OHS（肥胖低通氣症候群）和慢性低通氣，占慢性和睡眠相關低通氣的絕大多數。

由於低通氣是由升高的 $PaCO_2$ 數値所定義，因此與睡眠相關的低通

氣的診斷標準是 $PaCO_2$ 數值升高，無論是直接（通過動脈血氣測量）或是間接（通過呼吸末 CO_2 或經皮 CO_2 測量）。當動脈血氧飽和度持續下降（<88% 超過 5 分鐘）而沒有監測 CO_2 時，就能獨立診斷與睡眠相關的低血氧症疾病。雖然與睡眠相關的低血氧症通常反應了潛在的低通氣，但臨床醫生也應該考慮其他導致低血氧的原因（例如，換氣／灌注（V/Q）分布的改變）。

ICSD-3 還包括了肥胖低通氣症候群的診斷標準。診斷標準是白天 $PaCO_2$ 升高（> 45 mmHg）並且 BMI >30 kg/m^2，以及沒有其他導致低通氣的原因（如肺部疾病、神經肌肉性疾病或藥物）。而診斷白天低通氣並不需要先診斷其他形式與睡眠相關的低通氣。

肺部疾病（例如，慢性阻塞性肺病、哮喘）本身不視爲與睡眠相關的呼吸障礙；然而，它們可以在睡眠期間引起或加劇異常的呼吸（例如低通氣、低血氧症）。在這種情況下，與睡眠相關的低通氣或低血氧症就可以診斷出來。另外，與睡眠相關的喉痙攣和呼吸道阻塞嗆咳也不會視爲與睡眠相關的呼吸障礙；相反的，它們會視爲可能由睡眠引起的內科疾病。

而根據美國睡眠醫學學會（AASM）的診斷標準，建議在下述情況對睡眠相關的低血氧或通氣不足進行評分：

- 睡眠相關的低血氧 —— 有意義的睡眠相關的低氧血症定義爲 $SpO_2 \leq 88\%$（兒童 $\leq 90\%$）持續 ≥ 5 分鐘，並且不存在與睡眠相關的通氣不足。此外，睡眠相關的低血氧不能用另一種疾病（例如 OSA）解釋。
- 睡眠相關的通氣不足 —— 睡眠相關的通氣不足可定義爲動脈二氧化碳（$PaCO_2$）> 45 mmHg，或與清醒或仰臥位的 $PaCO_2$ 水平相比，睡眠期間 $PaCO_2$ 增加 $\geq$ 10 mmHg。通氣不足的主要原因是慢性阻塞性肺病或其他肺部疾病，但與肥胖導致的通氣不足無關。與睡眠相關的通氣不足通常在睡眠的快速眼動期最嚴重。低血氧可能同時存在。

通氣不足通常伴隨著長期的氧氣飽和度下降，因此，如果氧氣飽和度（SaO_2）在超過 5 分鐘的時間內下降至 90% 以下，並達到最低點 85% 或更低，這可能也表示高碳酸血症。最後，如上所述，即使在清醒狀態下 $PaCO_2$ 值在正常範圍內，若清醒後碳酸氫鹽（HCO_3^-）數值升高，也可能代表存在睡眠通氣不足的情況。

二、嚴重度分類

睡眠呼吸障礙嚴重程度的測量：除了呼吸中止、呼吸不足和呼吸努力相關喚醒（RERA）總數的報告外，PSG 報告通常還包含從這些數據和其他數據中得出的許多其他變量。

1. 呼吸中止 - 呼吸不足指數（AHI）

AHI 的計算方法是將呼吸中止和呼吸不足的次數相加，然後將總和除以總睡眠時間（以小時爲單位）。該指數可細分爲阻塞性 AHI 和中樞性 AHI。呼吸中止和呼吸不足指數（分別爲 AI 和 HI）也可以單獨報告。

AHI 是最常用於代表睡眠呼吸中止嚴重程度的測量值。在成人中，阻塞性 AHI 大於 15（或在存在某些症狀或合併症的情況下大於 5）符合阻塞性睡眠呼吸中止（OSA）的診斷標準。中樞性睡眠呼吸中止 CSA 的正式診斷需要中樞性 AHI 每小時至少發生 5 個事件。

根據其他生理參數，睡眠呼吸中止的嚴重程度在整個晚上可能會有顯著差異，許多實驗室根據身體位置（仰臥和非仰臥）和睡眠階段（快速眼動期和非快速眼動期睡眠），分別報告 AHI 和呼吸障礙指數（RDI）。單獨審查每個變項可能是針對個別患者特殊疾病建議的替代療法，例如在睡眠期間使用枕頭或其他設備嚴格維持非仰臥位。

與心律不整相關的睡眠呼吸障礙紀錄，可能會降低實施治療的標準，即使只存在輕微的睡眠呼吸中止。

2. 呼吸障礙指數（RDI）

許多睡眠實驗室選擇報告 RDI，該指數是通過將呼吸中止、呼吸不足和 RERA 次數相加得出，然後將總和除以總睡眠時間（以小時爲單位）。因爲包含 RERA，RDI 必然大於 AHI。然而，由於 RERA 評分不太可靠，觀察者之間存在更大的的變異性。儘管存在這些限制，現有數據顯示 RERA 可能會損害神經認知功能，儘管它們可能與心血管疾病發病率的相關性不那麼可靠。這些數據表明 RDI 可能提供與 AHI 不同的臨床訊息。

3. 低血氧症程度

許多呼吸事件都與氧合血紅蛋白去飽和有關，而 PSG 報告也包含呈現低血氧程度。數篇研究顯示，與僅使用 AHI 或 RDI 相比，參考低血氧症的睡眠呼吸障礙嚴重程度可能更適合預測不良後果。

睡眠期間的最低和平均血氧飽和度也是 PSG 報告的建議組成部分。報告還應評估「低血氧症負荷 hypoxemic burden」，反應患者氧合血紅蛋白飽和度低於標準（例如 90%）的睡眠時間百分比。

某些實驗室報告甚至還呈現氧氣去飽和度指數（ODI），代表每小時睡眠期間患者氧合血紅蛋白飽和度較標準下降超過一定量的次數，通常爲 4%（ODI 4%）。而某些實驗室使用 ODI 3%。

三、治療方式

對於 OSA 的綜合總結與建議：

1. 適合全部患者的整體照顧建議

阻塞性睡眠呼吸中止（OSA）是一種常見疾病，其特徵是由於睡眠期間上呼吸道反覆塌陷而導致阻塞性呼吸中止和呼吸不足。綜合建議包括以下內容：

1.1 支持性照護（例如，常規疫苗接種、避免抽菸、治療內科共病症）。

1.2 對患者進行有關未經治療的阻塞性睡眠呼吸中止的危險因子和併發症教育，特別強調會增加車禍的風險。

1.3 勸說具有可改變風險因子的人行爲改變。這包含減重、運動改變睡眠姿勢，以及避免飲酒和某些可能干擾睡眠或加重白天嗜睡的藥物。

2. 陽壓呼吸器治療（PAP）

PAP 治療的適應症各不相同。介入的方法如圖 2-1。

2.1 呼吸中止及低通氣指數（AHI）≥ 15 次 / 小時：對於 OSA 患者且 AHI ≥ 15 次 / 小時的患者，建議 PAP 作爲初始治療而不是不治療（1B 級，如表 2-1），並且建議 PAP 治療而不是其他療法，例如口腔裝置和舌

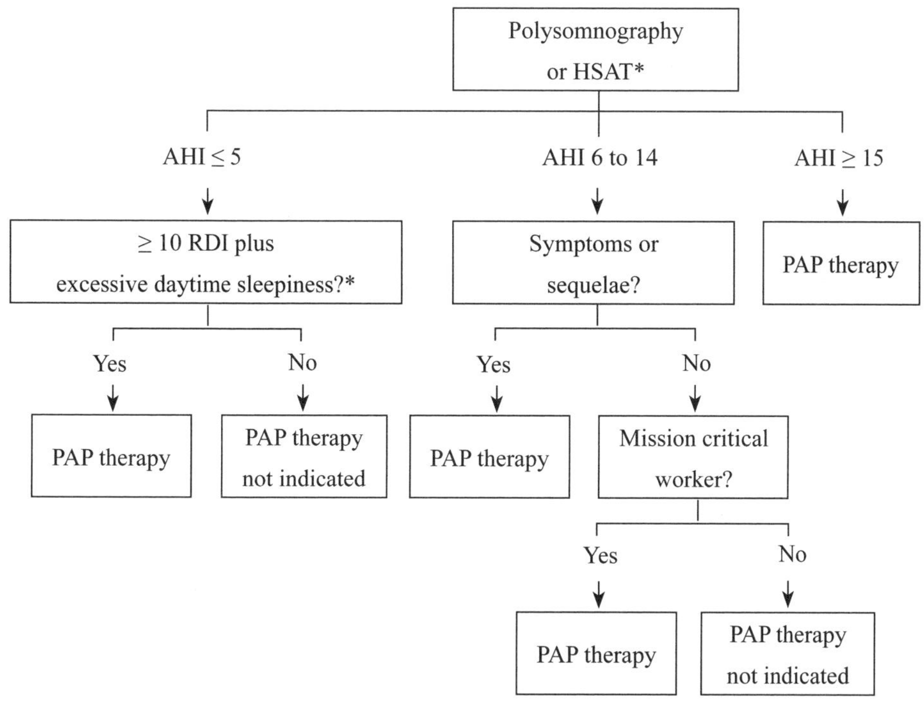

圖 2-1　PAP 治療的適應症

下神經刺激（HNS）（2C 級，如表 2-1）。這個建議基於針對該族群的隨機試驗，這些試驗證明 PAP 治療可減少睡眠期間的阻塞性事件，減少白天的嗜睡症狀、降低車禍的風險、改善血壓、勃起功能障礙和生活品質。然而，關於死亡率方面的益處目前尚未獲得證實。PAP 療法似乎對多種疾病嚴重程度均有效；然而，患有嚴重 OSA（AHI ≥ 30 次／小時）的患者最有可能受益。比較 PAP 療法與口腔裝置的有限臨床試驗數據表明，PAP 療法在減少 AHI 方面更有效。目前沒有比較 PAP 治療與 HNS 治療的研究數據。

3. 其他適應症

對於某些 AHI <15 睡眠呼吸中止的患者，如果他們存在著相對提升的風險，我們仍然建議使用 PAP 治療（2C 級，如表 2-1）：

3.1 睡眠呼吸中止事件每小時 >5 次，加上一個或多個與 OSA 相關的臨床或生理後遺症（例如高血壓）。

表 2-1 實證等級 Evidence Grading

RECOMMENDATION GRADES 醫囑的強度（診療建議的強度）		
Grade 1 1 級推薦	Strong Recommendation 強推薦	對於大多數病人來說，利益明顯超過風險和負擔
Grade 2 2 級推薦	Weaker Recommendation 弱推薦	利益和風險相當平衡和／或不確定
EVIDENCE GRADES 證據的品質（證據的強度）		
Grade A A 級證據	High Quality Evidence 高品質證據	來自隨機試驗或其他形式的一致性證據
Grade B B 級證據	Moderate Quality Evidence 中等品質證據	來自有重要限制的隨機試驗，或其他形式的非常強而有力的證據
Grade C C 級證據	Low Quality Evidence 低品質證據	來自觀察性研究、非系統性臨床觀察，或有嚴重缺陷隨機試驗的證據

3.2 睡眠呼吸中止事件每小時在 6 到 14 次之間的患者，從事關鍵性工作（例如航空公司飛行員、空中交通管理員、機車工程師、公車及和卡車司機）。

3.3 睡眠呼吸中止事件每小時≤ 5 次的患者，但有過多的與呼吸有關的覺醒（例如每小時≥ 10 次）和過度日間嗜睡。

雖然這些分類的患者在臨床研究中代表性不足，但能合理地預期他們在 PAP 治療中可以獲得相似的益處。

4. 調整和啟動

一旦符合診斷標準，PAP 治療通常在家中啟動。在醫院或睡眠中心調整治療模式的優勢是可以及時獲得儀器及穿戴裝置的調整，更可以精確辨識因藥物引起的中樞性呼吸中止事件並進一步處理。而在家中陽壓呼吸治療調整的優勢是花費低、減少離家時間、適合醫療未普及地區，以及更可以快速啟動治療。

追蹤目標：建議在 PAP 治療的前面幾週內經常追蹤患者，來確定

OSA 的症狀是否獲得緩解、睡眠品質是否改善，以及 AHI 和氧合血紅蛋白飽和度數值是否回到正常值。

1. 治療成功 - 對於達到上述目標的患者，建議持續使用 PAP，並在其使用 PAP 的終生期間對患者進行臨床追蹤。
2. 治療失敗 - 治療失敗的可能原因包括以下任何組合：
   2.1 無法遵從治療，包含病患、疾病及治療者因素。
   2.2 症狀來自其他原因，包含不充足的睡眠、不寧腿、時差、工作節律轉換、甲狀腺功能低下、末期腎病變、肝腦病變、憂鬱、焦慮或物質濫用等。
   2.3 治療不足。
3. 對於失敗、不能耐受或拒絕 PAP 治療的患者，必須個別化評估。一般建議方法如下：
   3.1 少數 OSA 患者可能存在可手術矯正的氣道阻塞（例如扁桃腺肥大）或解剖結構（例如下巴後縮）。在這種情況下，手術可能有效治療 OSA（例如扁桃腺切除手術、上顎下顎前移手術（圖 2-2 爲患者術前術後之 X 光）、懸雍垂軟顎成型手術）。在某些情況下，鼻部手術（例如鼻息肉切除手術）有時可作爲輔助手術以提高 PAP 治療的有效性。

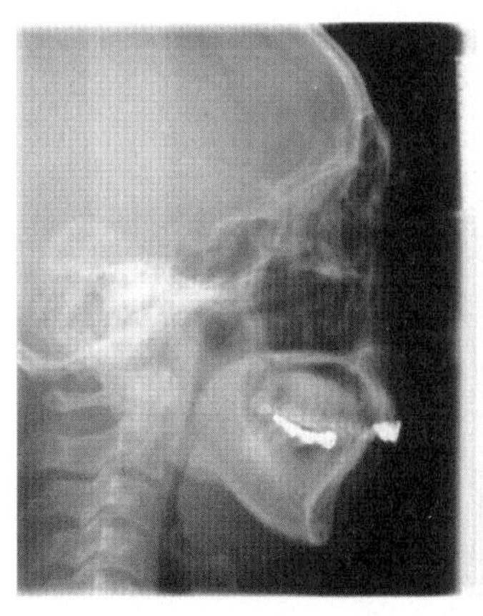

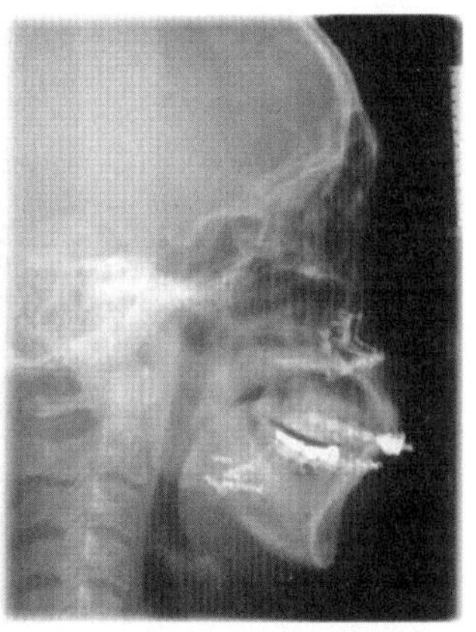

圖 2-2　Bimaxillary protrusion 上顎下顎前移手術前後氣道變化

   3.2 對於失敗、不能耐受或拒絕 PAP 治療且無法手術矯正的患者，其他治療選擇包括舌下神經刺激 HNS 或口腔裝置。兩種治療都有各自有優缺點，選擇取決於是否存在內科共病症、手術適應症、及患者個人價值觀及偏好、成本和可用性。另外，保險的限制在某些患者身上也可能出現限制。表格總結了舌下神經刺激治療 HNS（表 2-2）與和口腔矯正器具（表 2-3）的建議選擇標準。

表 2-2　舌下神經刺激治療之病人選擇標準

參數	標準
年齡	>=18 歲
AHI	15-65 次 / 小時
BMI	<35 kg/m2
中樞性或混合性呼吸中止	少於所有事件的 25%
藥物誘發睡眠內視鏡檢查結果	軟顎咽喉 velopharynx（圖 2-3）或軟腭沒有完全塌陷
PAP 治療失敗或拒絕使用	是

* 註：美國的商業醫療保險使用舌下神經刺激治療需要 BMI 小於 < 32 kg/m^2，而歐洲的醫療照護則是延伸至 BMI 小於 < 35 kg/m^2 的患者使用

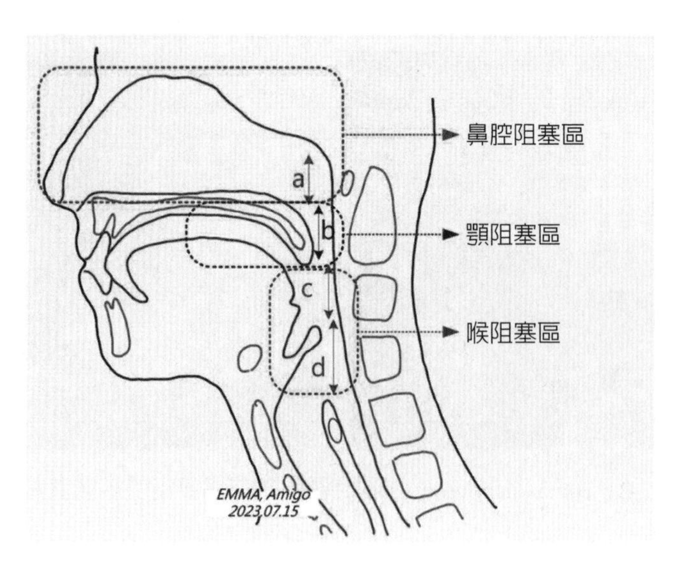

圖 2-3　顎咽的解剖示意圖（a、b、c、d 分別為鼻咽、顎咽、口咽與下咽）

表 2-3　使用下顎前伸矯正器反應良好的因素

年輕
女性
低 BMI
小頸圍
較不嚴重的睡眠呼吸中止
仰臥時出現的睡眠呼吸中止
健康的牙齒和良好的下顎前伸的範圍
較長的上顎骨
較小的口咽部
較小的上下牙齒前後方向的重疊程度

3.3 對於大多數患者，並不建議使用藥物來治療 OSA（1B 級，如表 3）。目前有多種藥物經研究已成爲 OSA 的潛在治療劑（包括 theophylline、acetazolamide、sulthiame、desipramine、oxybutynin、atomoxetine, reboxetine、sulthiame、dronabinol 等）。然而，上述這些藥物卻沒有一個可以證明足夠有效且可以保證常規使用。這些藥物被保留當作失敗、不耐受或拒絕 PAP 治療、口腔矯治器或手術患者的最後選擇。

4. 持續性嗜睡——患有持續性嗜睡且已充分治療 OSA，並已合理排除白天嗜睡等其他原因的患者，可能適合使用 modafinil、armodafinil 或 solriamfetol 等中樞神經興奮劑。

四、對於中樞性睡眠呼吸中止的治療

CSA 的治療應考慮治療 COPD 或其他內科疾病（如心衰竭）。某些患者在開始使用 CPAP 治療 OSA 期間會出現中樞性呼吸中止，這種現象稱爲治療引起的 CSA。治療引起的 CSA 的治療通常建議**持續 CPAP** 治療，許多患者會自行改善。如果患者沒有改善（且沒有同時合併心衰竭），可以改用自適應伺服通氣（ASV）；而雙層氣道正壓面罩（BPAP）也是合理的替代治療選擇。

五、對於睡眠相關的低血氧治療

1. 需要治療的標準

嚴重清醒低血氧（動脈氧分壓（PaO_2）≤ 55 mmHg 或脈搏氧飽和度（SpO_2）≤ 88%）的患者符合長期氧氣治療（LTOT）的標準，並且明顯受益於夜間氧氣治療。然而，夜間吸氧對於輕中度低血氧和夜間低飽和度患者的益處尚未得到明確證明。在沒有嚴重的白天低血氧的情況下，我們爲夜間血氧飽和度降低（SpO_2 ≤ 88%）且具有低氧血症相關症狀的患者開出夜間吸氧的處方（表 2-4）。在排除其他 SRBD 後，睡眠相關低氧血症的治療通常以低氧血症的嚴重程度和持續時間以及相關的臨床症狀來引導。如果符合治療標準，通常使用鼻導管提供補充氧氣，目標將 SpO_2 維持在 90% 至 95% 的範圍。

表 2-4 長期使用氧氣治療的標準

一般標準
PaO_2 ≤ 55 mmHg 或 SpO_2 ≤ 88%
出現肺源性心臟病的標準
PaO_2 ≤ 59 mmHg 或 SpO_2 ≤ 89%
心電圖上出現肺源性心臟病 P 波的證據
血細胞比容 >55%
右心衰竭的臨床證據
特殊情況
PaO_2 ≥ 60 mmHg（7.98 kPa）或 SaO2 ≥ 90% 患有肺部疾病和其他臨床需求，例如睡眠呼吸中止伴夜間血氧飽和度無法透過 CPAP 治療。

如果患者在休息時符合標準，氧氣可以在睡眠和運動期間給予並適度調整。
如果患者在休息時血氧飽和度正常，但在運動時血氧飽和度降低（$PaO_2 \le 55$ mmHg），則通常規定在運動期間使用氧氣。對於睡眠期間氧飽和度降低（$PaO_2 \le 55$ mmHg）的患者，可能需要使用 PSG 進一步評估。

六、對於睡眠相關換氣不足的治療

患有嚴重慢性阻塞性肺病並伴有間歇性或持續性日間高碳酸血症的患者，即使在沒有 OSA 的情況下，也常常會在睡眠期間出現更嚴重的通氣不足症狀。

- 非侵入性通氣（NIV）：例如 CPAP 或 BPAP，在這些患者中的作用尚不清楚而且數據有限。但是睡眠品質差和／或白天嗜睡的患者更有可能在此治療中受益。

夜間 NIV 合併氧氣使用可能爲白天高碳酸血症患者提高存活率，但不一定能提高生活品質。在某些研究中，夜間 NIV 合併氧氣比單獨提供氧氣，更能改善睡眠品質及白天血氧。對睡眠和白天血氧的好處歸因於呼吸力學的改善，例如用正壓減少肺部的顯微擴張不全、防止肺內氣道塌陷以及減少呼吸費力，這些都能讓慢性疲勞的呼吸肌肉獲得休息。

對於因 COPD 導致的睡眠相關通氣不足的患者，如果在住院期間尚未進行治療調整，通常會在睡眠實驗室開始進行 PAP。

- 藥物治療：progestational agent 孕激素、theophylline 茶鹼、acetazolamide 和 protriptyline 等呼吸興奮劑曾用於治療高碳酸血症，但療效有限而且未能持續，它們很少用於這種適應症。

參考文獻

1. Kenneth R. Casey, Kathia Ortiz Cantillo, Lee K. Brown,Sleep-Related Hypoventilation/Hypoxemic Syndromes, *Chest*, Volume 131, Issue 6, **2007**, pp. 1936-1948.
2. Böing, S., &Randerath, W. J. (**2015**). Chronic hypoventilation syndromes and sleep-related hypoventilation. *Journal of thoracic disease*, *7*(8), 1273-1285.
3. American Academy of Sleep Medicine. *International Classification of Sleep Disorders*, 3rd ed, American Academy of Sleep Medicine, **2014**.
4. Meir H Kryger, Atul Malhotra, Obstructive sleep apnea: Overview of management in adults. UpToDate. Waltham, MA. UpToDate Inc. http://www.uptodate.com (Accessed on July 04, 2023.)
5. David Schulman, Polysomnography in the evaluation of sleep-disordered brething in adults. UpToDate. Waltham, MA. UpToDate Inc. http://www.uptodate.com (Accessed on July 04, 2023.)
6. M Safwan Badr, Sleep-related breathing disorders in COPD. UpToDate. Waltham, MA. UpToDate Inc. http://www.uptodate.com (Accessed on July 10, 2023.)

第三章 高度嗜睡之中樞性睡眠障礙

吳明峰

記得稍早幾年，曾對一位男大學生進行白天多重睡眠潛伏期檢查，第一眼看見他的時候，發現他的門牙有受損；一問之下，才知道原來是之前在騎機車的路上，突然睡著，讓他連人帶車慘摔在地，下巴就剛好撞到停放在路邊的砂石車，門牙因而斷裂。更令人更印象深刻的是，在替他裝置腦波線的過程，突然一陣沉默，從電腦螢幕中才發現他的腦波早已呈現了睡眠狀態。

從這狀況可以得知嗜睡（Hypersomnolence），是非常惱人的狀態，它不僅影響個人的工作成效，也容易引發交通意外，使我們在生活中產生許多不便。這個症狀通常是因爲睡眠時間不足和睡眠品質不良造成，或是藥物與其他疾病所導致，而它更是醫師在判斷病患是否爲猝睡症（Narcolepsy）的關鍵特徵。本章節將針對中樞型嗜睡症的症狀與機轉作說明，也提供診斷的分類跟治療方法的參考。

本書第一篇詳列了 ICSD-3 中樞型嗜睡症（Central disorders of hypersomnolence）的類別；其中，第一型猝睡症（Narcolepsy type 1, NT1）、第二型猝睡症（Narcolepsy type 2）、特發性嗜睡症（Idiopathic hypersomnia, NT2）與克萊恩 - 李文症候群（Kleine-Levin syndrome, KLS）皆是本章節呈現的重點。

正常的睡與醒調控，是一個很精緻卻又複雜的神經傳導過程。參與的神經核如藍斑核（Locus coeuleus, LC），是一對位於橋腦背側第四腦室旁的神經核；中縫核（Raphe nuclei, RN）位於腦幹中縫附近狹窄區域內與位於下視丘後核的結節乳頭體核（Tuberomammillary nucleus, TMN）等，分別分泌去甲腎上腺素（Noradrenaline, NA）、血清素（Serotonin）與組織胺（Histamine）等促醒神經傳導物質投射到腦皮質以維持清醒。[1] 倘若這幾個物質濃度變低或者其他因素抑制神經核的表現，將會降低維持清醒的能力，而表現出嗜睡的症狀。

猝睡症在不同種族與國家之盛行率差異極大。平均來說，全球每 10 萬人約有 20-50 人。最低是以色列的每 10 萬人有 0.23 人；而最高的則是日本，每 10 萬人則爲 160 人。[2] 但無論哪個國家，發作的年齡則爲 15 歲跟 35 歲爲主的兩個高峰。[3]

造成猝睡症的機制非常複雜，也尚未徹底破解，但與身體狀態、神經傳導物質的交互作用，以及外部因素的誘發脫離不了關係。就參與的神經核來說，腦部下視丘背中核（Dorsomedial hypothalamus, DMH）區域及鄰近核區有一群食慾素神經細胞（Orexin neurons），能製造與分泌食慾素（Orexin/hypocretin）並投射到不同的腦區，包含驅動藍斑核、中縫核與中縫核分泌促醒神經傳導物質的濃度，同時，也會抑制外背側被蓋核（Laterodorsal tegmental nucleus, LDT）與腳橋被蓋核（Pedunculopontine tegmental nucleus, PTT）降低促進快速動眼期的乙醯膽鹼濃度（Acetylcholine, Ach）。[1-3] 然而，當病毒或其他環境因素誘發 T 細胞調介的 DQB1*0602 等一連串的免疫作用，而攻擊了自己的食慾素神經細胞，減低食慾素濃度，弱化維持清醒能力。整個過程，也伴隨有快速動眼期現象，如睡眠麻痺症（Sleep paralysis）、入睡前的幻覺（ Hypnagogic hallucinations ），以及猝倒（Cataplexy）等情形，這是目前第一型猝睡症爲明確的機轉。[4-5]

診斷第一型猝睡症（表 3-1）除嗜睡情形過 3 個月外，需 MSLT 平均入睡時間小於（或等於）8 分鐘，SOREM 至少有兩次；且須有猝倒或食慾素濃度低下（<110 pg/mL）。MSLT 的做法，則請參考本書第二篇第三章。

中樞型嗜睡症的第二型猝睡症、特發性嗜睡症與克萊恩 - 李文症候群的機轉則並不清楚。[3] 在同一世代族群的研究發現，第二型猝睡症的盛行率大約 0.2%，超過第一型猝睡症的 0.07% 約 3 倍。[3] 由於兩型的 MSLT 檢查皆爲陽性，且第二型猝睡症只有大約 20% 的食慾素濃度爲異常，實驗室檢查無法區分這兩型的差別。因此，「猝倒」的有無，即成爲第一型與第二型猝睡症較爲明顯的分類依據。

表 3-1　中樞型嗜睡症疾病分類主要特徵

症狀	第一型猝睡症	第二型猝睡症	特發性嗜睡症	克萊恩-李文症候群
嗜睡時間	＞3 個月 *	＞3 個月 *	＞3 個月 *	＞3 個月 *
猝倒	✓ *[A]	✗	✗	✗
入睡前的幻覺	✓			
睡眠麻痺	✓			
每次睡眠時間			>10 小時	>18 小時
睡眠慣性時間			很長	
實驗室檢查	第一型猝睡症	第二型猝睡症	特發性嗜睡症	克萊恩 - 李文症候群
MSLT 檢查 - 平均入睡時間	≦ 8（分鐘）*	≦ 8（分鐘）*	≦ 8（分鐘）	
MSLT 檢查 - SOREM	≧ 2（次）*	≧ 2（次）*	＜2（次）*	
食慾素濃度	<110（pg/mL）*[B]	正常	正常	正常

* 爲必要條件；A 或 B 可任一個；克萊恩 - 李文症候群需伴隨認知障礙或飲食改變。

特發性嗜睡症的盛行率更低；與猝睡症在實驗室檢查上，MSLT 平均入睡時間雖然是小於 8 分鐘，但其 SOREM 次數則爲 0～1 次。除此之外，特發性嗜睡症每次睡眠時間可能會長達 10 小時以上，且醒後混沌的睡眠慣性（Sleep inertia）時間非常久，這與猝睡症的醒來狀態，有所不同。

克萊恩 - 李文症候群是中樞性嗜睡中最少的，統計上約爲百萬人口有 1 倒 5 例，[3] 且大多爲男性，並在 12 到 20 歲開始發作。由於這類病人相當會睡，每次大於 18 小時是很常見的。也因此，並不容易進行 MSLT 的檢查。克萊恩 - 李文症候群與特發性嗜睡症都無猝倒的症狀，食慾素濃度也都正常，但醒後的睡眠慣性時較短，可以作爲特發性嗜睡症的區別。

中樞性嗜睡所產生的症狀，對於生活品質、學習的表現、交通或工作意外，以及心智上的影響都相當的大。[5] 因此，正確的鑑別診斷，可以透過藥物進行改善。表 3-2 爲一份針對猝睡症治療藥物的主要效果之統合分析整理。[5] 可以看到幾乎所有藥物對於嗜睡度都有改善的效果，而 Methylphenidate 則是以維持清醒度（Maintenance of wakefulness test, MWT）來做臨床證據。健保藥 Modafinil，在猝倒、生活品質與疾病嚴重度都有不錯的效果，但若以猝倒來說，則以 Pitolisant 的表現最好。不過這些使用都得需要經過專科醫師針對個案做評估，與劑量的調整。

表 3-2　猝睡症治療藥物的比較

	嗜睡*	猝倒	生活品質	疾病嚴重度
Armodafinil	下降 4.7			38.0%
Clomipramine$^{\Phi}$	下降 3.2			
Dextroamphetamine	下降 5.0	下降 33.0%		
Modafinil$^{\Phi}$	下降 2.8	下降 25.7%	PCS 提高 0.5 MCS 提高 3.5	19.0%-72.0%
Pitolisant	下降 3.8	下降 56.1%		17.0%
Sodium oxybate	下降 3.3	下降 9%	PCS 提高 1.8 MCS 提高 1.7	58.0%
Methylphenidate$^{\Phi}$	MWT 提升 2.9 分鐘			89.7%

* 嗜睡以 ESS 評估，請參考本書第二篇第一章；PCS 與 MCS 分別爲生理構面分數（Physical Component scale）與心理構面分數（Mental Component Summary）；疾病嚴重以 7 分臨床整體印象評估表（7-point clinical global impression of change, CGI-C）當依據。Φ：健保用藥。

表 3-3　特發性嗜睡症治療藥物的比較

	嗜睡*	生活品質	睡眠慣性	疾病嚴重度
Clarithromycin	下降 3.3	提高 9.7		71.0%
Modafinil$^{\Phi}$	下降 3.0-6.0			36.0%-58.8%
Pitolisant	下降 2.7			
Sodium oxybate	下降 2.7		71.0% 有差	

註記如表 3-2

睡眠慣性很長是特發性嗜睡症很重要的特徵，Sodium oxybate 在實驗組與控制組的比較下，有高達 71.0% 的改善效果。Clarithromycin 在生活品質與疾病嚴重度的控制，則顯得相當出色。Lithium 與 Methylprednisolone 兩種健保用藥對於克萊恩 - 李文症候群的嚴重度改善分別有 79.5% 與 46.6% 的臨床表現，除此之外，並無其他較具體的參考資料。

表 3-4　克萊恩 - 李文症候群治療藥物的比較

	疾病嚴重度
Lithium$^{\Phi}$	79.5%
Methylprednisolone$^{\Phi}$	46.6%

註記如表 2

參考文獻

1. Mahoney, C. E.; Cogswell, A.; Koralnik, I. J.; Scammell, T. E., The neurobiological basis of narcolepsy. *Nat Rev Neurosci* **2019**, *20* (2), 83-93.
2. Chung, I. H.; Chin, W. C.; Huang, Y. S.; Wang, C. H., Pediatric Narcolepsy-A Practical Review. *Children (Basel)* **2022**, *9* (7).
3. Khan, Z.; Trotti, L. M., Central Disorders of Hypersomnolence: Focus on the Narcolepsies and Idiopathic Hypersomnia. *Chest* **2015**, *148* (1), 262-273.
4. Hong, S.-C.; Song, J. H.; Kim, T.-W.; Kim, Y.-C., Challenges in Diagnosing Narcolepsy and Idiopathic Hypersomnia. *Sleep Med Res* **2023**, *14* (1), 6-9.
5. Maski, K.; Trotti, L. M.; Kotagal, S.; Robert Auger, R.; Swick, T. J.; Rowley, J. A.; Hashmi, S. D.; Watson, N. F., Treatment of central disorders of hypersomnolence: an American Academy of Sleep Medicine systematic review, meta-analysis, and GRADE assessment. *J Clin Sleep Med* **2021**, *17*(9), 1895-1945.
6. Dauvilliers, Y.; Buguet, A., Hypersomnia. *Dialogues Clin Neurosci* **2005**, *7*(4), 347-56.

第四章 晝夜節律性覺醒障礙

張可昀

筆者從小即爲小留學生，在學生時期的時差，只要撐著不睡，隔天出去晒晒太陽維持正常作息，約莫 2、3 天即可調整好生理時差。隨著年齡增長，逐漸發現時差越來越難調整，甚至需要到 1 週以上才能調整好，而且在調整期間，經常在半夜起來當貓頭鷹！因此近幾年，筆者會搭配褪黑激素來減少調整時差的時間。

除此之外，筆者的居住地，有日光節約時間（daylight saving time），意指在夏日轉換春季時，睡眠時間會減少 1 小時，而在秋天轉換當日，則會多出 1 小時。雖然時差只有 1 小時，但是本身還是覺得有些差別。在夏季轉換時差那週，會覺得減少 1 小時的睡眠特別有疲憊感。還好，感謝夏季的太陽公公特別早起，可以加快調整生理時鐘。

一、晝夜節律定義

1.「生理時鐘」或稱內建晝夜節律（Circadian rhythm）是指所有生物體內部包含人類，具有的一種自然週期，此週期大約爲 24 小時。它是生物體透過長時間的演化，發展出的內在節律。生理時鐘控制著生物體的許多生理和行爲過程，其中包括規律的甦醒、飢餓、疲憊、入睡等生理現象。此節律主要由內分泌系統中的荷爾蒙和神經系統中的神經傳遞物質所調控。
2. 秦民謠〈擊壤歌〉中「日出而作，日落而息」醫學上稱做「睡眠 - 清醒週期」，爲人類最明顯的晝夜節律。此週期受到光線、身體活動以及松果體分泌的褪黑激素等因素的影響。生理時鐘主要由位於腦部的視交叉上核（Suprachiasmatic nucleus, SCN）所控制（圖 4-1）。它受到視覺訊

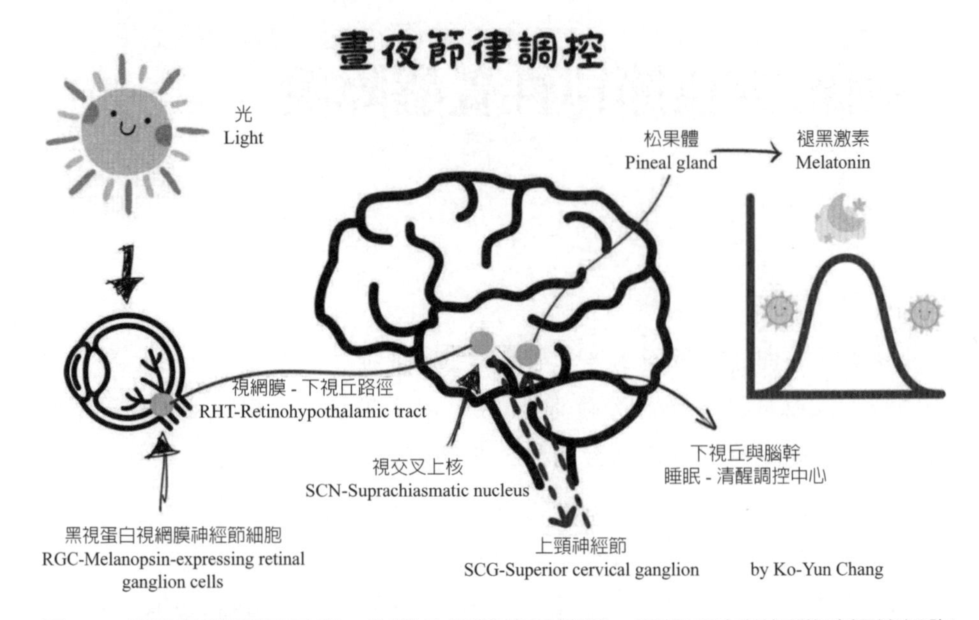

圖 4-1 晝夜節律調控系統：光進入眼睛的視網膜，黑視蛋白視網膜神經節細胞（RGCs）對光進行感應。RGCs 通過視網膜 - 下視丘路徑（RHT）傳送視覺訊息到大腦中的視交叉上核（SCN）。視交叉上核（SCN）接收到來自視網膜的光訊號，並透過內部節律調節訊息的生成和傳遞。然後通過下丘腦室旁核（PVH）向下發送信號，接著通過脊髓的中間外側細胞住，再傳達到脊髓交感神經鏈的上頸神經節（SCG）。最後，這些神經纖維通過節後神經纖維到達松果腺，刺激松果腺分泌褪黑激素（melatonin），從而調節我們的晝夜節律

息中的光線變化所影響，進而調節其他身體組織和器官的節奏。當光照暗淡時，SCN 會發出訊號促使腦體分泌褪黑激素（Melatonin），此荷爾蒙有助於調節睡眠。當光照明亮時，SCN 則抑制褪黑激素的分泌，使人們保持清醒。此外，身體活動（Physical activity）也可以影響生理時鐘。規律的身體活動和運動有助於調整生理時鐘，提高清醒感和改善睡眠品質。

總結來說，光、身體活動和褪黑激素等因素是人類生理時鐘的主要同步劑，調節著我們的睡眠 - 清醒週期，幫助我們適應日夜變化並維持正常的生理功能。因此，長期破壞生理時鐘的正常節奏，如時差、夜班工作或不規律的作息時間，都可能對健康產生負面影響，包括睡眠障礙、注意力不集中、情緒波動等問題。

二、晝夜節律性覺醒障礙（Circadian rhythm sleep disorders, CRSDs）

定義：是由於睡眠 - 清醒週期與生理時鐘受到干擾或改變，導致患者出現失眠、嗜睡……等等之症狀。

常見晝夜節律性覺醒障礙有以下幾種類型：

- 提早型：睡眠相位提前症候群（Advanced sleep-phase disorder, ASPD）
- 延遲型：睡眠相位延遲症候群（Delayed sleep-phase disorder, DSPD）
- 時差症候群（Jet lag disorder）
- 輪班工作睡眠障礙（Shift-work sleep disorder）
- 不規則型睡醒週期障礙（Irregular sleep-waking disorder）
- 自由運轉型：非 24 小時睡醒週期障礙（Non-24-hour sleep-wake disorder）

1. 提早型：睡眠相位提前症候群（Advanced sleep-phase disorder, ASPD）

1.1 定義：病患特徵爲傍晚嗜睡以及清晨過早甦醒。意指患者在晚上早於正常時間入睡，早上也比一般人早醒來。除此之外，病患的核心體溫以及褪黑激素濃度變化也有提前的情形。

1.2 此類病人是罕見的，盛行率未知。老年人、神經發育障礙或神經發展障礙的人較容易有此類的疾病。

1.3 治療方法：

- 照光治療：以明亮的光線，延遲生理時鐘和睡眠週期（於晚上接受光線照射幾小時，大部分從晚上 7 點到 9 點）。
- 安眠藥：可維持清晨的睡眠。

2. 延遲型：睡眠相位延遲症候群（Delayed sleep-phase disorder, DSPD）

2.1 定義：特徵是患者會有入睡困難，很難在預定的時間醒來，並且於白天容易過度嗜睡。

2.2 根據研究，睡眠相位延遲症候群的盛行率會因不同人群而有所變化，其總盛行率約 0.1～10%，為最常見的睡眠障礙，常見於青少年。

2.3 因常見於青少年以及年輕成年人，並且患者容易白天過度嗜睡，因此容易影響患者的學業成績，也有較高的比例抽菸、飲酒和物質濫用、焦慮和抑鬱。

2.4 典型 DSPD 病人的睡醒週期延遲：會在凌晨 2 點到 6 點之間入睡，並在上午 10 點至下午 2 點間醒來。此外，病人的核心體溫以及晚間褪黑激素濃度變化也有延後的情形。

2.5 治療方法：目標在於將睡眠週期調整到正常或病人希望的時間。

- 時間治療法（Chronotherapy）：每隔幾天就把作息時間延後 3 小時，直到達到期望的睡眠時間。
- 照光療法：在早晨接觸明亮的光線，特別是日光，有助於提早調整生物節律。
- 褪黑激素：睡前 5～7 小時使用，可將睡醒週期提前，也可改善病人的生活品質。
- 規律的生活習慣：建立規律的作息時間，保持一致的睡前儀式和放鬆活動，有助於穩定睡眠相位。

3. 時差症候群（Jet lag disorder）

3.1 故事：王小姐為空服員，因為工作需要，常常需要跨時區從台灣飛往時差 12 小時的美國，也因為時差關係，抵達美國時為當地晚上 10 點，台灣早上 10 點，因此小憩數小時後，就會於凌晨 2 點到 3 點醒來，無法繼續入睡，而隔天雖然不用飛行，但確精神不濟，於美國早晨仍然想睡，也無飢餓感覺。

3.2 定義：是一種由於快速穿越多個時區（通常至少要跨過兩個時區的飛機航程），導致生理時鐘無法立即適應新的時區時，因而產生時差症候群（圖 4-2）。

3.3 常見症狀包括：疲勞和精神不濟，睡眠障礙（失眠、睡眠質量下降，在錯誤時間感到困倦和想睡），消化不良（胃腸不適、食慾改變、腹痛、便秘或腹瀉），失去節律感。

3.4 時差症候群的症狀持續時間以及嚴重度取決於飛行方向（向東飛行不適感更明顯）、旅行者橫跨的時區數量以及個人的適應能力。症狀通常會於 1～2 週內改善或消失。一般而言，時差症候群在跨越三個或更多時區時更爲明顯，而在跨越一個或兩個時區時可能影響較小。

為何向東飛行，比向西飛行，時差帶來的不適感更明顯？

- 舉例：從台灣向東飛往韓國首爾第一天，到了晚上 11 點想上床睡覺，卻怎麼睡都睡不著；但是從台灣向西飛往越南胡志明市第一天，到了晚上 11 點，一躺上床就睡著了，甚至 11 點的時候，就開始疲倦。此原因來自於向東飛行，時間快了一小時，首爾當地晚上 11 點，生理時鐘覺得自己還在 10 點鐘，尚未到睡覺時間；而向西飛行，時間則變慢一小時，胡志明市當地時間晚上 11 點，生理時鐘已經覺得是半夜 12 點，到了睡覺時間。

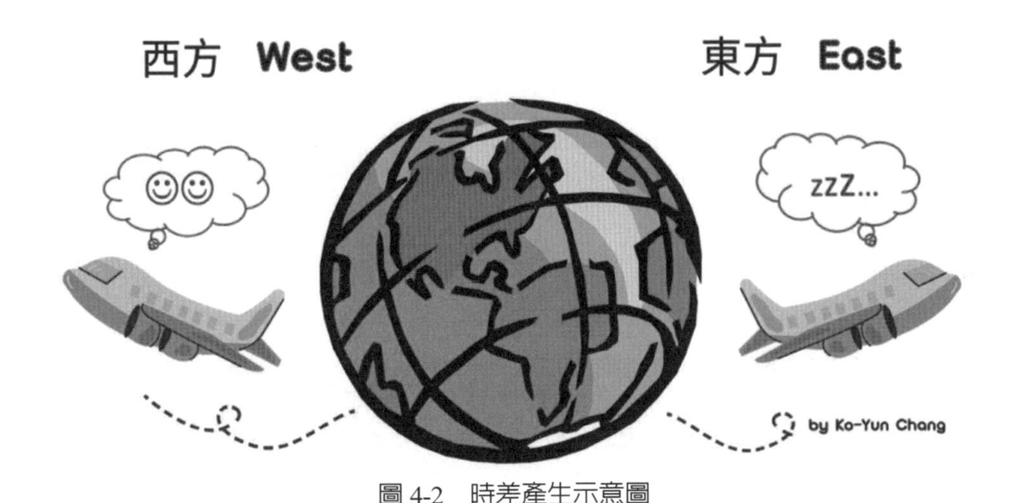

圖 4-2　時差產生示意圖

3.5 治療方法：

- 提前調整作息：在出發前，逐漸將生理時鐘往新的時區調整。
  適應當地時間：在抵達目的地後，盡量按照當地的時間進行活動，包括進食、睡眠和活動。
- 適度暴露於光線：在當地的白天盡量多接觸自然光線，這有助於調節生理時鐘。

- 藥物：褪黑激素（抵達後睡前服用 2～5mg，最多 4 天）、安眠藥（Zolpidem 10mg，最多 3 天）。

4. 輪班工作睡眠障礙（Shift-work sleep disorder）

4.1 故事：王小姐爲護理人員，在醫院工作因常需要輪三班，在年輕時不太會有入睡困難或失眠等問題。但近幾年開始常常覺得睡眠品質變差，並且睡睡醒醒、肩頸痠痛，工作時心情煩躁，無法專心。

4.2 定義：在工作輪班時，由於不規則的工作時間表和作息節律的改變，造成了睡眠困難或睡眠品質下降的問題。這種睡眠障礙常見於需要在夜間或非標準工作時間工作的人，例如醫護人員、消防員、警察、航空業者、酒店接待員等。

4.3 在工業化國家中，輪班工人約占勞動力的 20%。而一般族群中，輪班工作睡眠障礙的患病率約在 1～4% 之間，在輪班工人中的患病率則介於 10～33% 之間。根據勞工安全衛生研究所對台灣地區勞工工作型態的調查，近五分之一的員工從事某種形式的輪班工作（表 4-1）。這些輪班勞工普遍報告睡眠不足的問題，比例高於從事日班工作的勞工。雖然輪班勞工和日班勞工的平均睡眠時間幾乎相同，但輪班勞工的睡眠品質較差。

表 4-1　台灣地區勞工工作型態

固定日班	輪班制	不固定班	固定小夜班	固定大夜班	輪班
79.3%	8.7%	7.8%	2.7%	1.5%	16.5%

4.4 常見症狀包括：

- 過度嗜睡，失眠或兩者兼具，認知功能出現異常狀況的記憶力變差以及生活質量下降。
- 高事故風險：醒覺性和反應時間下降，因此犯錯或捲入事故的風險更高。

  舉例：通勤期間若疲勞駕駛更容易發生車禍，或者在醫療行業導致診斷錯誤、開錯處方箋、增加針扎風險等。

- 健康問題包含：心血管疾病、糖尿病及代謝症候群、生育能力、肥胖、焦慮以及憂鬱，甚至癌症等等。

4.5 治療方法：

- 照光治療：若是夜班則開始照光至下班前 2 小時；於早晨時戴墨鏡避開強光。
- 藥物：褪黑激素（睡前服用 1～3mg）
- 促進清醒物質：
  - ◆ 上班前 1 小時使用咖啡因（避免睡前使用）。
  - ◆ 美國 FDA 核准 Modafinil 和 Armodafinil 等促醒藥治療與輪班工作相關的嗜睡之臨床適應症。

5. **不規則型睡醒週期障礙**（Irregular sleep-waking disorder）

5.1 定義：此類病人一整天至少有三個睡眠期，且缺乏單一完整的睡眠。其特徵是睡眠和清醒的時間沒有明確的節奏和模式，原因可能爲內在晝夜節律功能失調，或是缺少活動、光線以及其他影響晝夜節律的重要社會因子。

5.2 此類睡眠障礙在一般人群中發生率較低，其流行病學之相關數據也相對有限。且發病率於性別或族群差異並無明顯差異。常見於老年人，尤其有神經退化型疾病之老人較常見，如：阿茲海默症（Alzheimer disease），人格障礙（PD），亨廷頓舞蹈症（Huntington disease, HD）；或者安養機構的老人、智能障礙的兒童、腦傷病人以其有精神方面疾病之病人如：思覺失調症（Schizophrenia）或雙向情緒障礙症（Bipolar disorder）。

5.3 治療方法：目標在於建立病患固定的睡眠和清醒時間：

- 增加病患接觸光線和活動量（圖 4-3）。
- 智能障礙兒童：可給予外源性退黑激素。

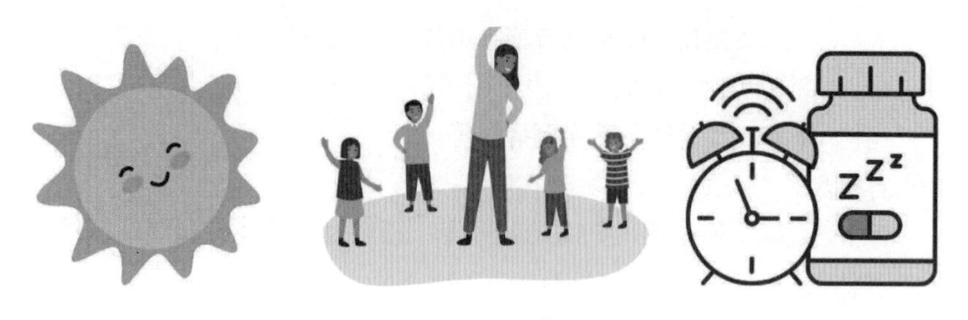

圖 4-3　不規則型睡眠週期障礙治療示意圖

6. **自由運轉型：非 24 小時睡醒週期障礙**（Non-24-hour sleep-wake disorder）

6.1 定義：特徵是病患的睡眠 - 清醒週期不符合正常的 24 小時日夜循環。意指病患的休息 - 活動週期通常會逐日推遲，所以睡眠期有時候會在白天。若病人在這狀況下想要在晚上睡覺，因病患的睡眠期已經移置白天，所以可能會發生夜間失眠以及白天過度嗜睡的狀況。

6.2 這類睡眠障礙常見於完全失明或視覺受損的人，但也可能出現於腦損傷或視力正常的病人。文獻上指出約莫 63% 發生於完全失明的病人，5～15% 於其他視覺受損類型的病人。

6.3 治療方式：主要以病人希望入睡時間爲主：

- 養成規律的睡眠習慣。
- 褪黑激素：睡眠時間前 1 小時服用。因疾病常見於盲人，對於晝夜光線感覺能力喪失，因此褪黑激素是最常使用的方法。

參考文獻

1. *Principles and Practice of Sleep Medicine*- 2 Volume Set 7th Edition by Meir H. Kryger MD, FRCPC (Author), Thomas Roth PhD (Author), Cathy A Goldstein MD (Author)
2. 圖解睡眠醫學（第二版）(Atlas of Clinical Sleep Medicine, 2nd Edition)中文版

3. https://sleepopolis.com/calculators/jet-lag/
4. 當代醫學第39卷第7期第507-513頁2012年7月15日發行
5. 中華民國勞動部全球資訊網
6. 台灣家庭醫學醫學會https://www.tafm.org.tw/ehc-tafm/s/viewDocument?documentId=158a5820434e4ae183e76538901cae9d
7. 美國睡眠醫學學會(AASM) http://sleepeducation.org/essentials-in-sleep/shift-work
8. Emerson M. Wickwire, Jeanne Geiger-Brown, Steven M. Scharf, Shift Work and Shift Work Sleep Disorder Clinical and Organizational Perspectives. *Chest*. **2017** May; 151(5): 1156-1172.
9. American Academy of Sleep Medicine. *International Classification of Sleep Disorders*. 3rd ed. Darien, IL : American Academy of Sleep Medicine; **2014**.
10. Uchiyama M, Lockley SW. Non-24-hour sleep-wake syndrome in sighted and blind patients. *Sleep Med Clin*. **2009**.; 4(2): 195-211
11. Futenma, K., Takaesu, Y., Komada, Y., Shimura, A., Okajima, I., Matsui, K., Tanioka, K., & Inoue, Y. (**2023**). Delayed sleep-wake phase disorder and its related sleep behaviors in the young generation. *Front. Psychiatry* 14:1174719.

第五章 異睡症

吳明峰

約略記得我們家老大一兩歲的時後，有次半夜驚聲尖叫地哭了起來；起初以爲又是腸絞痛的問題發作，安撫了幾分鐘仍不見好轉，又怕深夜打擾到鄰居，於是開車想要送到醫院尋求醫療支援。當行車不到一半的距離，發現她不再尖叫哭泣了，恢復了萌樣且安穩的在汽車座椅上睡了起來。現回想起來，那正是小孩夜驚（Sleep terrors）的症狀。

類似夜驚或睡走症（Sleep walking ）等疾病，常讓家長半夜焦慮。本章節將介紹這些在睡眠中產生的各種異常行爲或現象等異睡症分類與診斷。

異睡症（Parasomnias）是睡眠期間常伴隨著情緒變化與異常行爲的一群疾病；因爲此類疾病可能導致本身或床伴的受傷與睡眠干擾，以及衍生的身心健康問題，雖然疾病機轉目前尚不明確，但藉由臨床症狀的觀察與診斷，則可以作疾病的分類。根據 2014 年國際睡眠障礙分類第三版（International Classification of Sleep Disorders, 3rd ed., ICSD-3），異睡症分爲非快速動眼期相關異睡症（NREM-related parasomnias）、快速動眼期相關異睡症（REM-related parasomnias）與其他異睡症（Other Parasomnias）等三大類。[1-2]

混淆覺醒（Confusional arousals）、睡走症（Sleep walking）、夜驚與睡眠相關飲食障礙（Sleep-related eating disorder）屬於非快速動眼期睡眠覺醒障礙之類別。其中，前三項爲覺醒障礙（Disorder of arousal, DOA），發生於熟睡期與覺醒轉換的過程，並具有家族史遺傳的共同特徵，而當事件發生後，大多數並無任何記憶的印象。[3] 一項針對 1600 位 15 歲以上的研究發現，共有 45 位（2.8%）屬於此類疾病；他們表現出鮮明的特徵，如非恢復性的睡眠、暴力和複雜或怪異行爲。[4] 另有其他研究統計，小孩之覺醒障礙盛行率約 13% 到 39%，成年人則約 1.6% 到 2.4%。[5] 覺醒障礙可能於基因遺傳，家族史是爲前置因子（Predisposing factor）；當誘發因子（Priming factors）如睡眠剝奪、患有睡眠呼吸中止、下肢週期動趾症或喝酒與鎮靜劑等藥物，則會造成混淆覺醒症的發作；倘若有外在的持續因子（Precipitating factors），如噪音等刺激，則會更爲惡化。[5]

覺醒障礙一般診斷，須包含下列五項：[6]

1. 具有從睡眠中不完全清醒反覆發作的片段。
2. 在此發作的過程，對其他人的介入缺乏反應或反應不適當。
3. 有限度的認知，或沒有任何夢境意象。
4. 對發作的事件部分或完全遺忘。
5. 此發作的睡眠困擾，無法以其他睡眠障礙或藥物的誘發來做更好的解釋。

覺醒障礙中的混淆覺醒症，是在深睡突然醒來時，處於半睡半醒之間的狀態，有著語言或行爲的異常，包含如昏昏沉沉、喪失方向感，有時會有哭泣或呻吟情形，發作持續時間大約爲 5～15 分鐘。[2] 在 3～13 歲孩童的盛行率約爲 17.3%。除覺醒障礙爲一般診斷條件外，混淆覺醒症須另外包含下列兩條件做爲診斷依據：

1. 發作時，患者躺在床上出現精神錯亂或行爲混亂。
2. 當離床後，則沒有驚恐或走動的現象。

睡走症是患者由慢波睡眠覺醒時，處於意識改變狀態時發生的一系列複雜行爲的結果。在發作期間，常顯得困惑或茫然，眼睛通常是睜開的；此外，可能會喃喃自語或對問題給出不恰當的答案。此症狀也是異睡病常見的類型，10 歲前的孩童之盛行率約 13%。[1-2] 由於睡眠腦波量測技術的進步，在熟睡期發作的 Sleep walking 一詞，若翻譯爲「夢遊」容易誤解爲快速動眼期產生；相反的，以睡走症更足以描述其臨床特徵。

睡走症的診斷標準除覺醒障礙一般診斷條件外，須有離床後有走動或複雜行爲產生的現象。[2,5]

夜驚影響 1% 至 6% 的兒童，其中 5 至 7 歲的發生率最高；[3] 發作時，通常會從睡眠中驚醒，於床上發出大聲尖叫並表現出強烈恐懼，並有心跳加速或瞳孔放大等神經學症狀持續 30 秒到 5 分鐘；[1] 也有研究指出，此發作可維持 45～90 分鐘之久，之後一段時間並能回床繼續睡覺。[7]

夜驚症的診斷標準除覺醒障礙一般診斷條件外，須另外包含下列兩條件做爲診斷依據：

1. 發作是突然的由睡眠中發生，通常以令人震驚的聲音（例如可怕的尖叫聲）開始。
2. 發作期間有強烈的恐懼和自主神經的跡象，包括瞳孔散大、心跳過速、呼吸急促和出汗。

睡眠相關的飲食障礙是非快速動眼期相關異睡症的一種疾病，其主要特徵是在非快速動眼期的睡眠後產生覺醒反覆發作 1～3 小時，在部分意識清醒下不自主進食的行爲，患者通常在睡醒之後無法完全記得所發生過的經歷。由於這過程導致了不明原因的肥胖使得糖尿病、動脈粥狀硬化、高血壓和心血管疾病等原發性疾病的治療更爲棘手。[8] 此外，在部分意識間進食，可能會嗆到或者誤食藥物、或其他有毒物質，也是需要留意的部分。

睡眠相關的飲食障礙在一般統計的盛行率約 1～5%，並與睡眠吸中止、下肢週期動趾症、睡走症等睡眠障礙有關，若可以治療這些睡眠障礙，也會改善睡眠相關的飲食障礙的發作。[1,6] 更值得注意的是，治療失眠的 Zolpidem（商品名史蒂諾斯）在任何劑量下都可能誘發睡眠相關的飲食障礙的發作，高劑量的比例則更顯著。[9]

睡眠相關的飲食障礙之診斷，包含下列條件：[8]

1. 從睡眠中醒來後不自主的反覆進食。
2. 反覆發作不自主的進食至少有一種下列狀況：
   - 2.1 食用有毒／不可食用的食物或物質。
   - 2.2 夜間進食對健康的不良影響。
   - 2.3 與捕捉／烹飪食物有關的與睡眠相關的傷害性行爲。
   - 2.4 進食時出現部分或完全意識喪失、無法恢復意識。
   - 2.5 排除其他原因／疾病。

經由上面的描述，基本上非快速動眼期相關異睡症在診斷上大多以病歷描述爲主，發作時間大多爲孩童年紀，且發作後大多沒有事件的印象。

由於發作時間很隨機，並不容易由臨床診斷工具如多項睡眠生理紀錄儀來發現。

快速動眼期睡眠相關異睡症包含快速動眼期行爲異常（REM sleep behavior disorder, RBD）、反覆性獨立的睡眠麻痺（Recurrent isolated sleep paralysis, RISP）與夢魘（Nightmare）。由於是在快速動眼起產生覺醒後的一系列症狀，大多於入睡後 60 到 90 分鐘後發作，與骨骼肌張力有關並且帶有夢境的成分。[10]

快速動眼期行爲異常一般盛行率約 0.5～10%；在韓國 60 歲以上民眾之盛行率則爲 2.0%。[10] 此症狀發作處於快速動眼期，因骨骼肌張力沒有喪失，導致肢體對應夢境內容產生了動作，而這些夢境通常是帶有暴力，也因此，可能導致患者或床伴的傷害。

圖 5-1 爲一位中年男子在受檢時的多項睡眠生理紀錄（30 秒腦波），其處於快速動眼期後產生覺醒，肌肉張力（Chin1-Chin2，圖中綠色訊號）上升。檢視同步影像（圖 5-2），可以看到左手在敲打牆面，再過大約 3 秒時間，整個下半身有如草上飛的動作，將棉被上拋並對牆面踢躍，大約 10 秒後又恢復睡眠。此爲明確快速動眼期行爲異常之個案。

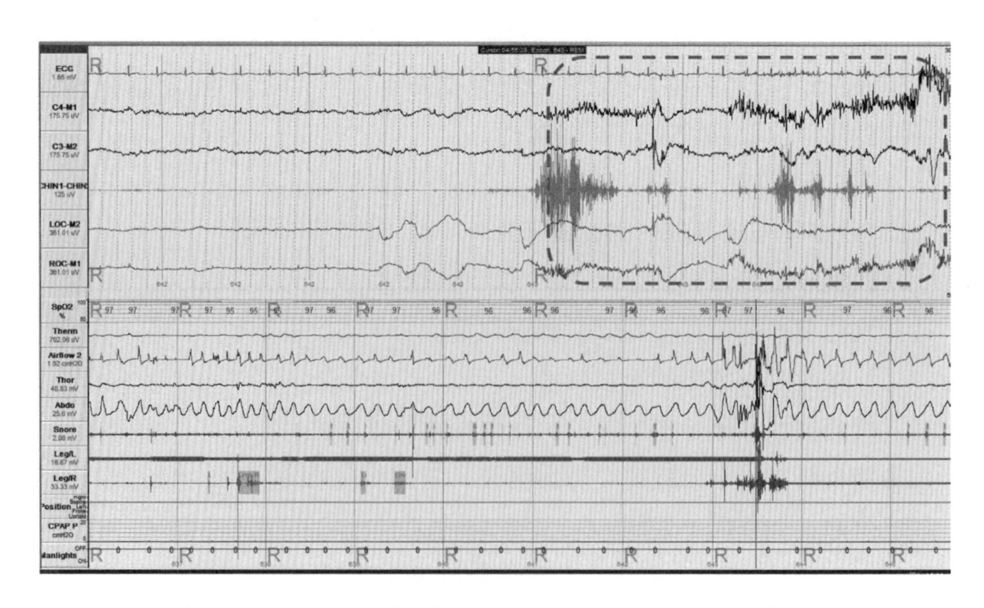

圖 5-1　快速動眼期產生覺醒（紅色虛線框）；一頁 30 秒之腦波（第 643 頁）

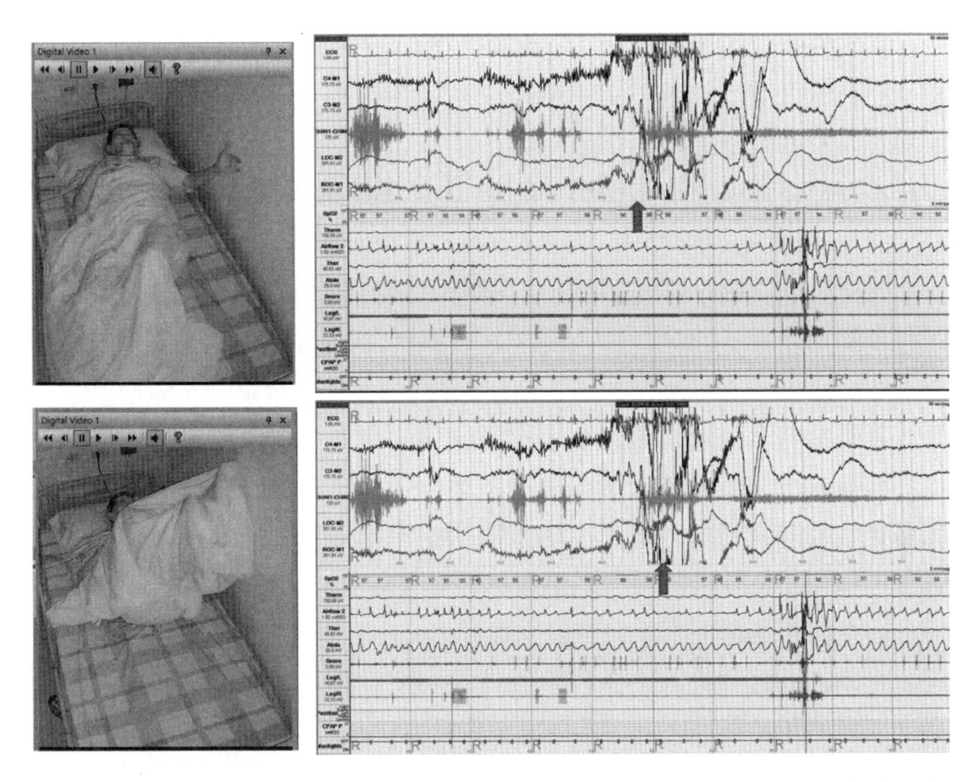

圖 5-2　快速動眼期行為異常之多項睡眠生理紀錄同步影像（紅色箭頭處為異常動作之時間點）

快速動眼期行爲異常之診斷需包含：[10]

1. 反覆出現與睡眠相關的發聲和／或複雜行爲。
2. 多項睡眠生理紀錄能確認這些行爲發生在快速動眼睡眠期間，或根據夢境發生的臨床病史，推測這些行爲發生在快速動眼睡眠期間。
3. 多項睡眠生理紀錄顯示快速動眼睡眠無肌張力麻痺（Atonia）。
4. 無法以其他睡眠障礙、精神健康障礙、藥物或物質使用來解釋該現象。

反覆性獨立的睡眠麻痺是患者在快速動眼期產生清醒時，有意識的狀態下自覺癱瘓、無法呼吸、說話或移動約幾秒到幾分鐘，此期間會伴隨著幻覺與焦慮感。[1] 研究統計指出，一般人反覆性獨立的睡眠麻痺的盛行率約爲 7.6%，但學生族群則可以高達 28.3%。[12] 晝夜節律基因的變異可能與此發病機轉有關。此外，誘發因素則包括睡眠不足、不規則的睡眠和時差。

反覆性獨立的睡眠麻痺之診斷需包含：[11]

1. 入睡時或從睡眠中醒來時經常無法移動軀幹和所有四肢。
2. 發作時持續幾秒鐘到幾分鐘。
3. 這些發作會導致臨床上顯著的痛苦，包括睡前焦慮或睡眠恐懼。
4. 無法以其他睡眠障礙、精神健康障礙、藥物或物質使用來解釋該現象。

國際睡眠障礙分類第三版將反覆性獨立的睡眠麻痺歸類在快速動眼期睡眠相關異睡症，但診斷標準僅提及入睡時，或從睡眠中醒來時無法移動軀幹和所有四肢，並無快速動眼期的定義，這可能需要進一步釐清。[12]

夢魘的特徵是反覆做噩夢，伴隨強烈的令人不安的夢，產生焦慮、憤怒或厭惡，導致長時間醒來。許多藥物，包括抗憂鬱藥、抗高血壓藥和多巴胺受體激動劑，都會誘發夢魘的發作。[1] 夢魘通常發生在年幼的兒童中，但特別是在有創傷和創傷後壓力症候群（Post-traumatic stress disorder, PTSD）的情況下，也可能出現在成人中。[10] 偶發性夢魘是一種常見現象，澳洲一般成年人之盛行率約為 22%；在芬蘭男性與女性則分別為 36.2% 與 45.1%。[11]

夢魘的診斷標準條件，須包含下列三項如下：

1. 反覆出現長時間、極度煩躁與記憶深刻的夢，此夢境內容常包含對生存、安全或身體完整性的威脅。
2. 從煩躁的夢中醒來後，該患者會迅速變得有方向性和警覺性。
3. 夢境經驗或從夢境中醒來所產生的睡眠障礙，會導致臨床上顯著的痛苦或社交、職業或其他重要功能領域的損害，如以下至少一項：
   3.1 情緒障礙（例如，持續的惡夢情緒、焦慮、煩躁不安）
   3.2 抗拒睡眠（例如，睡前焦慮、對睡眠／隨後的恐懼噩夢）
   3.3 認知障礙（例如，侵入性噩夢意象、認知障礙注意力或記憶力）
   3.4 對照顧者或家庭功能的負面影響（例如，夜間擾亂）
   3.5 行為問題（例如，逃避就寢時間、害怕黑暗）
   3.6 白天嗜睡
   3.7 疲勞或精力不足
   3.8 職業或教育功能受損
   3.9 人際／社會功能受損

相較於非快速動眼期相關異睡症，快速動眼期相關異睡症發作年齡除夢魘孩童就發作外，大多爲成年人，且發作後會有夢境的印象（表5-1）。其他異睡症如夜尿（Sleep enuresis）等，因爲盛行率較低，就不在本書討論的範圍。然而，値得留意的是，睡眠多項生理檢查雖然在異睡症扮演直接的證據並不容易，但卻可以與其他誘發的睡眠障礙如睡眠呼吸中止、猝睡症、下肢週期動趾症等疾病作區別診斷。此外，安眠藥與情緒跟壓力，也與異睡症有關，臨床診斷上，亦須留意。

表 5-1　異睡症特徵比較表

<table>
<tr><th>類別</th><th colspan="4">非快速動眼期相關異睡症</th><th colspan="3">快速動眼期相關異睡症</th></tr>
<tr><td>睡眠障礙</td><td colspan="3">覺醒障礙</td><td rowspan="2">睡眠相關飲食障礙</td><td rowspan="2">快速動眼期行為異常</td><td rowspan="2">反覆性獨立的睡眠麻痺</td><td rowspan="2">夢魘</td></tr>
<tr><td colspan="2">混淆覺醒</td><td>睡走症</td><td>夜驚</td></tr>
<tr><td>發作年齡</td><td colspan="3">3-8 歲</td><td>各年齡層</td><td>50 歲後</td><td>各年齡層</td><td>3-6 歲</td></tr>
<tr><td>睡眠期別</td><td colspan="3">睡眠第三期</td><td>睡眠第二或三期</td><td colspan="3">快速動眼期</td></tr>
<tr><td>起床</td><td>很少</td><td>幾乎</td><td>有時</td><td>總是</td><td>會</td><td colspan="2">不會</td></tr>
<tr><td>事後混淆</td><td colspan="4">有</td><td colspan="3">無</td></tr>
<tr><td>受傷風險</td><td colspan="2">低</td><td colspan="3">會</td><td colspan="2">無</td></tr>
</table>

參考文獻

1. Fleetham, J. A.; Fleming, J. A. E., Parasomnias. *Canadian Medical Association Journal* **2014,** *186* (8), E273-E280.
2. Maski, K.; Owens, J. A., Insomnia, parasomnias, and narcolepsy in children: clinical features, diagnosis, and management. *Lancet Neurol* **2016,** *15* (11), 1170-81.
3. Tinuper, P.; Bisulli, F.; Provini, F., The parasomnias: mechanisms and treatment. *Epilepsia* **2012,** *53 Suppl 7*, 12-9.
4. Baldini, T.; Loddo, G.; Sessagesimi, E.; Mignani, F.; Cirignotta, F.; Mondini, S.; Licchetta, L.; Bisulli, F.; Tinuper, P.; Provini, F., Clinical Features and Pathophysiology of Disorders of Arousal in Adults: A Window

Into the Sleeping Brain. *Front Neurol* **2019,** *10*, 526.

5. Loddo, G.; Lopez, R.; Cilea, R.; Dauvilliers, Y.; Provini, F., Disorders of Arousal in adults: new diagnostic tools for clinical practice. *Sleep Science and Practice* **2019,** *3* (1), 5.
6. Mainieri, G.; Loddo, G.; Provini, F.; Nobili, L.; Manconi, M.; Castelnovo, A., Diagnosis and Management of NREM Sleep Parasomnias in Children and Adults. *Diagnostics (Basel)* **2023,** *13* (7).
7. Van Horn NL, Street M. Night Terrors. [Updated 2023 May 29]. In: StatPearls [Internet]. Treasure Island (FL): StatPearls Publishing; 2023 Jan-. Available from: https://1www.ncbi.nlm.nih.gov/books/NBK493222/
8. Blaszczyk, B.; Wieczorek, T.; Michalek-Zrabkowska, M.; Wieckiewicz, M.; Mazur, G.; Martynowicz, H., Polysomnography findings in sleep-related eating disorder: a systematic review and case report. *Front Psychiatry* **2023,** *14*, 1139670.
9. Ho T, Jimenez A, Sanchez I, Seeger C, Joseph M. Sleep-related eating disorder associated with zolpidem: cases compiled from a literature review. *Sleep Med X.* **2020** Jul 18;2:100019
10. Howell, M. J., Rapid Eye Movement Sleep Behavior Disorder and Other Rapid Eye Movement Parasomnias. *Continuum (Minneap Minn)* **2020,** *26* (4), 929-945.
11. Stefani, A.; Högl, B., Nightmare Disorder and Isolated Sleep Paralysis. *Neurotherapeutics* **2021,** *18* (1), 100-106.
12. Ramos, D. F.; Magalhães, J.; Santos, P.; Vale, J.; Santos, M. I., RECURRENT SLEEP PARALYSIS - FEAR OF SLEEPING. *Rev Paul Pediatr* **2020,** *38*, e2018226.

第六章 睡眠有關之肢體運動障礙

黃春森

50 歲黃小姐是一名上班族，平時作息規律正常，但經常抱怨白天嗜睡，容易疲累沒精神，至睡眠中心門診求診，醫師問診評估後，建議先安排整夜睡眠多項生理檢查，黃小姐完成檢查後排除睡眠呼吸障礙問題，但發現睡覺過程中經常出現週期性的腿部抽動，因抽動造成黃小姐不斷有短暫覺醒而無法安穩睡眠，從整夜睡眠週期結構觀察，多是淺睡而不易進入深沉睡眠，這也是造成黃小姐白天嗜睡與疲累沒精神的原因。

經由上述的例子，我們知道影響睡眠的原因很多，除了精神情緒、工作壓力、疾病疼痛以及常見的打呼與睡眠呼吸中止症之外，還有許多睡眠有關的肢體運動障礙都會深深地影響我們的睡眠。

接下來就來認識幾個臨床上較常見的睡眠相關運動障礙。

前言

不寧腿症候群（RLS），也稱爲 Willis-Ekbom disease（WED），是一種常見的與睡眠相關的運動障礙，其特徵是在不活動的時候，特別是在晚上，經常有怪怪的或不舒服的腿部感覺，可能是麻麻的、痠痠的、痛或像蟲在裡面爬，癢癢的，有移動腿的衝動，並可經由踢一踢、動一動或走一走而暫時得到緩解。在睡眠期間，大多數 RLS 患者都有特徵性肢體運動，稱爲睡眠週期性肢體抽動（PLMS），這可能與睡眠覺醒有關，也可能無關。

週期性肢體抽動障礙（PLMD）的特徵是在睡眠過程中出現週期性反覆發作性、高度刻板的肢體運動，此臨床睡眠障礙歸因於 PLMS 數量的增加，而不是其他原發性睡眠疾病所造成。通常表現爲白天嗜睡。PLMD 和 RLS 是不同的診斷。下面就針對這兩種常見的睡眠相關運動障礙做詳細介紹：

一、不寧腿症候群（Restless legs syndrome, RLS）

1. 定義

不寧腿症候群（RLS）是一種主觀的症狀，以腿部（有時是手臂）不舒服的感覺爲特徵的疾病，並伴有想移動的衝動。常感覺每當停止活動或靜止休息時，手腳四肢或肌肉深處就開始有一種說不出來的不舒服或是怪怪的感覺，尤其是小腿處最爲嚴重。這感覺可能是痠、麻、脹、緊、灼熱、搔癢、冰冷，甚至像有蟲在爬似的。這種不舒服或怪怪的感覺在白天活動或工作時並不明顯，甚至可能完全沒有。但到了晚上睡前或靜止休息時就會變得比較嚴重，甚至會讓人難以入睡或是靜不下來，在這個時候，如果動一動肢體，下床走動、按摩、捶打，這種不舒服或怪怪的感覺就會暫時緩和，甚至消失。

2. 流行病學

在主要包含歐洲和北美人群的研究中，5% 至 15% 的成年人患有任何嚴重程度的不寧腿症候群（RLS）。[1-3] 臨床顯著（中度至重度）RLS 的估計較低（2% 至 3%），並且完全依賴問卷的研究可能會高估患病率。RLS 的患病率因地區、種族、性別和年齡而異。[4]

- **地區和種族**——北歐國家的患病率估計最高，土耳其和印度的研究發現 RLS 的患病率爲 2% 到 3%；東亞的估計甚至更低（例如，新加坡 < 1%）。RLS 在非洲似乎很少見（<0.1%）。[5]
- **性別**——女性的 RLS 發生率高於男性，約爲男性兩倍。大多數差異似乎與妊娠期間 RLS 患病率升高有關，並且在比較未經產女性和男性時性別差異很小。[6,7]
- **年齡**——RLS 可在各個年齡層發生，患病率隨著年齡的增長而增加。[1] 兒童的 RLS 發生率比成人低約 50%。[4]

3. 病理生理學

不寧腿症候群（RLS）的病理生理機轉至今仍未完全了解，儘管研究已經確定患有該病症的患者存在多種中樞和周邊神經系統異常。

中樞神經系統相關性——RLS 患者最一致的中樞神經系統（Central nervous system, CNS）改變是中樞鐵儲存減少；多巴胺系統、晝夜節律生理學、丘腦功能和其他神經傳遞物質如 glutamate（穀氨酸）和 gamma-aminobutyric acid（GABA）（γ- 氨基丁酸）的改變也與此有關。

- **鐵**——CNS 鐵儲存減少是 RLS 中一個強有力且一致的發現。
  原發性 RLS 中細胞內鐵指數的降低，與調節鐵從細胞流入和／或流出的穩態機制的擾動有關。
- **多巴胺系統**——RLS 和 CNS 多巴胺系統之間的關係很複雜，尚未完全了解。儘管多巴胺治療可改善 RLS 症狀，這一觀察結果強烈暗示中樞神經系統多巴胺參與了 RLS 的發病機制，但幾乎沒有病理學證據表明該病患者的紋狀體或黑質存在實際的多巴胺缺乏。[8-10]
- **其他神經傳遞物質**——初步數據表明 RLS 發病機制中存在多種其他神經傳遞物質異常，包括 endogenous opioids（內源性阿片類藥物），[11] glutamate and glutamine（谷氨酸和谷氨酰胺），[12]adenosine（腺苷），[13] histamine（組織胺），[14] 和 gamma-aminobutyric acid（GABA）（γ- 氨基丁酸）。[15]
- **丘腦相關性**——許多研究證實丘腦異常與 RLS 相關。[8,16-19]
- **網絡連通性**——許多研究顯示 RLS 異常，最常見的是影響丘腦和腦橋，其中一些會隨著治療而改變。[20-23] 功能性 MRI 研究表明，在活動性 RLS 期間，網狀結構附近的紅核和腦幹活動增加。[24]

4. 風險因子

不寧腿症候群依發病原因可區分爲原發性與次發性兩大類：

- 原發性：病因不明或與家族遺傳有關，通常 30 歲以前就會出現症狀。
- 次發性：常見於缺鐵性貧血、腎功能衰竭、神經病變、脊髓病變、糖尿病、妊娠、類風溼性關節炎和多發性硬化症，可能還有帕金森氏症（Parkinson’s disease, PD）和特發性震顫。一些藥物治療也會觸發症狀，如抗抑鬱藥、精神病藥物、抗組織胺藥等。

4.1 家族史和遺傳學——40% 至 60% 的病例存在 RLS 家族史。[25]

4.2 缺鐵——中樞神經系統（Central nervous system, CNS）鐵減少是 RLS 的一致發現。體內鐵儲存減少可轉化爲中樞神經系統細胞內鐵含量低，從而引起或加重 RLS 症狀。血清鐵蛋白降低是低鐵儲存的最佳指標，也是唯一與 RLS 始終相關的血清指標。

4.3 尿毒症——繼發於腎衰竭的尿毒症與 RLS 症狀密切相關。腎透析患者的 RLS 患病率爲 20% 至 73%，[26] 尚未需要透析的腎功能不全患者發生 RLS 的風險正常至中度升高。[27] 透析患者的 RLS 症狀通常很嚴重，並且患者往往具有較高的睡眠週期性肢體抽動（PLMS）指數。RLS 和 PLMS 都與透析人群死亡率增加有關。[28-31] 藉由成功的腎移植糾正尿毒症，通常會在幾天到幾週內改善 RLS 症狀，[32-34] 但透析不會改善症狀。[35]

4.4 神經病變——與一般人群的預期發生率相比，在出現 RLS 的患者中觀察到與多種潛在原因相關的神經病變，包括糖尿病、酒精、澱粉樣蛋白、運動神經元疾病、脊髓灰質炎和神經根病變。[25, 36-42]

4.5 脊髓疾病——脊髓與 RLS 的發病機制有關，[43]RLS 和 PLMS 病例可見於短暫性或永久性脊髓損傷後。

4.6 懷孕——RLS 在懷孕期間會影響多達四分之一的人。症狀往往會在懷孕過程中升級，在妊娠晚期達到頂峰，並在分娩後不久緩解。

4.7 多發性硬化症——與一般人群相比，RLS 更常見於多發性硬化症患者。患病率估計範圍爲 10% 至 60%。[44, 45] 多發性硬化症患者發生 RLS 的危險因素包括疾病嚴重程度增加、疾病的慢性進展形式和脊髓損傷。[46-48]

4.8 帕金森氏症——歐洲血統人群中 PD 患者 RLS 的患病率約爲 15% 至 20%；[49-56] 然而，至少其中一些病例可能代表不太具體的「腿部不安」，而不是眞正的 RLS。[57] 沒有證據表明 RLS 是 PD 的前兆；一項研究發現，年輕發病的特發性不寧腿症候群與帕金森氏症延遲發作有關。[58]

5. 臨床表現

5.1 症狀——不寧腿症候群（RLS）的主要症狀是經常令人不快或不舒服

地想活動腿部（偶爾還有活動手臂）。症狀在不活動期間出現，在晚上最爲突出，運動後可暫時緩解。它通常在腿部深處感覺到，尤其在膝蓋和腳踝之間。個人可能難以描述這種感覺，主觀描述可能千差萬別，且容易受到暗示。RLS 的常見影響包括入睡困難、失眠、夜間覺醒、抑鬱和焦慮。

5.2 加重因素——已知有幾種藥物會加重現有的 RLS 或可能促發 RLS。這些包括：

- **抗組織胺藥**，特別是中樞作用（鎮靜）的第一代藥物，如 diphenhydramine、chlorpheniramine 和 hydroxyzine。
- **多巴胺受體拮抗劑**，包括抗精神病藥物和許多抗噁心藥物，如 prochlorperazine, chlorpromazine, metoclopramide。
- **某些抗抑鬱藥**，包括 mirtazapine 和可能的三環類抗抑鬱藥、選擇性血清素能再攝取抑制劑（SSRI）和血清素 - 去甲腎上腺素再攝取抑制劑（SNRI）。[59] 然而，與 RLS 相比，SSRI 與睡眠週期性肢體抽動的相關性更一致。[60] 許多非 SSRI 抗抑鬱藥具有組織胺受體親和力，這可能與 RLS 惡化有關。

5.3 自然病程——早期和中度 RLS 往往會自行消退，但當更嚴重時，RLS 症狀會持續存在。除了症狀嚴重程度外，增加慢性化可能的因素還包括陽性家族史和發病年齡較大。

6. 診斷

不寧腿症候群（RLS）是一種臨床診斷，如果患者主訴躺在床上或坐下時有想移動腿部的衝動，尤其是如果症狀主要發生在晚上，則應懷疑是否患有不寧腿症候群。診斷根據病史進行，除了評估所有患者的鐵儲存量以及懷疑尿毒症時的血尿素氮和肌酸酐，不需要額外的檢查。另外，應確認任何潛在的致病或加重因素藥物。

國際不寧腿症候群研究團體（IRLSSG）發布的 RLS 診斷標準反映了該病症的所有關鍵臨床特徵，診斷需要所有五個特徵均滿足：[61]

6.1 移動腿部的衝動，通常伴隨或由腿部不舒服和不愉快的感覺引起。有時會出現移動的衝動而沒有不舒服的感覺，有時除了腿部還會涉及手臂或其他身體部位。

6.2 移動的衝動和不舒服的感覺在休息或不活動（例如躺著或坐著）時開始或惡化。

6.3 移動的衝動和不舒服的感覺可以部分或完全地藉由持續活動來緩解，例如步行或伸展運動。

6.4 晚上或夜間的移動衝動和不適感比白天更嚴重，或僅在傍晚或夜間出現。

6.5 症狀不能完全由另一種醫療或行爲狀況引起，例如腿部抽筋或習慣性拍腳。

國際睡眠障礙分類第三版（ICSD-3）中 RLS 的診斷標準與 IRLSSG 的診斷標準相似，並且還包含症狀導致擔憂、痛苦、睡眠干擾或身心機能損害的要求。[62] 事件的最低頻率和持續時間都不是目前診斷標準的一部分。另外，內含十個問題的不寧腿症狀嚴重度評估問卷（表 6-1），對病人的症狀與藥效的評估很有幫助。[63] 研究發現，當症狀每週至少出現三天時，與 RLS 症狀相關的臨床困擾會急劇增加。[3]

7. 不寧腿症候群的治療

7.1 尋找病因，針對症狀治療

例如缺鐵性貧血完整的相關檢查，包括抽血檢驗血鐵飽和度、攜鐵蛋白、維他命 B_{12}、葉酸等，並確保其含量充足。由飲食中攝取這些營養是值得鼓勵的，必要時也可口服鐵劑，泡熱水、按摩皆有助於緩解症狀。

7.2 減少刺激誘發和加重因素

維持生活作息規律，過量咖啡因、抽菸、喝酒、情緒起伏太大、精神壓力皆可能導致症狀益發明顯。咖啡、濃茶則會影響鐵質吸收。

7.3 調整藥物劑量或改藥

鈣離子阻斷劑、抗組織胺、某些抗憂鬱劑（例如：Selective serotonin reuptake inhibitors, SSRI）、促進腸胃蠕動製劑等，是常見容易加重不寧腿症狀的藥物，需請醫師重新評估是否調降劑量或改藥。

表 6-1　不寧腿症狀嚴重度評估問卷

請依據您在過去一星期中的感受，為下列症狀的程度打分數：

題號	問題	分數
一	整體來說，你覺得手臂或腿部的肢體不寧感有多嚴重？ 4 非常嚴重　3 嚴重　2 中度　1 輕微　0 完全沒有	
二	整體來說，因為肢體的不寧感讓你必須移動的情形有多嚴重？ 4 非常嚴重　3 嚴重　2 中度　1 輕微　0 完全沒有	
三	整體來說，移動後肢體不寧感舒緩的程度有多少？ 4 無法舒緩　3 稍微舒緩　2 中度舒緩　1 幾乎或完全舒緩　0 完全沒有肢體不寧感	
四	因為不寧腿造成睡不好？ 4 非常嚴重　3 嚴重　2 中度　1 輕微　0 完全沒有	
五	因為不寧腿造成疲倦或白天嗜睡？ 4 非常嚴重　3 嚴重　2 中度　1 輕微　0 完全沒有	
六	你覺得你的不寧腿症狀有多嚴重？ 4 非常嚴重　3 嚴重　2 中度　1 輕微　0 完全沒有	
七	你的不寧腿有多常發作？ 4 非常頻繁（一週 6-7 天）　3 時常（一週 4-5 天）　2 有時候（一週 2-3 天）　1 時不是（一週 1 天）　0 從沒發作	
八	不寧腿一天當中的發作有多嚴重？ 4 非常頻繁（一天超過 8 小時）　3 嚴重（一天 3-8 小時）　2 中度（一天 1-3 小時）　1 輕微（一天少於 1 小時）　0 從沒發作	
九	整體來說，不寧腿影響你的日常生活，包括工作、學習、社交及家庭生活，有多嚴重？ 4 非常嚴重　3 嚴重　2 中度　1 輕微　0 完全沒有影響	
十	不寧腿造成你情緒上的困擾，例如氣惱、沮喪、難過、焦慮、易怒，有多嚴重？ 4 非常嚴重　3 嚴重　2 中度　1 輕微　0 完全沒有影響	
	0-101 輕度　11-20 中度　21-30 嚴重　31-40 非常嚴重	總分

7.4 口服多巴胺製劑

低劑量的多巴胺接受體促動劑（例如：Pramipexole、Ropinirole）爲首選用藥，一般來說反應良好，另外也可選擇使用左旋多巴胺（Levodopa），但必須依據症狀發作的頻率，以及對夜間睡眠及白天精神的影響，來決定是否需要規則服藥。

二、週期性肢體抽動障礙（PLMD）

1. 定義

週期性肢體抽動（Periodic limb movements, PLM）依發生期間不同可分爲睡眠週期性肢體抽動（Periodic limb movements of sleep, PLMS）與清醒週期性肢體抽動（Periodic limb movements of wakefulness, PLMW）。

睡眠週期性肢體抽動（Periodic limb movements of sleep, PLMS）定義爲睡眠期間發生的週期性重複和高度刻板的肢體運動，常見節律性大腳趾伸展和腳踝背面彎曲，有時手臂、膝蓋和臀部甚至整個身體也會發生彎曲，常見缺鐵、缺鎂、貧血、週邊神經退化、甲狀腺低下、帕金森氏症、洗腎、孕婦……等族群。具體而言，睡眠多項生理檢查顯示持續時間爲 0.5 至 10 秒的重複運動，通常間隔爲 20 至 40 秒（範圍爲 5 至 90 秒）。[64]

2. 睡眠多項生理檢查（Polysomnography, PSG）的 PLMS 判讀規則

美國睡眠醫學會（AASM）制定的 PLMS 判讀標準包括以下內容：[64]

2.1 腿部抽動（LM）判讀：

- 腿部抽動的最短時間 0.5 秒。
- 腿部抽動的最長時間 10 秒。
- 抽動開始點振幅須超過基準振幅 8μV。
- 抽動結束點振幅須至少 0.5 秒未超過基準振幅 2μV。

2.2 週期性腿部抽動（PLM）判讀：

- 一個 PLMS 系列須連續發生 4 次以上的腿部抽動（ ≥ 4 LMs）。

- 每次腿部抽動的時間 0.5～10 秒且振幅增加 > 8 μV 至少 0.5 秒。
- PLMS 系列中單腿抽動的間隔介於 5～90 秒（第一次腿部抽動開始點，到下一次腿部抽動的開始點的時間）。
- 左右腿抽動的間隔超過 5 秒（間隔 < 5 秒計算爲單個 LM）。
- 呼吸事件前後 0.5 秒之間的週期性腿部抽動不能列入判讀。
- 發生於清醒期的週期性腿部抽動不能列入判讀。

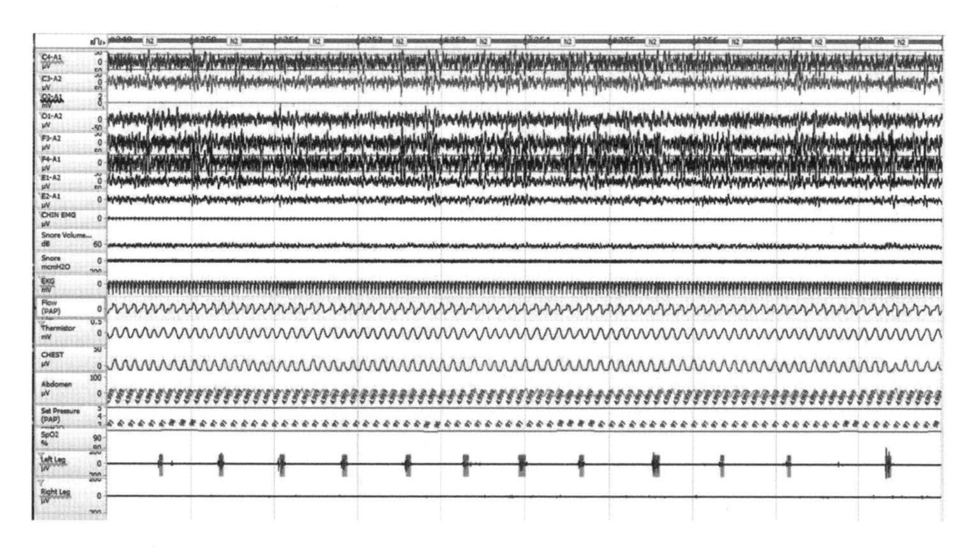

圖 6-1　睡眠週期性肢體抽動患者 5 分鐘的睡眠多項生理檢查壓縮紀錄，前脛骨肌電圖（Left Leg）顯示反覆的腿部抽動

超過 80% 的 RLS 患者在接受睡眠多項生理檢查時會出現 PLMS。患病率根據評估的夜晚數量而變化，並且隨著調查的夜晚數量的增加而增加。[65] PLMS 可同時發生在雙腿、交替發生或單側發生。腿部抽動的持續時間通常在 1.5 到 2.5 秒之間；強度和解剖分布從大腳趾的輕微伸展到整條腿的顯著彎曲。發作頻率從平均每 20 秒到 40 秒一次不等。抽動在睡眠的 N1 和 N2 睡眠期階段最爲明顯，在這些階段它們通常伴有睡眠多項生理檢查圖譜上的 K 複合波以及脈搏和血壓升高。[66]PLMS 可能會導致覺醒，但通常與失眠無關。[67]

大多數患有 RLS 的人都有 PLMS，但只有 17% 的 PLMS 患者有 RLS 的症狀。[68]PLMS 的患病率隨著年齡的增長而增加，在沒有其他神經系統疾病的老年人中，PLMS 的患病率高達 57%。[69,70] 與 PLMS 相關的其他病症包括猝睡症、阻塞型睡眠呼吸中止症和帕金森氏症。[71]

3. 診斷

ICSD-3 週期性肢體抽動障礙（PLMD）的診斷標準：[62, 64]

- 依據最新 AASM 睡眠和相關事件判讀工作手冊判讀週期性腿部抽動。
- PLMS 成人每小時睡眠時間週期性肢體抽動超過 15 次（兒童超過 5 次）。
- PLMS 導致睡眠干擾（失眠、疲倦和白天嗜睡）或身心機能損害。
- PLMS 和症狀未能以其他睡眠障礙、身體或神經疾病或是精神疾病更佳解釋。

4. 週期性肢體抽動障礙（PLMD）的治療

4.1 藥物處理：肌肉鬆弛劑降低抽動的可能性。

4.2 補充鐵質：由於缺鐵是週期性肢體抽動的病因之一，所以補充鐵質是降低症狀的方法。

4.3 規律運動：運動、泡腳有助於讓腿部肌肉放鬆。

4.4 避免攝取咖啡因及酒精：咖啡因及酒精除了會影響睡眠，也會增加週期性肢體抽動的發生。

4.5 適度舒壓：減輕壓力、讓睡眠作息穩定、培養良好的睡眠習慣，都有助於降低週期性肢體抽動。

三、其他睡眠有關的肢體動作障礙

1. 交替性腿部肌肉活化（Alternating leg muscle activation, ALMA）

交替性腿部肌肉活化（ALMA）爲睡眠期間下肢的交替肌電圖突發。ALMA 通常持續數秒以上，包括至少四次頻率爲 0.5 至 3.0 赫茲（Hz）的運動，在腿部交替進行，每次收縮持續 100 至 500 毫秒。這些運動與 PLMS 的區別在於更短的運動間隔。

2. 臨睡足部顫抖（Hypnagogic foot tremor, HFT）

臨睡足部顫抖（HFT）的特徵是在清醒和睡眠之間，或淺睡眠期間發生的有節奏的肌肉收縮和腳或腳趾的運動。這些動作看起來類似於腳部敲擊，其特點是至少有四次肌電圖突發，持續時間爲 250 到 1000 毫秒，頻率範圍爲 0.3 到 4.0 赫茲（Hz），通常持續數秒到 15 秒。與 HFT 相比，睡眠中的週期性肢體抽動（PLMS）在運動之間有更長的間隔（5 秒）。

3. 過度片段化肌躍症（Excessive fragmentary myoclonus, EFM）

過度片段化肌躍症（EFM）的特徵是肌肉活動的快速突發，可能會在嘴角、手指或腳趾周圍產生輕微運動。EFM 的特徵是在非快速動眼（NREM）睡眠期間看到持續至少 20 分鐘的肌電圖突發，每分鐘至少 5 次突發，每次持續約 150 毫秒。EFM 主要發生在成年男性。

4. 睡眠相關腿部痙攣（Sleep-Related Leg Cramps, SRLC）

與睡眠相關的腿部痙攣是突然而強烈的不自主收縮，通常發生在小腿或腳部的小肌肉中，表現爲緊繃和疼痛。疼痛的肌肉痙攣需發生在睡眠期間，且用力拉伸患處肌肉可緩解疼痛。雖然與睡眠相關的腿部痙攣通常是突然發作的，但也有可能是緩慢開始的。這些痙攣可持續數秒至數分鐘。

劇烈運動、使用某些藥物（例如：naproxen, intravenous iron sucrose, conjugated estrogens, and teriparatide）、脫水、體液和電解質紊亂，以及降低個體活動能力的疾病均可引發夜間痙攣。此外，患有某些疾病的人，例如糖尿病、睡眠呼吸中止症、血管疾病、代謝紊亂以及神經或肌肉疾病，可能更容易出現與睡眠相關的痙攣。

建議

雖然大多數與睡眠相關的運動障礙都認爲是良性的，但它們通常會導致睡眠中斷和生活品質下降。因此，由於睡眠相關運動障礙的患病率相對較高，並且與其他神經退化性或醫學病症的臨床特徵重疊，睡眠臨床醫師、技師、心理師和睡眠研究相關學者應該熟悉這類睡眠病症。

參考文獻

1. Yeh P, Walters AS, Tsuang JW. Restless legs syndrome: a comprehensive overview on its epidemiology, risk factors, and treatment. *Sleep Breath* **2012**; 16: 987.
2. Ohayon MM, O'Hara R, Vitiello MV. Epidemiology of restless legs syndrome: a synthesis of the literature. *Sleep Med Rev* **2012**; 16: 283.
3. Ohayon MM, Bagai K, Roberts LW, et al. Refining duration and frequency thresholds of restless legs syndrome diagnosis criteria. *Neurology* **2016**; 87: 2546.
4. Picchietti DL, Van Den Eeden SK, Inoue Y, Berger K. Achievements, challenges, and future perspectives of epidemiologic research in restless legs syndrome (RLS). *Sleep Med* **2017**; 31: 3.
5. Burtscher C, Baxmann A, Kassubek J, et al. Prevalence of restless legs syndrome in an urban population of eastern Africa (Tanzania). *J Neurol Sci* **2014**; 346: 121.
6. Berger K, Luedemann J, Trenkwalder C, et al. Sex and the risk of restless legs syndrome in the general population. *Arch Intern Med* **2004**; 164: 196.
7. Pantaleo NP, Hening WA, Allen RP, Earley CJ. Pregnancy accounts for most of the gender difference in prevalence of familial RLS. *Sleep Med* **2010**; 11: 310.
8. Walters AS, Ondo WG, Zhu W, Le W. Does the endogenous opiate system play a role in the Restless Legs Syndrome? A pilot post-mortem study. *J Neurol Sci* **2009**; 279: 62.
9. Connor JR, Boyer PJ, Menzies SL, et al. Neuropathological examination suggests impaired brain iron acquisition in restless legs syndrome. *Neurology* **2003**; 61: 304.
10. Earley CJ, Allen RP, Connor JR, et al. The dopaminergic neurons of the A11 system in RLS autopsy brains appear normal. *Sleep Med* **2009**; 10: 1155.
11. von Spiczak S, Whone AL, Hammers A, et al. The role of opioids in restless legs syndrome: an [11C]diprenorphine PET study. *Brain* **2005**; 128: 906.
12. Allen RP, Barker PB, Horská A, Earley CJ. Thalamic glutamate/glutamine in restless legs syndrome: increased and related to disturbed sleep. *Neurology* **2013**; 80: 2028.
13. Ferré S, Quiroz C, Rea W, et al. Adenosine mechanisms and hypersensitive

corticostriatal terminals in restless legs syndrome. Rationale for the use of inhibitors of adenosine transport. Adv *Pharmacol* **2019**; 84: 3.
14. Lai YY, Hsieh KC, Cheng YH, et al. Striatal histamine mechanism in the pathogenesis of restless legs syndrome. *Sleep* **2020**; 43.
15. Winkelman JW, Schoerning L, Platt S, Jensen JE. Restless legs syndrome and central nervous system gamma-aminobutyric acid: preliminary associations with periodic limb movements in sleep and restless leg syndrome symptom severity. *Sleep Med* **2014**; 15: 1225.
16. Etgen T, Draganski B, Ilg C, et al. Bilateral thalamic gray matter changes in patients with restless legs syndrome. *Neuroimage* **2005**; 24: 1242.
17. Unrath A, Juengling FD, Schork M, Kassubek J. Cortical grey matter alterations in idiopathic restless legs syndrome: An optimized voxel-based morphometry study. *Mov Disord* **2007**; 22: 1751.
18. Rizzo G, Tonon C, Testa C, et al. Abnormal medial thalamic metabolism in patients with idiopathic restless legs syndrome. *Brain* **2012**; 135: 3712.
19. Bucher SF, Seelos KC, Oertel WH, et al. Cerebral generators involved in the pathogenesis of the restless legs syndrome. *Ann Neurol* **1997**; 41: 639.
20. Lee YS, Ku J, Kim KT, et al. Resting-state connectivity and the effects of treatment in restless legs syndrome. *Sleep Med* **2020**; 67: 33.
21. Xu Z, Han T, Li T, et al. Increased Gray Matter Density and Functional Connectivity of the Pons in Restless Legs Syndrome. *Nat Sci Sleep* **2020**; 12: 221.
22. Tuovinen N, Stefani A, Mitterling T, et al. Functional connectivity and topology in patients with restless legs syndrome: a case-control resting-state functional magnetic resonance imaging study. *Eur J Neurol* **2021**; 28: 448.
23. Kocar TD, Müller HP, Kassubek J. Differential functional connectivity in thalamic and dopaminergic pathways in restless legs syndrome: a meta-analysis. *Ther Adv Neurol Disord* **2020**; 13: 1756286420941670.
24. Altemus LA. The incidence of cleft lip and palate among North American Negroes. *Cleft Palate J* **1966**; 3: 357.
25. Ondo W, Jankovic J. Restless legs syndrome: clinicoetiologic correlates. *Neurology* **1996**; 47: 1435.
26. Giannaki CD, Hadjigeorgiou GM, Karatzaferi C, et al. Epidemiology, impact, and treatment options of restless legs syndrome in end-stage renal disease

patients: an evidence-based review. *Kidney Int* **2014**; 85: 1275.
27. Lee J, Nicholl DD, Ahmed SB, et al. The prevalence of restless legs syndrome across the full spectrum of kidney disease. *J Clin Sleep Med* **2013**; 9: 455.
28. Benz RL, Pressman MR, Peterson DD. Periodic limb movements of sleep index (PLMSI): a sensitive predictor of mortality in dialysis patients. *J Am Soc Nephrology* **1994**; 5: 433.
29. Winkelman JW, Chertow GM, Lazarus JM. Restless legs syndrome in end-stage renal disease. *Am J Kidney Dis* **1996**; 28: 372.
30. Molnar MZ, Szentkiralyi A, Lindner A, et al. Restless legs syndrome and mortality in kidney transplant recipients. *Am J Kidney Dis* **2007**; 50: 813.
31. Lin CH, Sy HN, Chang HW, et al. Restless legs syndrome is associated with cardio/cerebrovascular events and mortality in end-stage renal disease. *Eur J Neurol* **2015**; 22: 142.
32. Yasuda T, Nishimura A, Katsuki Y, Tsuji Y. Restless legs syndrome treated successfully by kidney transplantation--a case report. *Clin Transpl* **1986**; :138.
33. Winkelmann J, Stautner A, Samtleben W, Trenkwalder C. Long-term course of restless legs syndrome in dialysis patients after kidney transplantation. *Mov Disord* **2002**; 17: 1072.
34. Azar SA, Hatefi R, Talebi M. Evaluation of effect of renal transplantation in treatment of restless legs syndrome. *Transplant Proc* **2007**; 39: 1132.
35. Huiqi Q, Shan L, Mingcai Q. Restless legs syndrome (RLS) in uremic patients is related to the frequency of hemodialysis sessions. *Nephron* **2000**; 86: 540.
36. Gemignani F, Marbini A, Di Giovanni G, et al. Charcot-Marie-Tooth disease type 2 with restless legs syndrome. *Neurology* **1999**; 52: 1064.
37. Iannaccone S, Zucconi M, Marchettini P, et al. Evidence of peripheral axonal neuropathy in primary restless legs syndrome. *Mov Disord* **1995**; 10: 2.
38. Polydefkis M, Allen RP, Hauer P, et al. Subclinical sensory neuropathy in late-onset restless legs syndrome. *Neurology* **2000**; 55: 1115.
39. Salvi F, Montagna P, Plasmati R, et al. Restless legs syndrome and nocturnal myoclonus: initial clinical manifestation of familial amyloid polyneuropathy. *J Neurol Neurosurg Psychiatry* **1990**; 53: 522.
40. O'Hare JA, Abuaisha F, Geoghegan M. Prevalence and forms of neuropathic morbidity in 800 diabetics. *Ir J Med Sci* **1994**; 163: 132.
41. Rutkove SB, Matheson JK, Logigian EL. Restless legs syndrome in patients

with polyneuropathy. *Muscle Nerve* **1996**; 19: 670.

42. Romigi A, Pierantozzi M, Placidi F, et al. Restless legs syndrome and post polio syndrome: a case-control study. *Eur J Neurol* **2015**; 22: 472.
43. Bara-Jimenez W, Aksu M, Graham B, et al. Periodic limb movements in sleep: state-dependent excitability of the spinal flexor reflex. *Neurology* **2000**; 54: 1609.
44. Schürks M, Bussfeld P. Multiple sclerosis and restless legs syndrome: a systematic review and meta-analysis. *Eur J Neurol* **2013**; 20: 605.
45. Sparasci D, Ferri R, Castelnovo A, et al. Restless legs syndrome and periodic limb movements in 86 patients with multiple sclerosis. *Sleep* **2021**; 44.
46. Manconi M, Rocca MA, Ferini-Strambi L, et al. Restless legs syndrome is a common finding in multiple sclerosis and correlates with cervical cord damage. *Mult Scler* **2008**; 14: 86.
47. Minár M, Petrleničová D, Valkovič P. Higher prevalence of restless legs syndrome/Willis-Ekbom disease in multiple sclerosis patients is related to spinal cord lesions. *Mult Scler Relat Disord* **2017**; 12: 54.
48. SÜnter G, KilinÇ Ö, Berk A, et al. Restless Legs Syndrome/Willis-Ekbom Disease in Multiple Sclerosis Patients with Spinal Cord Lesions. *Noro Psikiyatr Ars* **2020**; 57: 299.
49. Ondo WG, Vuong KD, Jankovic J. Exploring the relationship between Parkinson disease and restless legs syndrome. Arch Neurol 2002; 59: 421.
50. Gómez-Esteban JC, Zarranz JJ, Tijero B, et al. Restless legs syndrome in Parkinson›s disease. *Mov Disord* **2007**; 22: 1912.
51. Driver-Dunckley E, Evidente VG, Adler CH, et al. Restless legs syndrome in Parkinson›s disease patients may improve with subthalamic stimulation. *Mov Disord* **2006**; 21: 1287.
52. Chaudhuri KR, Martinez-Martin P, Schapira AH, et al. International multicenter pilot study of the first comprehensive self-completed nonmotor symptoms questionnaire for Parkinson›s disease: the NMSQuest study. *Mov Disord* **2006**; 21: 916.
53. Braga-Neto P, da Silva-Júnior FP, Sueli Monte F, et al. Snoring and excessive daytime sleepiness in Parkinson›s disease. *J Neurol Sci* **2004**; 217: 41.
54. Fereshtehnejad SM, Shafieesabet M, Shahidi GA, et al. Restless legs syndrome in patients with Parkinson›s disease: a comparative study on prevalence,

clinical characteristics, quality of life and nutritional status. *Acta Neurol Scand* **2015**; 131: 211.

55. Yang X, Liu B, Shen H, et al. Prevalence of restless legs syndrome in Parkinson›s disease: a systematic review and meta-analysis of observational studies. *Sleep Med* **2018**; 43: 40.
56. Alonso-Navarro H, García-Martín E, Agúndez JAG, Jiménez-Jiménez FJ. Association between restless legs syndrome and other movement disorders. *Neurology* **2019**; 92: 948.
57. Gjerstad MD, Tysnes OB, Larsen JP. Increased risk of leg motor restlessness but not RLS in early Parkinson disease. *Neurology* **2011**; 77: 1941.
58. Dragan EM, Chen Z, Ondo WG. Does idiopathic restless legs syndrome delay onset and reduce severity of Parkinson›s disease: a pilot study. *Int J Neurosci* **2015**; 125: 526.
59. Kolla BP, Mansukhani MP, Bostwick JM. The influence of antidepressants on restless legs syndrome and periodic limb movements: A systematic review. *Sleep Med Rev* **2018**; 38: 131.
60. Hoxha O, Jairam T, Kendzerska T, et al. Association of Periodic Limb Movements With Medication Classes: A Retrospective Cohort Study. *Neurology* **2022**; 98: e1585.
61. Allen RP, Picchietti DL, Garcia-Borreguero D, et al. Restless legs syndrome/Willis-Ekbom disease diagnostic criteria: updated International Restless Legs Syndrome Study Group (IRLSSG) consensus criteria--history, rationale, description, and significance. *Sleep Med* **2014**; 15: 860.
62. American Academy of Sleep Medicine. *International Classification of Sleep Disorders*, 3rd ed, American Academy of Sleep Medicine, **2014**.
63. Walters AS, LeBrocq C, Dhar A, et al. Validation of the International Restless Legs Syndrome Study Group rating scale for restless legs syndrome. *Sleep Med* **2003**; 4: 121-32.
64. Berry RB, Quan SF, Abreu AR, et al for the American Academy of Sleep Medicine. *The AASM Manual for the scoring of sleep and associated events: Rules, terminology and technical specifications*, Version 2.6, www.aasmnet.org, American Academy of Sleep Medicine, Darien, IL **2020**.
65. Montplaisir J, Boucher S, Poirier G, et al. Clinical, polysomnographic, and genetic characteristics of restless legs syndrome: a study of 133 patients

diagnosed with new standard criteria. *Mov Disord* **1997**; 12: 61.
66. Pennestri MH, Montplaisir J, Colombo R, et al. Nocturnal blood pressure changes in patients with restless legs syndrome. *Neurology* **2007**; 68: 1213.
67. Ferri R, Rundo F, Zucconi M, et al. An Evidence-based Analysis of the Association between Periodic Leg Movements during Sleep and Arousals in Restless Legs Syndrome. *Sleep* **2015**; 38: 919.
68. Coleman RM, Miles LE, Guilleminault CC, et al. Sleep-wake disorders in the elderly: polysomnographic analysis. *J Am Geriatr Soc* **1981**; 29: 289.
69. Ancoli-Israel S, Kripke DF, Klauber MR, et al. Periodic limb movements in sleep in community-dwelling elderly. *Sleep* **1991**; 14: 496.
70. Bixler EO, Kales A, Vela-Bueno A, et al. Nocturnal myoclonus and nocturnal myoclonic activity in the normal population. *Res Commun Chem Pathol Pharmacol* **1982**; 36: 129.
71. Budhiraja R, Javaheri S, Pavlova MK, et al. Prevalence and correlates of periodic limb movements in OSA and the effect of CPAP therapy. *Neurology* **2020**; 94: e1820.

第四篇　睡眠障礙共病症

第一章 睡眠障礙與聽力損失

王勁傑

「孩子剛上大班，但日常講話的口齒清晰度不好、學習也不專心，現在學校開始讓他接觸注音符號，但卻學得很吃力，只有家人才能聽懂孩子在說什麼。」「開會的時候我都聽不清楚長官講話、我經常需要請我的學生覆述他們發問的問題。」「家人電視機開太大聲吵到鄰居、長輩講話聲量越來越大、長輩對叫喚的反應變慢且對電話鈴聲沒反應。」這些是在耳鼻喉科門診經常出現的就醫需求，各個年齡層都有因爲聽力損失造成生活品質下降的故事。

聽覺系統功能障礙造成的聽力損失對生活的影響遠遠超過我們的想像（圖 1-1），然而我們對聽力損失的關注卻遠遠低於我們的印象。根據世界衛生組織（WHO）統計，全球有聽力損失的人口約爲 20%，實際人數約 15 億人；其中 4.3 億人的聽力損失已顯著造成學習或溝通障礙。全球有 3400 萬兒童有聽力損失，其中 60% 的個案是由可預防的原因引起的；在壽命的另一端，60 歲以上的人口中約有 30% 有聽力損失。[1]

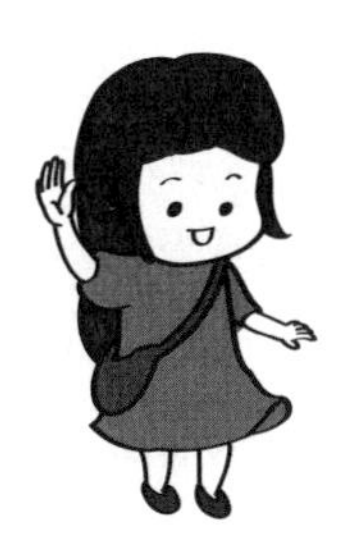

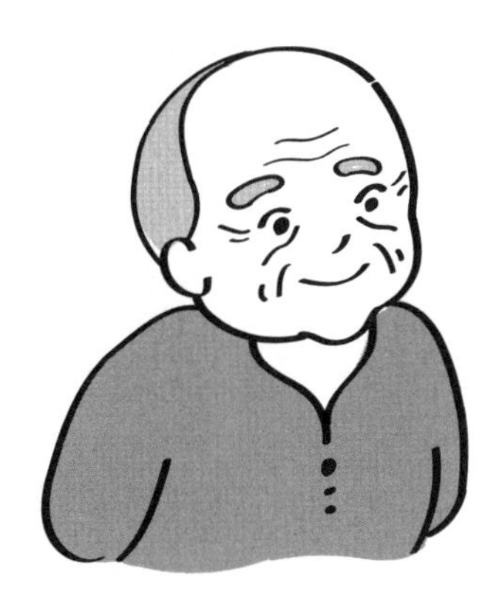

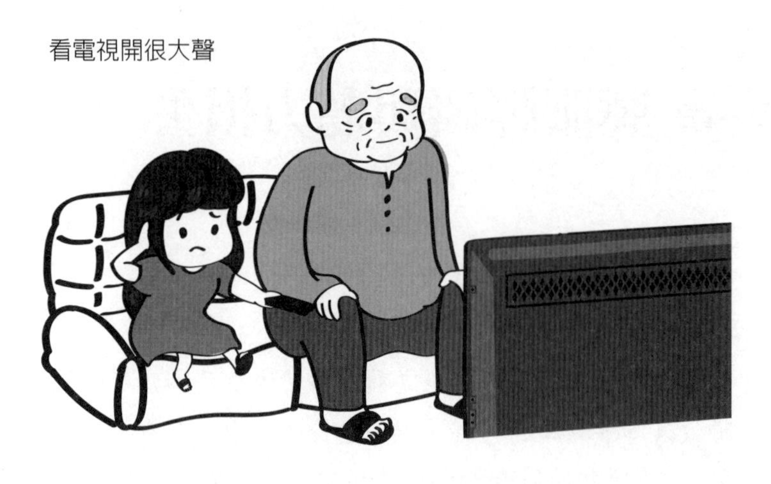

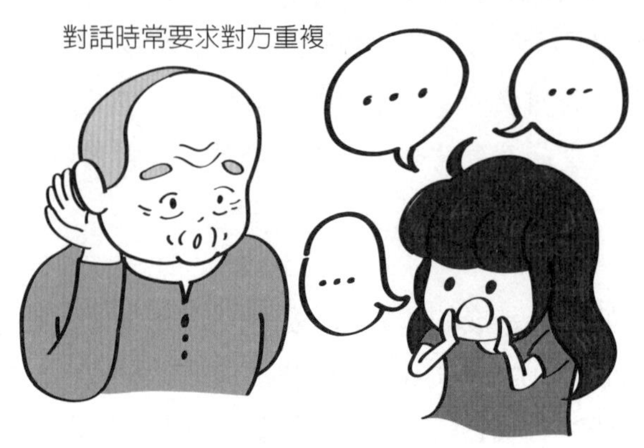

圖 1-1　聽力損失個案常見症狀

在我國，就年齡層觀察，2019 年 0～14 歲族群有聽覺系統功能障礙者占 1.9%，15～44 歲占 9.1%，45～64 歲占 19.1%，65 歲以上高齡族群占 69.9% 最多；就領有身心障礙證明者觀察，2009 年底我國聽覺系統功能障礙者爲 11 萬 5,322 人，至 2019 年底增加至 12 萬 4,485 人，10 年間增加 9,163 人，增幅達 7.9%；[2] 然而 2019 年底，全台聽覺系統功能障礙者占總人口比例仍遠低於世界衛生組織（WHO）統計，由此可見聽覺系統功能障礙問題在台灣仍需要更多的正視、介入及預防。

自然老化、噪音暴露、外傷意外、藥物毒性、遺傳性聽障、感染性聽障、糖尿病等代謝疾病……等內外科問題，是大多數人所知可能引發聽力損失的原因，然而由於聽覺系統的循環支持系統，血管相對微小且沒有側枝循環，所以個案有因睡眠呼吸障礙所帶來的反覆缺氧及慢性發炎時，會面臨類似糖尿病高血糖造成耳蝸缺血（Cochlear ischemia），而造成顯著聽覺系統功能障礙。簡而言之，長期睡眠呼吸障礙是聽覺系統功能障礙的前導因子，可能也是引發聽力損失的原因。並能以聽力圖作出診斷（圖 1-2）

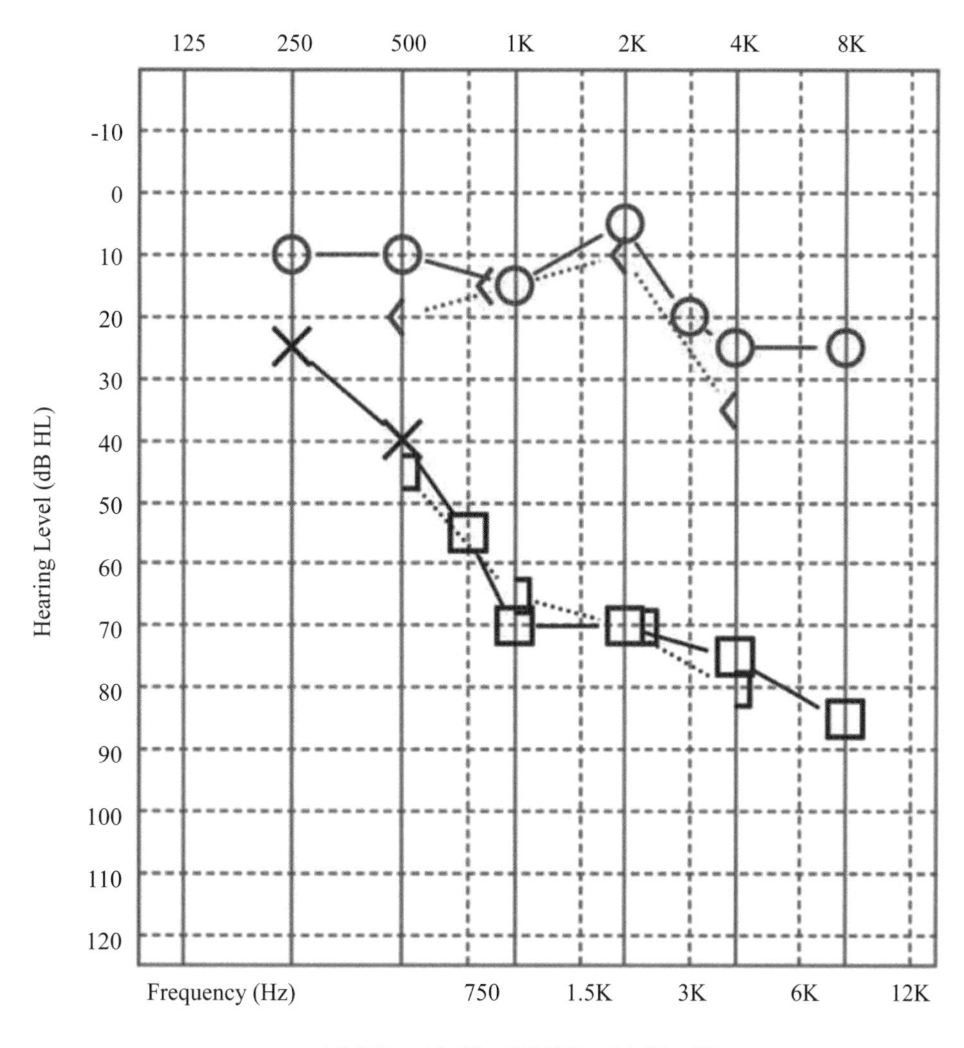

AC PTA　10 dB　BC PTA　15 dB　SII

AC PTA　60 dB　BC PTA　60 dB　SII

圖 1-2　聽力圖

許多先進睡眠研究團隊，都曾探討長期睡眠呼吸障礙（Sleep-disordered breathing, SDB）與聽覺系統功能障礙的關係。Sheu 等研究團隊於 2012 年進行 19152 例的病例對照研究，1.7% 感覺神經性聽力損失個案有睡眠呼吸中止症，1.2% 對照組個案有睡眠呼吸中止症；在矯正社會人口學特徵和相關合併症等因子的影響後，發現男性有睡眠呼吸中止症個案比沒有睡眠呼吸中止症個案高 1.48 的風險面臨感覺神經性聽力損失，其差異性有顯著意義。[3] Eki 等研究團隊於 2015 年進行 66 例的前瞻性研究，包含 18 例打呼個案、27 例睡眠呼吸中止個案及 21 例對照個案，打呼和睡眠呼吸中止個案分別和對照個案比對，發現所有頻率的聽力都有一定程度的差異，打呼和睡眠呼吸中止個案尤其在超高音頻部分的表現顯著較差；打呼和睡眠呼吸中止個案對比的話，則無明顯聽力差異；另外還發現睡眠呼吸中止時血氧濃度低於 90% 的時間、平均血氧濃度和高音頻聽力損失有明顯的相關聯性。[4]

Kayabasi 研究團隊於 2019 年進行 120 例的橫斷式研究，根據睡眠檢查報告分成正常、輕度、中度及重度睡眠呼吸終止四個組別（四個組別已經年齡性別等條件做媒合分組），此研究排除 65 歲以上受試者，以避免老化導致的老年性聽力損失影響研究結果，也排除了包含耳膜破裂、梅尼爾氏症、耳鼓硬化……等造成的聽力損失個案；除了完整的睡眠檢查，所有個案也接受了包含純音聽力閾值（Pure tone thresholds, PTT）、語音接收閾值（Speech recognition threshold, SRT）、語音聽辨率（Speech discrimination score, SDS）等全面聽力評估；結果發現四個組別在純音聽力檢查、語音接收閾值及語音聽辨率的表現有顯著差異，中度睡眠呼吸中止個案在中頻率聽力及語音聽辨率的表現較差，重度睡眠呼吸中止個案在所有頻率的純音聽力檢查、語音接收閾值及語音聽辨率的表現都較不理想；整體來說，純音聽力檢查及語音接收閾值，與睡眠呼吸障礙指數（Apnea Hypopnea Index, AHI）及血氧濃度下降指數（Oxygen Desaturation Index, ODI）呈現正相關，與最低血氧濃度呈現負相關；語音聽辨率與睡眠呼吸中止指數及血氧濃度下降指數呈現負相關，與最低血氧濃度呈現正相關。[5]

長期睡眠呼吸障礙影響聽覺系統功能的現象，在孩童族群也可觀察到。Nathan 研究團隊於 2022 年進行回朔性病例對照研究，於 2396 例有睡眠呼吸障礙的孩童中發現有 354 位（14.8%）孩童有聽力損失的情況，其中甚至 9.8% 的孩童在接受多頻道睡眠檢查前就已經有聽力損失，12% 的孩童在後來的追蹤期間產生聽力損失問題；有聽力損失相較沒有聽力損失的孩童有 1.63 倍的風險需要接受腺樣體及扁桃腺切除手術，以矯正睡眠呼吸障礙，聽力損失是睡眠呼吸障礙孩童常見共病，且這群孩童往往有比較多的耳鼻喉科就醫紀錄，然而在先天聽力損失孩童族群並無顯著未來出現睡眠呼吸障礙的風險；因此，孩童睡得好，不僅長得高，未來面臨聽力損失的風險較低。[6]

長期睡眠呼吸障礙有許多的併發症，而突發性耳聾 - 耳鼻喉科的急症，也是其中之一。當個案在 3 天內突然出現連續 3 個頻率，發生超過 30 分貝的聽力喪失，定義爲突發性耳聾。突發性耳聾可能伴隨有耳鳴、耳脹感、頭痛、眩暈等症狀發生，發病年齡大多在 40～60 歲，男女相當，且通常只發生在一邊的耳朵，很少雙耳同時發生。Che 研究團隊於 2021 年進行回朔性病例對照研究，因爲該睡眠團隊認爲，長期睡眠呼吸障礙造成睡眠時的體內微環境反覆氧氣濃度低下，可能會影響到身體微循環的不穩定，而內耳迷路循環也非常微小且沒有側枝循環，所以當睡眠時的體內微環境反覆氧氣濃度改變，內耳迷路循環也會受到影響，進而導致內耳毛細胞或聽神經的功能改變；[7] Chen 研究團隊的回朔性病例對照研究，選取 28 位有睡眠呼吸障礙且有突發性耳聾（突發性聽覺系統功能障礙）個案，與 120 位沒有睡眠呼吸障礙且年齡性別條件匹配的個案相比，發現 28 位有睡眠呼吸障礙且有突發性耳聾個案：

1. 突發性耳聾發病耳對於標準治療的效果反應較不理想。
2. 未發病耳朵高頻聽力較差。

這樣的現象，Chen 研究團隊提出以下推論來解釋：聽覺系統最內部的內耳，負責接收中耳聽小骨鍊傳導進來的外界聲音訊號，人類耳朵可以接收「聽覺頻率範圍」爲從低頻 20 赫茲到高頻 20,000 赫茲頻率的聲音，不同的頻率由內耳不同位置的毛細胞負責接收，內耳內靠外側的毛細胞主要接收高頻率的聲音，這部分的毛細胞容易受到從耳朵與鼻咽相連的耳咽管（Eustachian tube）傳導而來的高分貝打呼聲響影響（因外側的毛細胞離耳咽管最近），這樣的音響外傷（Acoustic trauma，又稱噪音傷害）

推論是睡眠呼吸障礙個案高頻聽力損失的主要貢獻者（圖 1-3）。因此，Chen 等研究團隊認爲及早給予睡眠呼吸障礙個案睡眠一線主要治療，即正壓呼吸器治療，是預防聽力損失與全人健康保健相當重要的一環。[8]

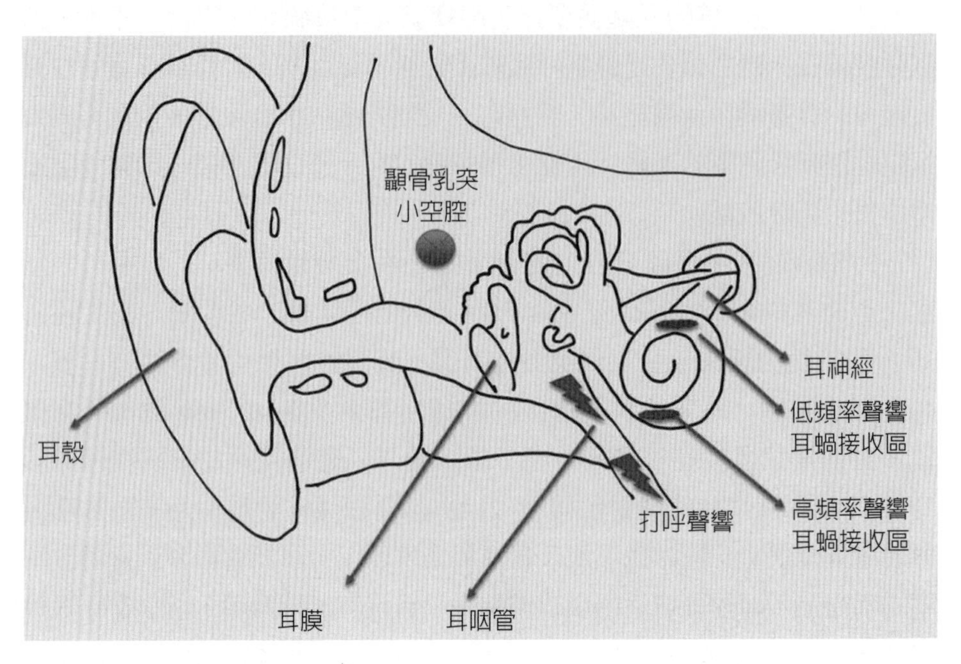

圖 1-3　高分貝打呼聲響，由鼻咽腔，延耳咽管，造成內耳音響外傷（Acoustic trauma）之示意圖

睡眠呼吸障礙，打呼、阻塞性睡眠呼吸中止、中樞性睡眠呼吸中止……等，目前的一線主要治療爲正壓呼吸器治療。[9] Nakayama 研究團隊發現該治療若持續 6 個月，可以改善梅尼爾氏症（Ménière’s disease）個案的主觀頭暈指標和聽力損失。[10] Jessie 研究團隊也發現類似現象，他們針對 77 位有感音性聽力損失且有睡眠呼吸障礙個案進行爲期一年的追蹤，其中 28 位接受了正壓呼吸器治療，該團隊於治療前及治療後 3 / 6 / 12 個月，進行四次聽力檢查評估；治療前評估發現，睡眠呼吸障礙指數、高齡、男性、抽菸、喝酒、冠心病及高血壓等因子，至少改變 3 個頻率的聽力；治療前後評估比較發現，睡眠呼吸障礙個案在接受 6 個月正壓呼吸器治療後，低頻和中頻聽力及平均聽力開始出現有意義的進步，且接受 12 個月治療後，有更顯著的進步；因此，該團隊認爲正壓呼吸器治療是

潛在可以改善睡眠呼吸障礙個案聽力損失的方案。[11]

除了正壓呼吸器治療是潛在可以改善睡眠呼吸障礙個案聽力損失的方案以外，Deniz 研究團隊認爲良好的體重控制也是潛在可以預防睡眠呼吸障礙個案產生聽力損失的方案。[7] 隨著身體質量指數（Body mass index, BMI），睡眠呼吸障礙指數也會隨之增加，當睡眠呼吸障礙指數等級達到中度甚至重度時，身體慢性缺氧情況會越發嚴重，伴隨慢性發炎反應，導致身體血管及神經系統的功能衰退，此理論解釋了 Deniz研究團隊的發現：

1. 無睡眠呼吸障礙或輕度睡眠呼吸障礙個案聽力大多正常。
2. 中度或重度睡眠呼吸障礙個案大多有程度不等的聽力損失。

總結來說，聽覺系統功能障礙產生的根本原因有很多，睡眠呼吸障礙就是其中相當重要的一項；有睡眠呼吸障礙的個案與沒有睡眠呼吸障礙的個案相比，有 19～52% 的風險，面臨中高頻的聽力損失。[13] 當睡眠呼吸障礙指數等級達到中度甚至重度時，身體慢性缺氧情況越發嚴重，且伴隨慢性發炎反應，導致身體血管及神經系統的功能衰退，是潛在導致聽覺系統功能發生障礙的原因；[7] 睡眠呼吸障礙產生的高分貝打呼聲響，會從鼻咽的耳咽管入口，導入耳朵內部，可能對內耳造成音響外傷，進而導致高頻聽力損失甚至突發性耳聾，也會降低相關治療突發性耳聾用藥的效果。[8] 良好的體重控制是潛在可以預防睡眠呼吸障礙個案產生聽力損失的方案之一，[7] 而 6 個月以上的正壓呼吸器治療是潛在可以改善睡眠呼吸障礙個案聽力損失的另一個方案。[11] 聽覺系統功能障礙造成的聽力損失，是世界衛生組織認定的前三大 - 人體重要失能殘疾，需要我們更多的關注，也是全人預防保健重要的一環。[12] 及早改善睡眠呼吸障礙，是預防聽覺系統功能產生障礙的關鍵步驟。睡眠品質好，聽得清楚沒煩惱。

參考文獻

1. https://www.who.int/health-topics/hearing-loss#tab=tab_2世界衛生組織聽力損失評估報告
2. https://dep.mohw.gov.tw/DOS/cp-5112-63001-113.html 110年世界聽力日衛

生福利統計通報

3. Sheu JJ, Wu CS, Lin HC. Association between obstructive sleep apnea and sudden sensorineural hearing loss: a population-based case-control study. *Arch Otolaryngol Head Neck Surg*. **2012**; 138(1): 55-59.
4. Ekin S, Turan M, Arısoy A, et al. Is There a Relationship Between Obstructive Sleep Apnea (OSA) and Hearing Loss?. *Med Sci Monit*. **2016**; 22: 3124-3128. Published 2016 Sep 2.
5. Kayabasi S, Hizli O, Yildirim G. The association between obstructive sleep apnea and hearing loss: a cross-sectional analysis. *Eur Arch Otorhinolaryngol*. **2019**; 276(8): 2215-2221.
6. Nathan AS, Hubbell RD, Levi JR. Management of children with co-occurring sleep disordered breathing and hearing loss [published online ahead of print, 2022 Oct 23]. *Int J Pediatr Otorhinolaryngol*. **2022**; 163: 111367.
7. Deniz M, Çiftçi Z, Ersözlü T, Gültekin E, Alp R. The evaluation of auditory system in obstructive sleep apnea syndrome(OSAS) patients. *Am J Otolaryngol*. **2016**; 37(4): 299-303.
8. Chen CK, Shen SC, Lee LA, et al. Idiopathic Sudden Sensorineural Hearing Loss in Patients with Obstructive Sleep Apnea. *Nat Sci Sleep*. **2021**; 13: 1877-1885. Published 2021 Oct 15.
9. Zhao YY, Wang R, Gleason KJ, et al. Effect of Continuous Positive Airway Pressure Treatment on Health-Related Quality of Life and Sleepiness in High Cardiovascular Risk Individuals With Sleep Apnea: Best Apnea Interventions for Research (BestAIR) Trial. *Sleep*. **2017**; 40(4): zsx040.
10. Nakayama M, Masuda A, Ando KB, et al. A Pilot Study on the Efficacy of Continuous Positive Airway Pressure on the Manifestations of Ménière's Disease in Patients with Concomitant Obstructive Sleep Apnea Syndrome. J Clin Sleep Med. 2015; 11(10): 1101-1107. *Published*. **2015** Oct 15.
11. Chi JC, Lee SD, Huang RJ, et al. CPAP Treatment Improves Pure Tone Audiometry Threshold in Sensorineural Hearing Loss Patients with Sleep-Disordered Breathing. *Int J Environ Res Public Health*. **2021**; 18(13): 6768. Published 2021 Jun 24. doi: 10.3390/ijerph18136768
12. Yang Z, Cosetti M. Safety and outcomes of cochlear implantation in the elderly: A review of recent literature. *J Otol*. **2016**;11(1): 1-6.
13. Kasemsuk N, Chayopasakul V, Banhiran W, et al. Obstructive Sleep Apnea

and Sensorineural Hearing Loss: A Systematic Review and Meta-analysis [published online ahead of print, 2022 Aug 30]. *Otolaryngol Head Neck Surg*. **2022**; 1945998221120777.

第二章　睡眠呼吸中止、代謝與肥胖

賴佳業

傑夫是一個充滿活力和熱情的人，但他卻經常感到疲憊不堪。他每天早上醒來時，總是覺得沒有精神，即使他已經睡了足足八個小時。他開始發現自己晚上睡得並不安穩，作夢的時候經常被一陣劇烈的打呼聲打斷，而且他的老婆告訴他，他有時候會停止呼吸幾秒鐘，然後突然喘氣醒來。

傑夫感到非常擔憂，因此他去看了一位睡眠專家。經過一系列的檢查，醫師告訴他，他患有**睡眠呼吸中止症**（**Sleep apnea**）。

傑夫對這個診斷感到十分震驚，他對睡眠呼吸中止症一無所知。醫師解釋說，睡眠呼吸中止症是一種常見的睡眠障礙，特徵之一是在睡眠過程中出現呼吸暫停，這可能導致血氧濃度下降。醫師告訴傑夫，這種疾病可能會對他的健康產生嚴重影響，包括持續感到疲勞、注意力不集中、頭痛、心血管疾病和代謝問題等，如果不治療睡眠呼吸中止症，會對他的生活品質和預期壽命造成負面影響。

傑夫決定積極面對這個問題。他在睡覺時配戴了一個特殊的呼吸器：**持續性正壓呼吸器**（**Continuous positive airway pressure, CPAP**），這個呼吸器利用一個面罩提供持續的正壓，幫助傑夫的呼吸道在睡眠時可以保持暢通。起初，傑夫對這個呼吸器感到有點不適應，但他很快就習慣了。

漸漸地，他開始注意到自己的睡眠品質有明顯改善。他不再感到疲勞，早上醒來時感覺精神飽滿，並且能夠更專注於工作和日常生活的活動。不僅如此，傑夫的老婆也注意到他的睡眠狀態有了顯著改善，再也沒有聽到他的打呼聲，也不再擔心他突然停止呼吸。

經過一段時間後，傑夫的睡眠呼吸中止症得到有效的控制。他的健康狀態有所改善，精神和活力也回到了年輕時的樣子，他意識到自己的決定是正確的，他現在更加重視自己的睡眠健康，定期檢查以確保一切正常。

傑夫的故事告訴我們，面對睡眠呼吸中止症或其他健康問題時，重要的是及早尋求醫療協助並積極治療，透過正確的診斷與適當的治療，我們可以恢復良好的睡眠品質和健康，並享受更有活力的生活。

一、睡眠呼吸中止症的定義與症狀

1. 睡眠呼吸中止症的定義

睡眠呼吸中止症（Sleep apnea）是一種睡眠障礙，其特徵是在睡眠過程中反覆出現**呼吸中止（Apnea）**或**淺呼吸（Hypopnea）**。[1] 呼吸中止（Apnea），指的是睡眠時呼吸完全停止或氣體流量減少≥ 90%，且時間長達 10 秒以上；[2] 淺呼吸（Hypopnea），則為睡眠中發生呼吸變淺且氣體流量減少 ≥ 30%，且時間長達 10 秒以上，同時合併動脈血氧含量（SpO_2）降低 ≥ 3% 或在腦波紀錄上發現有覺醒的情形。[2]

睡眠呼吸中止症的盛行率與肥胖、年紀和性別有關：[3]

1.1 體重過重（24 ≤ BMI < 27）的人患有睡眠呼吸中止症的盛行率是體重正常的 2.3～3.4 倍

1.2 肥胖（BMI ≥ 27）的人患有睡眠呼吸中止症的盛行率是體重正常的 4.0～10.5 倍

1.3 年紀越大的族群，睡眠呼吸中止症的盛行率越高。

1.4 男性患有睡眠呼吸中止症的比例約是女性的兩倍。根據統計，約 34% 的男性有睡眠呼吸中止症，而女性的比例則約為 17%。

2. 睡眠呼吸中止症的分類

睡眠呼吸中止症主要分為兩種類型：阻塞性睡眠呼吸中止症（Obstructive sleep apnea, OSA）和中樞性睡眠呼吸中止症（Central sleep apnea, CSA）。[4] 兩者的原因和機制有所不同。

阻塞性睡眠呼吸中止症（OSA）是最常見的類型，約占睡眠呼吸中止症的 85～90%。其成因有可能是因為：[5]

2.1 先天的軟顎較長（Elongated soft palate）

2.2 舌頭的脂肪較多（Increased tongue fat）

2.3 側咽壁的脂肪較多（Increased fat in the lateral pharyngeal wall）

2.4 下頜骨垂直呼吸道的長度縮短（Shortened mandible length）

再加上睡眠時喉部和舌頭的肌肉鬆弛，導致週期性重複地發生上呼吸道狹窄或完全堵塞，造成呼吸暫停或呼吸減弱，直到大腦意識到缺氧並喚醒身體重新開始呼吸，打斷正常的睡眠週期。

中樞性睡眠呼吸中止症（OSA）與呼吸控制中樞的問題有關[6]。在這種情況下，大腦無法發送正確的訊號給肌肉來控制呼吸，導致呼吸暫停。中樞性睡眠呼吸中止症與神經系統疾病、中樞神經系統損傷或心血管疾病有關。

3. 睡眠呼吸中止症的分級

睡眠呼吸中止症的分級最常使用 Apnea-hypopnea index（AHI）來衡量呼吸暫停和呼吸減弱的嚴重程度：[7]

3.1 輕度睡眠呼吸中止症：AHI 介於 5 到 15 之間。每小時平均發生 5 到 15 次呼吸暫停或呼吸減弱事件。

3.2 中度睡眠呼吸中止症：AHI 介於 15 到 30 之間。每小時平均發生 15 到 30 次呼吸暫停或呼吸減弱事件。

3.3 重度睡眠呼吸中止症：AHI 大於 30。每小時平均發生超 30 次呼吸暫停或呼吸減弱事件。

4. 睡眠呼吸中止症的症狀

睡眠呼吸中止症最常見的症狀爲「持續感到睡眠不足」以及「疲勞」，在睡眠呼吸中止症的患者中，約有 73～90% 有上述症狀；其他如「夜間打呼」（50～60%）、「夜間胃食道逆流」（50～75%）也很常見；少部分的人會有夜間頻尿（半夜起來尿尿超過兩次）（30%）、晨間頭痛（12～18%）、夜間嗆咳或喘氣（10～15%）。[8]

二、如何診斷睡眠呼吸中止症

診斷睡眠呼吸中止症需要進行睡眠測試，搭配病史以及睡眠問卷的方式綜合評估，**睡眠多項生理檢查（Polysomnography）**是診斷的黃金標準：

1. 詢問病史

醫師會詢問個人病史和睡眠相關問題（例如：會打呼嗎？半夜會不會經常醒來？會覺得一整天都沒有精神嗎？）家人或親友的觀察也可以客觀地提供相關的睡眠狀況。

2. 睡眠品質問卷

最常用的睡眠品質問卷有三種，分別爲柏林問卷（Berlin questionnaire）、STOP-Bang問卷（STOP-Bang questionnaire）以及Epworth嗜睡量表（Epworth Sleepiness Scale）。問卷的信效度，請參考本書第二篇第一章之說明。

2.1 柏林問卷（Berlin questionnaire）：

用來偵測成人睡眠呼吸中止症的高風險族群，由10個問題組成，分爲三個類別，涵蓋了睡眠呼吸中止症的相關症狀和風險因素。[9]

類別一	
1. 睡覺時是否會打呼？	□是 □否 □不知道
2. 如果會打呼，打呼的聲量有多大？	□稍微比呼吸聲大 □和說話一樣大聲 □比說話大聲
3. 打呼的頻率？	□幾乎每天 □每週 3-4 次 □每週 1-2 次 □每月 1-2 次 □從來或幾乎沒有
4. 打呼是否會打擾到別人？	□是 □否 □不知道

5. 是否有人發現睡覺時，有呼吸中止的情形？	□幾乎每天 □每週 3-4 次 □每週 1-2 次 □每月 1-2 次 □從來或幾乎沒有
類別二	
6. 睡醒時，還是會感到疲倦的頻率？	□幾乎每天 □每週 3-4 次 □每週 1-2 次 □每月 1-2 次 □從來或幾乎沒有
7. 走路時會感到疲倦嗎？	□幾乎每天 □每週 3-4 次 □每週 1-2 次 □每月 1-2 次 □從來或幾乎沒有
8. 開車時會不會想睡覺或打瞌睡？	□會 □不會
9. 開車時想睡覺或打瞌睡的頻率？	□幾乎每天 □每週 3-4 次 □每週 1-2 次 □每月 1-2 次 □從來或幾乎沒有
類別三	
10. 有高血壓嗎？	□有 □沒有 □不知道

根據回答的情況，柏林問卷將睡眠呼吸中止症風險分爲高風險和低風險。然而，柏林問卷僅是一個篩檢工具，並不能用來確診睡眠呼吸中止症。

2.2 STOP-Bang 問卷（STOP-Bang questionnaire）：

用來篩檢睡眠呼吸中止的風險以及手術治療前的評估，由以下 8 個問題組成：[10]

(1) S（Snoring，打呼聲）是否打呼聲很大，或有其他人指出打呼很大聲？
(2) T（Tiredness，疲勞）白天是否經常感到疲勞或昏昏欲睡？
(3) O（Observed，被觀察）他人是否觀察到在睡眠時出現呼吸暫停、嗆咳或是喘氣？
(4) P（Blood pressure，血壓）是否有高血壓，或正在接受高血壓治療？
(5) B（BMI，身體質量指數）BMI 是否大於 35 kg/m^2？
(6) A（Age，年齡）年齡是否大於 50 歲？
(7) N（Neck circumference，頸圍）
   針對男性，襯衫領口是否為 17 吋 / 43 公分或更大號的？
   針對女性，襯衫領口是否為 16 吋 / 41 公分或更大號的？
(8) G（Gender，性別）是否為男性？

- 低風險：總分為 0～2 分
- 中等風險：總分為 3～4 分
- 高風險：總分為 5～8 分；或前四題有兩題以上答是，加上第 5、7、8 題任一題也答是

2.3 Epworth 嗜睡量表（Epworth Sleepiness Scale）

用於評估日常生活中的嗜睡程度，廣泛用在睡眠障礙的診斷，包括睡眠呼吸中止症，以及接受治療後的效果。[11]

請根據最近的生活，回答下列可能打瞌睡或睡著的機會				
情境	不會	很少	有時候	常常
1. 坐著閱讀書籍或報紙				
2. 看電視				
3. 安靜的坐在公共場合				
4. 當乘客坐在車上（開了一小時）				
5. 下午躺著休息				

6. 坐著與別人交談				
7. 午餐後安靜的坐著（沒有喝酒）				
8. 開車或乘車時，當車子停下來幾分鐘				

不會 0 分，很少 1 分，有時候 2 分，常常 3 分，總分越高，表示受測者在日常生活中越容易嗜睡，總分超過 10 分表示有極度嗜睡的情形。

3. 睡眠測試

3.1 睡眠多項生理檢查（Polysomnography）：是診斷睡眠呼吸中止症的黃金標準（Gold standard），[12] 需要在專業的睡眠中心或睡眠實驗室中進行。患者在測試時需配戴多個感測器來監測睡眠時的生理指標，包括呼吸、心電圖、腦波活動、血氧濃度、胸腹部肌肉起伏、眼球運動，睡眠體位等，來判定是否有睡眠呼吸中止症。

3.2 家庭睡眠測試（Home sleep apnea testing, HSAT）：患者可以在家中使用較爲簡單的感測器測試，包括血氧濃度、呼吸及呼吸胸腹部的起伏。相較於睡眠多項生理檢查，家庭睡眠測試是比較便利且便宜的檢查，缺點是檢查有可能呈僞陰性。[13]

3.3 血氧測試（Oximetry）：記錄整夜睡眠時的血氧濃度，統計每小時血氧濃度下降 3～4% 的次數，是最簡單但也最不準確的檢查，僞陰性的比例較高。

三、睡眠呼吸中止症的共病症與機轉

睡眠呼吸中止症與多種疾病存在共病關係，這些共病症狀會相互影響並加重病情，常見的共病症包括高血壓、第二型糖尿病、肥胖、代謝症候群、心血管疾病、心律不整以及心臟衰竭等（圖 2-1）[14, 15]。

睡眠呼吸中止症所產生的間歇性缺氧（Intermittent hypoxia）、睡眠間斷（Sleep fragmentation）及胸廓內壓力大幅度的改變，會造成交感神經興奮、氧化壓力（Oxidative stress）、下視丘 - 腦下垂體 - 腎上腺軸（Hypothalamic-pituitary-adrenal axis）活化，進而導致血壓升高、全身性

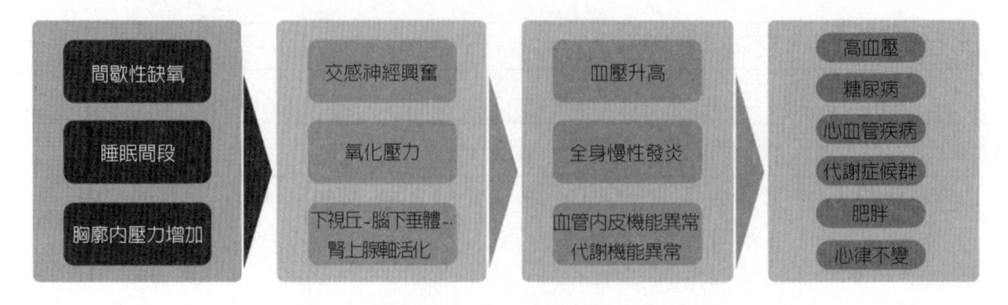

圖 2-1　睡眠呼吸中止症的共病症機轉

慢性發炎、血管內皮與代謝調節機能異常，讓上述共病的風險提高。其中，體內兒茶酚胺激素（Catecholamine）濃度增加，會導致胰島素抗性（Insulin resistance）上升，讓胰臟 β 細胞凋亡，最後造成肥胖、代謝症候群及產生第二型糖尿病。[16]

四、睡眠呼吸中止症的治療方式（以 OSA 爲主）

治療睡眠呼吸中止症主要分爲四種方式，分別爲調整生活型態、醫療設備輔助、外科手術以及藥物治療。

1. 調整生活型態

1.1 減重：對於有睡眠呼吸中止症的體重過重或是肥胖患者來說，減重是治療的第一步[17]，至於體重減輕多少才能有效治療睡眠呼吸中止，目前尚無定論。有研究指出，[18] 體重下降越多，治療效果越好。

1.2 有氧運動：單純運動，就算體重沒有下降，對治療睡眠呼吸中止也有幫助。這可能與脂肪重新分布、提升咽喉肌肉強度或運動改善睡眠品質有關。有氧運動除了可以減重外，也有助於提升心血管耐力及降低胰島素抗性。根據統計，運動可以使睡眠呼吸中止症的嚴重程度下降約 24～34%，[19] 且越頻繁的運動，效果越好。

1.3 睡姿限制：維持側睡可以避免舌根後倒導致呼吸道受阻，有助於改善睡眠呼吸中止症[20]。

2. 醫療設備輔助

2.1 持續性正壓呼吸器（Continuous positive airway pressure, CPAP）：最常見治療睡眠呼吸中止症的方法。其原理是利用鼻罩或面罩，在睡眠時提供呼吸道正壓來保持呼吸道暢通，防止呼吸暫停和打呼，**超過 90% 的患者使用持續性正壓呼吸器，可以使 AHI 回復正常（小於 5）**，[21] **也可以改善血壓。持續性正壓呼吸器建議每週至少配戴 5 次，且每次至少 4 小時**才能達到比較好的治療效果，但因爲是穿戴式的裝置，約有 25% 的患者無法適應，[22] 若在配戴前，適當衛教患者睡眠呼吸中止症的風險以及治療所能帶來的好處，有助於提升持續性正壓呼吸器的順從性。隨科技的進步，目前已發展出自動調整正壓呼吸器（Automatic titrating positive airway pressure, APAP），可以根據睡眠姿勢和所處的睡眠階段來改變壓力，大大提升使用的便利性及縮短個別化調整的時間。[21]

2.2 下顎前移器（Mandibular advancement devices, MAD）：又稱爲止鼾牙套或止鼾器，是一種由牙科醫師定製的裝置，能使下顎在睡眠時保持在正確位置，維持呼吸道的暢通。下顎前移器通常用於輕度到中度的睡眠呼吸中止症，缺點是有可能會造成顳顎關節疼痛。研究顯示，使用下顎前移器平均可以降低 AHI 13.6。[23]

3. 外科手術

外科手術治療通常只建議用在**無法耐受持續性正壓呼吸器，且有症狀的患者**。

3.1 懸壅垂顎咽整形術（Uvulopalatopharyngoplasty, UPPP）：最常用於治療睡眠呼吸中止症的手術，包含切除懸壅垂（Uvula）、切除軟腭（Soft palate）以及切除部分扁桃體（Tonsils）。有一篇較大型的研究顯示，懸壅垂顎咽整形術可以將低 AHI 21.1 至 53.3，[24] 效果十分顯著，但如果患者術後體重增加，有可能會導致復發。

3.2 上顎及下顎前移術（Maxillomandibular advancement, MMA）：透過手術移動上顎骨和下顎骨，擴大並改善呼吸道的通暢性，是一個複雜的手術，需要較長的術後恢復期（約 2～10 週）。上顎及下顎前移術相較懸壅垂顎咽整形術，有較多的醫學研究資料，術後平均可改善 AHI 47.8。[25]

3.3 舌下神經刺激（Hypoglossal nerve stimulation, HNS）：是一個較新治療方式，透過植入一個裝置（於鎖骨下或胸前）來刺激舌下神經，刺激時可使舌頭向外突，從而改善呼吸道的通暢性。適用於 BMI 小於 32，中度或重度睡眠呼吸中止症的患者，約可減少 AHI 17.3。[26]

3.4 氣切（Tracheostomy）：在持續性正壓呼吸器發明前曾廣泛施行，但目前已很少人因睡眠呼吸中止症而接受氣切。

4. 藥物治療

在非快速動眼期期間，正腎上腺素會降低；在快速動眼期期間，毒蕈鹼受體（Muscarinic receptors）會受到抑制，兩者皆是睡眠期間咽肌張力降低的關鍵因素。[27] 最新系統性文獻回顧及統合分析發現，合併使用正腎上腺素再回收抑制劑 Atomoxetine 及抗毒蕈鹼藥物 Oxybutynin，平均可降低 AHI 9.03，且男性的效果較佳。[28] 值得留意的是，相較於其他治療，藥物治療的醫學研究較少，目前並不是第一線的治療方式，多用於合併輔助治療。

參考文獻

1. Daniel J. Gottlieb,MD, MPH; Naresh M. Punjabi, MD, PhD. *JAMA*. **2020**; 323(14): 1389-1400.
2. Berry RB, Budhiraja R, Gottlieb DJ et al: Rules for scoring respiratory events in sleep: update of the 2007 AASM Manual for the Scoring of Sleep and Associated Events. Deliberations of the Sleep Apnea Definitions Task Force of the American Academy of Sleep Medicine. *J Clin Sleep Med* **2012**; 8: 597-619
3. Peppard PE, Young T, Barnet JH, et al. Increased prevalence of sleep-disordered breathing in adults. *Am J Epidemiol* **2013**;177: 1006-14.
4. Javaheri S, Barbe F, Campos-Rodriguez F, et al. Sleep Apnea: Types, Mechanisms, and Clinical Cardiovascular Consequences. *J Am Coll Cardiol*. **2017**; 69(7): 841-858.

5. Schwab RJ, Pasirstein M, Pierson R, et al. Identification of upper airway anatomic risk factors for obstructive sleep apnea with volumetric magnetic resonance imaging. *Am J Respir Crit Care Med.* **2003**; 168(5): 522-530.
6. Randerath W, Verbraecken J, Andreas S, et al. Definition, discrimination, diagnosis and treatment of central breathing disturbances during sleep. *Eur Respir J.* **2017**; 49(1): 1600959.
7. Sleep-related breathing disorders in adults: recommendations for syndrome definition and measurement techniques in clinical research. The Report of an American Academy of Sleep Medicine Task Force. *Sleep.* **1999**; 22(5): 667-689.
8. Davies RJ, Ali NJ, Stradling JR. Neck circumference and other clinical features in the diagnosis of the obstructive sleep apnea syndrome. *Thorax.* **1992**; 47(2): 101-105.
9. Tan A, Yin JD, Tan LW, van Dam RM, Cheung YY, Lee CH. Using the Berlin Questionnaire to Predict Obstructive Sleep Apnea in the General Population. *J Clin Sleep Med.* **2017** Mar 15; 13(3): 427-432
10. Chung F, Yegneswaran B, Liao P, et al. STOP questionnaire: a tool to screen patients for obstructive sleep apnea. Anesthesiology. 2008; 108 (5): 812-821.
11. Johns MW. A new method for measuring daytime sleepiness: the Epworth Sleepiness Scale. *Sleep.* **1991**; 14(6): 540-545.
12. Kapur VK, Auckley DH, Chowdhuri S, et al. Clinical practice guideline for diagnostic testing for adult obstructive sleep apnea: an American Academy of Sleep Medicine clinical practice guideline. *J Clin Sleep Med.* **2017**; 13(3): 479-504.
13. El ShayebM, Topfer LA, Stafinski T, Pawluk L, Menon D. Diagnostic accuracy of level 3 portable sleep tests versus level 1 polysomnography for sleep-disordered breathing: a systematic review and meta-analysis. *CMAJ.* **2014**; 186(1): E25-E51.
14. Dempsey JA, Veasey SC, Morgan BJ, O'Donnell CP. Pathophysiology of sleep apnea. *Physiol Rev.* **2010**; 90(1): 47-112.
15. Somers VK, White DP, Amin R, et al. Sleep apnea and cardiovascular disease: an American Heart Association/American College of Cardiology Foundation Scientific Statement from the American Heart Association Council for High Blood Pressure Research Professional Education Committee, Council on

Clinical Cardiology, Stroke Council, and Council on Cardiovascular Nursing. *J AmColl Cardiol*. **2008**; 52(8): 686-717.

16. Briançon-Marjollet A, Weiszenstein M, Henri M, Thomas A, Godin-Ribuot D, Polak J. The impact of sleep disorders on glucose metabolism: endocrine and molecular mechanisms. *Diabetol Metab Syndr*. **2015**; 7: 25.
17. Hudgel DW, Patel SR, Ahasic AM, et al; American Thoracic Society Assembly on Sleep and Respiratory Neurobiology. The role of weight management in the treatment of adult obstructive sleep apnea: an official American Thoracic Society clinical practice guideline. *Am J Respir Crit Care Med*. **2018**; 198(6): e70-e87.
18. Dixon JB, Schachter LM, O'Brien PE, et al. Surgical vs conventional therapy for weight loss treatment of obstructive sleep apnea: a randomized controlled trial. *JAMA*. **2012**; 308(11): 1142-1149.
19. Kline CE, Crowley EP, Ewing GB, et al. The effect of exercise training on obstructive sleep apnea and sleep quality: a randomized controlled trial. *Sleep*. **2011**; 34(12): 1631-1640.
20. Srijithesh PR, Aghoram R, Goel A, Dhanya J. Positional therapy for obstructive sleep apnoea. *Cochrane Database Syst Rev*. **2019**; 5(5): CD010990.
21. Patil SP, Ayappa IA, Caples SM, Kimoff RJ, Patel SR, Harrod CG. Treatment of adult obstructive sleep apnea with positive airway pressure: an American Academy of Sleep Medicine systematic review, meta-analysis, and GRADE assessment. *J Clin Sleep Med*. **2019**; 15(2): 301-334.
22. Cistulli PA, Armitstead J, Pepin JL, et al. Short-term CPAP adherence in obstructive sleep apnea: a big data analysis using real world data. *Sleep Med*. **2019**; 59: 114-116.
23. Ramar K, Dort LC, Katz SG, et al. Clinical practice guideline for the treatment of obstructive sleep apnea and snoring with oral appliance therapy: an update for 2015. *J Clin Sleep Med*. **2015**; 11(7): 773-827.
24. Browaldh N, Nerfeldt P, Lysdahl M, Bring J, Friberg D. SKUP3 randomised controlled trial: polysomnographic results after uvulopalatopharyngoplasty in selected patients with obstructive sleep apnoea. *Thorax*. **2013**; 68(9): 846-853.
25. Zaghi S, Holty JE, Certal V, et al. Maxillomandibular advancement for treatment of obstructive sleep apnea: a meta-analysis. *JAMA Otolaryngol Head Neck Surg*. **2016**; 142(1): 58-66.

26. Strollo PJ Jr, Soose RJ, Maurer JT, et al; STAR Trial Group. Upper-airway stimulation for obstructive sleep apnea. *N Engl J Med*. **2014**; 370(2): 139-149.
27. Grace KP, Hughes SW, Horner RL. Identification of the mechanism mediating genioglossus muscle suppression in REM sleep. *Am J Respir Crit Care Med*. **2013**; 187(3): 311-319.
28. Lee Y-C, Lu C-T, Chuang L-P, Lee L-A, Fang T-J, Cheng W-N, Li H-Y. *Pharmacotherapy for obstructive sleep apnea - A systematic review and meta-analysis of randomized controlled trials*. Sleep Medicine Reviews. **2023**.

第三章 睡眠呼吸中止與口腔癌（頭頸癌）

劉時安

鍾先生是一名重度阻塞型睡眠呼吸中止症的病人，從小就一直爲自己的身材所苦，他表示就是無法抵抗美食的誘惑，才造就了他圓滾滾的體型。醫師總是勸他要控制體重，但言者諄諄，聽者藐藐，要減重，明天再說吧。有一天，鍾先生不小心咬到舌頭，他不以爲意，繼續過日子，但過了二個星期舌頭破皮一直沒好，心中有點忐忑，於是掛了耳鼻喉科門診。當他坐上診療椅張開了嘴巴，發現醫師皺起了眉頭，想必案情並不單純，果不其然，醫師緩緩開了口：「鍾先生，我有點擔心，讓我幫您做個切片檢查好不好？」

「莫非……是不好的東西？」鍾先生提出他的疑慮。

醫師拍拍他的肩膀：「您先別擔心，只是懷疑而已，不見得一定是。」這位醫師果然很會安慰病人，於是鍾先生接受了切片檢查。畢竟童話故事不可能天天上演，鍾先生確診爲第四期舌癌，在醫師的安排下，接受了後續的手術、化學及放射線治療。因爲治療的過程造成進食困難，鍾先生意外地成功減回標準體重，而腫瘤也一直控制良好，沒有復發的跡象。一年後的定期回診，鍾先生在與醫師閒聊中，無意間提及：「劉醫師，您可能不知道，在我舌癌治療後，我打鼾的情形竟然不藥而癒了吔……」

醫師笑笑說：「其實我推測您睡眠呼吸中止改善有二大原因，第一當然是減重成功，另一個原因是您切除了部分的舌頭，讓您上呼吸道狹窄的機會減少，所以也讓您不再打鼾了。」

「沒想到得到舌癌，治療後竟然同時解決了我二大問題，算是我此生不幸中的大幸囉……。」鍾先生搔了搔頭說道。

醫師不忘提醒：「鍾先生還是要多保重哦，除了定期回診，還要保持標準體重喲……。」診間所有人都哈哈大笑了起來。

回顧文獻，鍾先生算是幸運的病人，根據現有之實證醫學，口腔癌病人在治療後的睡眠呼吸中止症狀大多是惡化的，現在就讓我們一起來回顧一下口腔癌（頭頸癌）及阻塞型睡眠呼吸中止相關的研究報告吧。

一、背景介紹

口腔癌是全球死亡人數最多之頭頸部惡性腫瘤，據估計 2020 年有 377,713 例口腔癌新發個案及 177,757 死亡病例。[1] 其他頭頸癌還包括：喉癌、鼻咽癌、口咽癌、下咽癌、甲狀腺癌、唾液腺癌等，2020 年共有 1,518,133 例頭頸癌新診斷個案及 510,771 死亡病例。而在台灣，癌症自民國 71 年起一直高居十大死亡原因之首。根據衛福部國健署公告的最新癌症登記報告[2]，民國 110 年整體癌症新發個案有 121,762 人，較 109 年（121,979 人）減少了 0.18%，其中新增口腔癌個案有 5,319 人，這與民眾吃檳榔、喝酒及抽菸有強烈正相關，至於頭頸癌則有 15,671 例新增個案。口腔癌及頭頸癌之治療包括手術、化學、放射、標靶及免疫治療等。[3]

阻塞型睡眠呼吸中止源自於在睡眠當中反覆性地上呼吸道場陷所造成的經由口鼻氣流減少或甚至停止，阻塞型睡眠呼吸中止在美國之盛行率，男性約在 3～9%，女性約在 2～5% 左右。肥胖、男性及年齡均為阻塞型睡眠呼吸中止之危險因子，特別是肥胖族群，會有較高之阻塞型睡眠呼吸中止之盛行率[4]。目前阻塞型睡眠呼吸中止之治療以陽壓呼吸器為主，如果無法適應陽壓呼吸器，則可依解剖學上之構造考慮接受手術治療。

二、文獻回顧（口腔癌）

文獻中探討口腔癌與睡眠呼吸中止的報告相當稀少，2010 年來自加拿大的一篇研究指出：口腔與口咽癌病人在手術後，與接受非手術治療之病人比較起來，會有較高比例有中度到重度阻塞型睡眠呼吸中止之情形，[5] 唯此篇只針對 25 位口腔或口咽癌病人進行研究，樣本數過少是其研究限制，而且手術及非手術病人並非隨機分派，分組存在選擇性偏誤之可能，作者也強調需要後續之前瞻性研究來驗證本研究之結果。

另一篇關於口腔癌與阻塞型睡眠呼吸中止的研究，來自台灣成功大學，在此前瞻性的設計中，作者總共收集 23 位口腔癌或口咽癌接受手術切除及游離皮瓣重建之病人，經過整夜睡眠檢查確認，術前阻塞型睡眠呼吸中止之盛行率是 91.3%，而在術後 6 個月更有高達 95.6% 的病人有阻塞型睡眠呼吸中止之情形，[6] 在有阻塞型睡眠呼吸中止的病人當中，中度及重度阻塞型睡眠呼吸中止的比例從術前的 52.5%，增加到術後 6 個月的 78.3%，換言之，本研究之族群不僅手術後阻塞型睡眠呼吸中止的盛行率提高，連嚴重程度都增加了不少。作者建議在口腔癌及口咽癌病人手術後應注意評估其阻塞型睡眠呼吸中止之情形，必要時應積極介入治療，以提高癌症病人術後之生活品質。

三、文獻回顧（頭頸癌）

當我們將搜尋關鍵字從口腔癌改爲頭頸癌後，就有較多與阻塞型睡眠呼吸中止相關的研究，我們依發表的年代依序簡介如下。

在 2015 年一篇回顧性的文章中發現：阻塞型睡眠呼吸中止之情形在頭頸癌病人治療前及治療後相當普遍，特別是接受多重模式治療（手術、化學治療、再加上放射治療）的病人。頭頸癌與阻塞型睡眠呼吸中止有關的危險因子可能有：腫瘤體積較大、下咽癌或喉癌等。[7] 作者進一步解釋，治療前主要是因爲腫瘤的體積影響到了上呼吸道；而在放射治療後，黏膜會有腫脹情形，且放射治療亦會促使組織纖維化並減少組織的彈性，讓肌肉之張力受到影響，因此可能使阻塞型睡眠呼吸中止的症狀更加惡化。在另一篇文獻則指出：用於大範圍重建之游離皮瓣、因手術而產生變化之咽部肌肉群、軟組織纖維化、甲狀腺功能過低及淋巴水腫也可能造成上呼吸道之狹窄。[5] 唯本研究發現：頭頸癌病人在治療後，疲憊程度與睡眠呼吸中止之嚴重度並不相關。在各回顧的文獻中，頭頸癌病人在治療前的睡眠呼吸中止比例從 76.5% 到 73.3% 不等，治療後的比例則從 53.3% 到 91.6% 不等，只是這些文獻均是小規模的（病例數少）研究，在 2015 年代以前尚無大規模之研究報告出現。

在 2021 年發表的一篇針對頭頸癌存活病人的回顧性研究發現：有 40% 的存活者懷疑有睡眠呼吸中止之情形，較一般民眾之盛行率（10.9%）來得高，[8] 只是本篇研究並非以睡眠檢查來評估，而是以問卷的方式來推估，因睡眠檢查耗時耗力，排程也不是那麼容易，誠如作者之建議：當頭頸癌病人在追蹤時主訴有疲憊及睡眠之問題時，應積極介入以提升病人的生活品質，有時問卷也不失為一種簡易的方式，好篩選高風險的頭頸癌病人到睡眠中心接受進一步評估。

另一篇回顧 2020 年 5 月前發表之頭頸癌與睡眠呼吸中止相關文獻指出：頭頸癌病人在治療後，高達 59.78% 的病人有睡眠呼吸中止之情形。[9] 作者經篩選後收納 10 篇研究，均有執行睡眠檢查來確認，部分還有生活品質量表之評估，唯因異質性太高，無法進行統合分析。這 10 篇文獻總共收納 270 位頭頸癌病人，如以 Apnea-hypopnea Index（AHI）>5/ 小時的條件來定義的話，頭頸癌病人有睡眠呼吸中止的比例從 12% 到 95.8% 不等，而不同的治療方式對應之睡眠呼吸中止比例亦有所差異，唯因各研究之個案數都不多，作者也無法從中比較得出哪一種治療方式較可能造成睡眠呼吸中止之確切結論，畢竟頭頸癌之治療有時是多重模式（手術加上化學治療加上放射治療），所以很難獨立分析出哪種治療方法與睡眠呼吸中止較相關。

2021 年有一篇來自德國的前瞻性研究報告發現：在頭頸癌病人的族群中，同樣以 AHI > 5/ 小時的標準來定義，治療前及治療後的睡眠呼吸中止比例分別為 90% 及 94%，[10] 且以電腦斷層來推估的原發腫瘤大小與 AHI 及 Apnea Index（AI）呈正相關，同樣地，腫瘤復發及腫瘤相關死亡率也與 AHI 有正相關，至於在生活品質量表的評估結果方面，治療後的疲憊、失眠、疼痛及經濟壓力均有明顯地下降趨勢。不過此篇研究較特別的是：其睡眠檢查是採居家測試的資料，而不是在睡眠實驗室中執行的傳統睡眠檢查報告。

2021 年，*Journal of Clinical Sleep Medicine* 發表另一篇系統性回顧報告，納入更多的文獻及病人（14 篇、387 位頭頸癌病人），睡眠呼吸中止的盛行率，在頭頸癌治療前為 57% 到 76% 不等，治療後則為 12% 到 96% 不等，[11] 由於異質性高，各研究的方向及探討問題不盡相同，只能以描述性方式來解釋結果，我試著以回答問題的方式來呈現：

- 睡眠呼吸中止是否和頭頸癌病人的腫瘤期別有關？
  結果：有 7 篇文獻提及，但只有一篇發現晚期的腫瘤有較高比例有睡眠呼吸中止。
- 頭頸癌病人接受手術後是否有較高的睡眠呼吸中止風險？
  結果：也有 7 篇文獻提及，其中 3 篇發現相關，一篇發現頭頸癌病人手術後之睡眠呼吸中止的比例變高（從 57% 提升為 82%），另一篇指出不同術式與睡眠呼吸中止嚴重程度有關，另一篇則推估頭頸癌病人接受手術後之睡眠呼吸中止的風險，較沒有接受手術的頭頸癌病人要高出 5.5 倍。
- 頭頸癌病人接受放射治療後是否有較高的睡眠呼吸中止風險？
  結果：有 8 篇文獻提及，但只有一篇發現接受放射治療之頭頸癌病人，和未接受放射治療之病人比起來，有較高的睡眠呼吸中止風險（提高了 11.47 倍）。

同樣地，在另一篇 2021 年的系統性回顧的文獻當中，收納了 6 篇橫斷型研究，結論為睡眠呼吸中止與頭頸癌病人接受放射治療並不相關，[12] 雖然與前一篇系統性回顧所納入的文獻並不盡相同（只有 4 篇一樣），但因各個研究收集的頭頸癌病人組成差異性頗大，且治療模式也不太相同（放射劑量之多寡、及化學治療之有無等），再加上追蹤時間互異，這都有可能造成睡眠呼吸中止與頭頸癌病人是否接受放射治療無關，作者亦建議進行更大規模的前瞻性研究，有效地控制影響因子，才能釐清睡眠呼吸中止與頭頸癌病人接受放射治療之相關性。

四、文獻回顧（其他相關議題）

當我們把睡眠呼吸中止擴大到睡眠障礙，在 2019 年 *Sleep Medicine Reviews* 有一篇針對頭頸癌病人的系統性回顧，[13] 總共收納 29 篇研究，2315 位頭頸癌病人，大部分研究的品質有待商榷且異質性高，此回顧探討三種睡眠障礙：失眠、嗜睡及睡眠呼吸障礙，分別計算治療前、中及後之盛行率，茲整理如下表：

表 3-1　文獻回顧

	治療前	治療中	治療後
失眠	29%（20-41%）	45%（33-58%）	40%（24-58%）
嗜睡	16%（7-32%）		32%（20-48%）
睡眠呼吸障礙	66%（44-82%）		51%（34-67%）

註：括弧內表示 95% 信賴區間

整體而言，頭頸癌病人治療前的睡眠障礙比例為 16～66%，較一般民眾來得高（2～38%），除了因腫瘤影響到上呼吸道外，在確診為頭頸癌後之焦慮及憂鬱也可能造成睡眠障礙，而頭頸癌病人有較高比例有抽菸及酗酒之習慣，這些個人習慣均與睡眠障礙有關。治療中之睡眠障礙咸信與身體及心理的壓力都有關係，而治療的副作用（例如：噁心、口腔潰爛、疼痛等）也多少會有影響。治療後可能會有口乾、淋巴水腫、組織纖維化、慢性疼痛、解剖構造改變等情形；另頭頸癌病人擔心復發或轉移之焦慮也造成心理負擔，在在都可能造成睡眠障礙。有一篇針對頭頸癌病人之生活品質研究發現，在 560 位頭頸癌的橫斷式問卷調查中，44% 在治療前有睡眠品質不好之情形，高風險族群包括：年輕人、女性、內向性格、疼痛等，而在原發部位方面，口腔癌病人之睡眠品質不良比例最高。[14]

在文獻的搜尋中，我們找到一篇很特別的研究，相信也是讀者非常關心的一個議題：阻塞型睡眠呼吸中止的病人罹癌的可能性是否較高？這篇在 2022 年 9 月刊登的文章，總共收集 18 篇相關研究，納入 426,828 位受試者，其中有阻塞型睡眠呼吸中止及沒有阻塞型睡眠呼吸中止的受試者分別爲 96,217 及 330,611 人，而有癌症診斷的病人在上面二個族群分別爲 1453 人（1.39%）及 1359（0.44%）。整體而言，有阻塞型睡眠呼吸中止的病人，得到癌症的相對風險，是沒有阻塞型睡眠呼吸中止病人的 1.49 倍（95% 信賴區間：1.32～1.69）[15]，如以原發部位來分析，阻塞型睡眠呼吸中止病人有較高罹癌風險的部位爲：乳癌（1.32 倍）、中樞神經癌（1.71 倍）、腎臟癌（1.81 倍）、肝癌（1.19 倍）、胰臟癌（1.23 倍），而其他的癌症則沒有統計學上的顯著意義（如：膀胱癌、大腸癌、肺癌、黑色素瘤、攝護腺癌、生殖系統癌、脊髓癌、甲狀腺癌等）。其實癌症與睡眠呼吸中止的確切致病機轉至今尚未明朗，而睡眠呼吸障礙造成罹癌風險增加之原因，自然也有待更多的研究來釐清，推測可能之原因爲：睡眠呼吸中止會造成間續歇性之缺氧，而缺氧之環境有可能促進癌化、腫瘤生長、血管增生及腫瘤侵犯／轉移，唯其因果關係還有待更多的研究驗證。

五、結論

總而言之，根據現有的實證資料，口腔癌及頭頸癌病人與一般民眾比較起來，似乎有較高比例會有睡眠呼吸中止情形，値得頭頸外科醫師謹記在心，如病人有提及相關症狀（如：疲憊、失眠等）應及早安排睡眠檢查，或轉介給睡眠專科醫師進行後續評估，以期能提升口腔癌及頭頸癌病人的生活品質。唯因頭頸癌族群相當廣泛，且睡眠呼吸中止之評估工具相當多元，口腔癌及頭頸癌病人與睡眠呼吸中止之相關性，尚待更大規模及更進一步的研究。

參考文獻

1. Sung H, Ferlay J, Siegel RL, Laversanne M, Soerjomataram I, Jemal A, Bray F. Global Cancer Statistics 2020: GLOBOCAN Estimates of Incidence and Mortality Worldwide for 36 Cancers in 185 Countries. *CA Cancer J Clin.* **2021**;71:209-249.
2. 行政院衛生福利部國民健康署。中華民國110年癌症登記報告. 2023年11

月。網址：https://www.hpa.gov.tw/File/Attach/17639/File_23506.pdf，瀏覽於民國112年12月25日

3. Ettinger KS, Ganry L, Fernandes RP. Oral Cavity Cancer. *Oral Maxillofac Surg Clin North Am*. **2019**;31:13-29.
4. Brodie KD, Goldberg AN. Obstructive Sleep Apnea: A Surgeon's Perspective. *Med Clin North Am*. **2021**;105:885-900.
5. Qian W, Haight J, Poon I, Enepekides D, Higgins KM. Sleep apnea in patients with oral cavity and oropharyngeal cancer after surgery and chemoradiation therapy. *Otolaryngol Head Neck Surg*. **2010**;143:248-52.
6. Liao FH, Chang CC, Lu YC, Lin CY, Lai WS. Impact of free flap reconstruction on obstructive sleep apnea in patients with oral and oropharyngeal cancer. *Asia Pac J Oncol Nurs*. **2022**;9:100136.
7. Zhou J, Jolly S. Obstructive sleep apnea and fatigue in head and neck cancer patients. *Am J Clin Oncol*. **2015**;38:411-4.
8. Saesen K, van der Veen J, Buyse B, Nuyts S. Obstructive sleep apnea in head and neck cancer survivors. *Support Care Cancer*. **2021** Jan;29(1):279-287.
9. Ralli M, Campo F, Angeletti D, Allegra E, Minni A, Polimeni A, Greco A, de Vincentiis M. Obstructive Sleep Apnoea in Patients Treated for Head and Neck Cancer: A Systematic Review of the Literature. *Medicina* (Kaunas). **2020** Aug 8;56(8):399.
10. Huppertz T, Horstmann V, Scharnow C, Ruckes C, Bahr K, Matthias C, Gouveris H. OSA in patients with head and neck cancer is associated with cancer size and oncologic outcome. *Eur Arch Otorhinolaryngol*. **2021** Jul;278(7):2485-2491.
11. Gavidia R, Dunietz GL, O'Brien L, Shannon C, Schuetz S, Spector M, Swiecicki P, Chervin RD. Obstructive sleep apnea in patients with head and neck cancer: a systematic review. *J Clin Sleep Med*. **2021** May 1;17(5):1109-1116.
12. Tawfik GM, Mostafa EM, Alshareef A, Hmeda AB, Khaled S, Abdelwahed KA, Mahran SA, Agage HS, Amer AE, Emara NS, El-Qushayri AE, Ebied A, Huy NT. Association between radiotherapy and obstructive sleep apnea in head and neck cancer patients: A systematic review and meta-analysis. *Auris Nasus Larynx*. **2021** Dec;48(6):1126-1134.
13. Santoso AMM, Jansen F, de Vries R, Leemans CR, van Straten A, Verdonck-

de Leeuw IM. Prevalence of sleep disturbances among head and neck cancer patients: A systematic review and meta-analysis. *Sleep Med Rev*. **2019** Oct;47:62-73.

14. Santoso AMM, Jansen F, Lissenberg-Witte BI, Baatenburg de Jong RJ, Langendijk JA, Leemans CR, Smit JH, Takes RP, Terhaard CHJ, van Straten A, Verdonck-de Leeuw IM; NET-QUBIC consortium. Poor sleep quality among newly diagnosed head and neck cancer patients: prevalence and associated factors. *Support Care Cancer*. **2021** Feb;29(2):1035-1045.

15. Wu D, Zhao Z, Chen C, Lu G, Wang C, Gao S, Shen J, Liu J, He J, Liang W. Impact of obstructive sleep apnea on cancer risk: a systematic review and meta-analysis. *Sleep Breath*. **2022** Sep 21.

第四章 失眠與憂鬱

張庭綱

李先生是一位43歲的會計師，他一直是一個勤奮認眞的工作狂，爲了賺錢養家，經常加班到深夜，忽略了自己的身心健康。最近幾個月，他開始感到無力、沮喪、焦慮，對任何事情都提不起興趣，甚至連自己最愛的妻子和孩子也覺得煩人。他也飽受失眠的困擾，每天晚上都難以入睡，即使睡著了也會做噩夢或半夜驚醒。他的工作表現也下降了，常常出錯或忘記重要的細節，讓他的老闆和同事都對他不滿。

李先生的妻子發現他的異狀，勸他去看醫生，但他卻不願意承認自己有問題，認爲這只是暫時的壓力，過一陣子就會好。他甚至對妻子發脾氣，說她不懂他的辛苦，只會給他添麻煩。他們的關係因此變得緊張，家庭氣氛也變得沉悶。

直到有一天，李先生在開車回家的路上，突然一個想要開車自撞死去的念頭浮現，剎那間差點無法控制自己，趕緊把車停在路邊。回家之後，李先生向妻子訴說感到生活無助、無望，長期失眠更讓自己疲憊，想要沉沉睡去不想要再醒來。在妻子的陪伴下，李先生接受了精神科醫師評估。醫師告訴他，他正處在重度憂鬱症合併失眠的狀況，建議他接受抗憂鬱藥物治療、調整睡眠並加上心理治療。

李先生這才意識到自己眞的需要幫助，於是決定聽從醫師的建議。在服用抗憂鬱藥物的同時，他也同時接受心理治療。醫療團隊幫助他找出造成憂鬱症的原因和觸發點，教導他如何調整自己的思考方式和情緒反應，並給予他正面的支持和鼓勵。李先生也學會了如何調整睡眠，適當地休息和運動，以及與家人和朋友溝通和分享自己的感受。

經過幾個月的治療後，李先生的情況有了明顯的改善。他不再感到無力、沮喪、焦慮，而是充滿了活力、希望、信心。他也能夠正常地睡眠和工作，並且重拾了對生活的興趣。

一、定義/症狀

1. 憂鬱症定義

憂鬱症一詞可以有多種用法，很容易造成混淆。憂鬱症可以有下列幾點定義：

- 一種情緒狀態：表現爲悲傷、絕望、焦慮、空虛、沮喪或絕望的感覺；沒有感情；或流淚。憂鬱（煩躁）情緒可能是正常的，有時是對失落、失望或感受失敗的適應性反應。此外，憂鬱也可能是精神病理學症候群或其他生理疾病的症狀之一。
- 一種症候群：這是一系列症狀和徵象，可能包括情緒低落。常見的憂鬱症後群包括重度憂鬱症（Major depression）、輕度憂鬱症（Minor depression）或情感低落症（Dysthymic disorder）（Persistent depressive disorder 持續性憂鬱症）。
- 精神障礙：屬於一種獨特的臨床狀況表現。例如，重度憂鬱症的症狀表現可能出現在多種疾病中，例如單相重度憂鬱症（也稱爲「重度憂鬱症」）、雙相情感障礙、思覺失調症、物質/藥物誘發的憂鬱症，和（一般）醫療狀況引起的憂鬱症。

2. 何時該注意憂鬱症

在初級保健機構或一般醫療機構中，以下線索提示存在單相重度憂鬱症：

- 情緒低落和/或對大多數或所有活動失去興趣或樂趣。
- 無助和/或絕望的感覺。
- 情緒激躁。
- 焦慮。
- 強迫性思考反芻。
- 恐懼症。
- 過度關注身體健康。

- 主訴疼痛（如頭痛或腹痛）。
- 存在危險因素，例如重性憂鬱症家族史和壓力性生活事件。

3. 失眠與憂鬱

失眠且伴隨情緒低落或興趣或愉悅感喪失時，是單相重度憂鬱症的九種診斷症狀之一。臨床上，大約 40% 的失眠患者患有憂鬱症，高達 80% 的憂鬱症患者報告有失眠症狀，失眠症狀通常先於憂鬱症的發展。

清晨早醒是憂鬱症的指標性症狀，但患有憂鬱症的青少年和年輕人可能會報告難以入睡。憂鬱症患者也可能抱怨他們一晚或多晚根本沒有睡覺，儘管客觀的睡眠紀錄並未顯示相對應的嚴重程度。憂鬱症與快速眼動期（REM）睡眠潛伏期縮短相關，包括夜間前三分之一的REM睡眠增加。

過去研究一再強調失眠和精神障礙的共病性質，尤其是憂鬱症，還有焦慮症和物質使用。臨床和流行病學研究表明，睡眠障礙與重度憂鬱症密切相關。幾乎所有憂鬱症患者都表現出某種睡眠改變，另一方面，光是失眠本身就意味著憂鬱症和自殺風險增加，睡眠與憂鬱症的關係需要概念化爲雙向關係。

一些觀察結果與這種觀點一致：在比較失眠和憂鬱的病因學和病理生理學解釋時，存在明顯的重疊——這兩種情況都已證明是由社會心理壓力源引發的。過度興奮可認爲是一種心理和生物因素，在這兩種情況下都存在。在考慮治療方式時，鎮靜抗憂鬱藥可用於這兩種情況，而最有效的失眠治療 CBT-I 在某種程度上源自經典的憂鬱症 CBT。另一方面，初步數據顯示，早期治療失眠有可能預防或減輕憂鬱症狀。這兩種疾病可以相互獨立發生，正如許多慢性失眠患者從未發展爲憂鬱症這一事實所證明的那樣。同樣，失眠可能預示著精神病理學發作的第一步，它具有憂鬱症典型的一些潛在的遺傳、人格和神經生物學變化。憂鬱症是否發展可能取決於額外的環境觸發因素，例如社會心理壓力負荷、生活方式、應對機制和早期預防性治療。因此，有人提出憂鬱症和失眠可能具有不同臨床病程的共病，需要有特定的治療方式。

二、診斷

1. 失眠診斷準則

根據第三版國際睡眠障礙分類（ICSD-3），滿足以下所有 4 項準則即可確診失眠：

- 患者報告入睡困難、維持睡眠困難或醒來過早。在兒童或患有失智症的病患中，睡眠障礙可能表現爲拒絕在適當的時間上床睡覺，或在沒有護理人員幫助的情況下難以入睡。
- 儘管有足夠的睡眠機會和環境，但仍會出現睡眠困難。
- 病患描述了可歸因於睡眠困難的日間障礙。包括疲勞或不適；注意力、集中力或記憶障礙；社交功能障礙、職業功能障礙或學業表現不佳；情緒障礙或煩躁；白天嗜睡；動機、能量或主動性降低；工作或駕駛時的錯誤或事故；對睡眠的擔憂或憂慮。
- 睡眠 - 覺醒困難不能由另一種睡眠障礙更好地解釋。

慢性失眠與短期失眠的區別在於，慢性失眠的睡眠障礙和相關的日間功能障礙已經存在三個月或更長時間，並且每週至少出現三個晚上。在幾年的時間裡反復出現幾週失眠的模式，即使病患發作可能不會持續整整三個月，也可能診斷爲慢性失眠。「其他失眠症」的診斷用於主訴入睡或維持睡眠困難，但不符合短期或慢性失眠診斷標準的病患。

2. 憂鬱症疾病分類學

多種分類法可用於診斷憂鬱症。根據美國精神病學協會的精神疾病診斷和統計手冊第五版（DSM-5）中的標準診斷單相重度憂鬱症。在 DSM-5 中，可以診斷的憂鬱症包括：

- 單相重度憂鬱症（重度憂鬱症）Unipolar major depression（major depressive disorder）
- 持續性憂鬱症（情感低落症）Persistent depressive disorder（dysthymia）
- 分裂性情緒失調症 Disruptive mood dysregulation disorder
- 經期前情緒低落症（經前不悅症）Premenstrual dysphoric disorder
- 物質／藥物誘發的憂鬱症 Substance/medication induced depressive disor-

der

- 由另一種疾病引起的憂鬱症 Depressive disorder due to another medical condition
- 其他特定的憂鬱症（例如，輕度憂鬱症）Other specified depressive disorder（eg, minor depression）
- 未明確的憂鬱症 Unspecified depressive disorder

上述疾病的特徵都是煩躁不安（悲傷或易激動的情緒）。與由症候群定義的其他精神疾病一樣，每種憂鬱症都可能代表一組病因不同的疾病。儘管具有類似的臨床表現，但目前無法區分，且缺乏差異化的治療。

用於診斷憂鬱症的 DSM-5 的合理替代方案是世界衛生組織的國際疾病分類 -10 修訂版（World Health Organization's International Classification of Diseases-10th Revision（ICD-10））。對於重度憂鬱症，兩套標準大致相同；但對於其他憂鬱疾病（如心境惡劣）則標準差異很大。ICD-10 提到經前緊張症候群（Premenstrual tension syndrome）（在 DSM-5 中稱爲經前不悅症）作爲診斷，但沒有提供診斷標準。分裂性情緒失調症不包括在 ICD-10 中。

使用明確的標準來診斷憂鬱症可能有助於避免過度診斷，這些症狀可能更容易歸因於另一種身體或精神疾病；或者可能症狀未達到診斷標準（閾值），並缺乏治療的證據基礎。

3. 常見憂鬱症種類與診斷標準

3.1 單相重度憂鬱症

特徵是有一次或多次重度憂鬱發作史，無躁症發作或輕躁症發作病史。重度憂鬱發作表現爲以下 9 種症狀中的 5 種或更多，持續至少連續兩週；至少有一個症狀必須是情緒低落或失去興趣或快樂：

- 一天中大部分時間的情緒低落，幾乎每天都有。
- 幾乎每天都對大多數或所有活動失去興趣或樂趣。
- 幾乎每天都有失眠或睡眠過度。
- 體重明顯減輕或增加（例如，一個月內 5%），或幾乎每天食慾下降或增加。
- 幾乎每天都有其他人可以觀察到的精神運動性遲緩或激越。
- 疲勞或精力不足，幾乎每天都有。
- 幾乎每天都有集中注意力、思考或決策的能力下降。
- 幾乎每天都有毫無價值或過度或不適當的內疚想法。
- 反覆出現死亡或自殺意念，或自殺未遂。

此外，這些症狀會導致嚴重的痛苦或心理社會障礙，且不是物質或一般醫療狀況的直接結果。喪親之痛並不能排除重度憂鬱發作的診斷。

單相重度憂鬱症的 9 種症狀均不具有該病的特異性，每種症狀均可發生於其他精神疾病以及一般身體疾病。此外，重度憂鬱發作症狀在患者間會有所不同，且同一位患者因為每次發作的症狀可能都有所不同。

3.2 持續性憂鬱症（情感低落症）

持續憂鬱症表現為至少連續 2 年出現以下 3 種或更多症狀；至少有 1 個症狀必須是憂鬱情緒：
- 一天中大部分時間情緒低落，大多數的日子都有這樣的情形。
- 食慾下降或增加。
- 失眠或睡眠過度。
- 低能量或疲勞。
- 低自尊。
- 注意力或決策能力受損。
- 絕望。

因此，持續性憂鬱症症狀不像重度憂鬱症那樣多。持續性憂鬱症病程期間可能會出現無症狀期，但在兩年（或更長時間）的時間範圍內不得超過連續兩個月無症狀。

持續性憂鬱障礙可引起顯著的痛苦或社會心理障礙。對社會和職業功能的影響各不相同，但其嚴重度可以超過重度憂鬱症。

3.3 經前不悅症

經前不悅症的特徵是情緒和行為症狀，這些症狀在月經來潮前一週反覆出現，並在月經來潮後或月經結束後數天緩解，並干擾患者生活的某些方面。

3.4 其他身體疾病導致的憂鬱障礙

其特徵是情緒持續低落或易激動，或者對大多數活動的興趣或愉悅度降低。透過病史、體格檢查或實驗室檢查的結果，可以查探該障礙是由另一種疾病引起的；例如腎上腺功能不全、亨廷頓病、皮質醇增多症、甲狀腺功能低下、單核細胞增多症、多發性硬化症、阻塞性睡眠呼吸暫停、帕金森病、腦中風、紅斑性狼瘡、創傷性腦損傷或維生素 B_{12} 不足。此外，這種障礙會導致嚴重的痛苦或損害社會心理功能。情緒障礙的發作通常發生在其他疾病發作的第一個月。在某些情況下，憂鬱症代表其他身體疾病的前驅症狀或早期表現。由皮質類固醇或干擾素等慢性疾病治療引起的憂鬱症，可診斷爲物質／藥物誘發的憂鬱症。

三、治療方式

我們對失眠和憂鬱症之間共病關係的會影響治療方法的設計方式。例如，連續合併症（失眠先於憂鬱症）和兩種疾病之間可能存在的因果關係，如失眠導致憂鬱症，表明成功治療失眠對憂鬱症的發生具有預防作用。另一方面，伴隨的合併症表明存在共同的因果關係，對一種疾病的有效治療對另一種疾病也有效。最後，如果沒有共同的因果關係，則建議實施兩種特定的治療方法，一種用於治療失眠，另一種用於治療憂鬱症。不過，必須強調的是，無論共病發生的具體途徑如何，一旦兩種疾病都存在，它們可能會相互維持甚至加劇，從而形成惡性循環，使得一種疾病的存在會阻礙另一種疾病的恢復。因此，對於共病失眠，通常提倡合併治療方法。

1. 非藥物治療模式

心理／行爲治療和藥物治療均可有效治療失眠和憂鬱症。因此，人們可以設想三種不同的失眠合併憂鬱症治療組合：單獨藥物治療（即鎮靜安眠藥合併抗憂鬱藥）、單獨心理療法（即透過結合針對失眠和憂鬱症的特定心理治療）或藥物治療與心理治療相結合。最後一種組合不僅包括一種疾病的藥理學和另一種疾病的心理治療，而且還包括合併治療方法，例如抗憂鬱藥物治療憂鬱症和認知行為療法（CBT）合併鎮靜安眠藥治療失眠。

目前，很少有研究調查和比較這些不同治療方案的療效和安全性。在進一步討論之前，必須強調的是，治療同時患有失眠和憂鬱症患者的第一步是排除任何其他睡眠障礙，例如睡眠呼吸中止和周期性的肢體運動。首先，治療睡眠呼吸中止可能會改善這些患者的情緒。其次，已知抗憂鬱藥物和鎮靜安眠藥可能會加重周期性的肢體運動和睡眠呼吸中止。

輕度至中度憂鬱症患者可考慮單獨進行心理治療，但重度憂鬱症患者必須進行藥物治療。相較之下，對於失眠的治療，心理治療（即行為治療管理）已證明具有與鎮靜安眠藥相似甚至更持久的益處。美國睡眠醫學認定刺激控制、放鬆訓練和認知行為治療，具有高度臨床證據的治療方式。

2. 藥物治療

苯二氮平類藥物／苯二氮平類受體促動劑等處方藥，褪黑激素類藥物、suvorexant、鎮靜抗抑鬱藥和非典型抗精神病藥，都可用於更廣泛的失眠領域和抑鬱症背景下的睡眠問題。

2.1 苯二氮平類藥物／苯二氮平類受體促動劑

臨床研究證實短期（3-4 週）苯二氮平類藥物／苯二氮平類受體促動劑可有效治療失眠。毫無疑問，苯二氮平類藥物／苯二氮平類受體促動劑或 suvorexant 等藥物會在 3-4 週的時間內對患者的睡眠產生穩定的積極影響。長期苯二氮平類藥物／苯二氮平類受體促動劑治療的主要問題是不良事件；例如交通安全、記憶增強作用、夜間反常行為、中毒、老年人跌倒等和耐受性、戒斷和濫用、依賴。這些問題以及有關苯二氮平類藥物／苯二氮平類受體促動劑增加死亡率風險的相關問題受到了有爭議的討論。

2.2 褪黑激素／退黑激素受體促動劑

褪黑激素／退黑激素受體促動劑治療對晝夜節律紊亂（如時差和相位

延遲）的益處已得到證實。然而，褪黑激素有益於治療失眠的證據並不十分令人信服。

2.3 含鎮靜效果的抗憂鬱藥、抗精神病藥物

鎮靜抗憂鬱藥，例如，amitriptyline、doxepin、trimipramine、trazodone、mirtazapine、agomelatine或非典型抗精神病藥（quetiapine、olanzapine）經常用於精神疾病患者的睡眠障礙症狀，即嚴重憂鬱症或雙相情感障礙或精神分裂症。它們不適用於治療無精神合併症的失眠症。然而，最近的藥物流行病學研究表明，在美國或歐洲，越來越多地使用鎮靜抗憂鬱藥在無精神合併症的失眠症。有趣的是，doxepine是最古老的鎮靜抗憂鬱劑之一，已證實在低劑量下對原發性失眠有效，因此獲得美國食品和藥物管理局的批准

2.4 合併藥物治療

合併處方抗憂鬱藥物是抗憂鬱治療期間治療持續性失眠的常用策略。通常，將低劑量的鎮靜抗憂鬱藥（例如三環抗憂鬱劑、Mirtazapine、Trazodone）添加到治療劑量的非鎮靜抗憂鬱藥中。由於潛在的協同抗憂鬱作用和避免與其他鎮靜安眠藥物相關的藥物濫用問題，這種做法越來越受歡迎。但需要注意合併藥物使用的安全議題，和缺乏該策略有效性的證據。

另一種替代的治療方式是聯合使用經典的苯二氮平類藥物（Benzodiazepine）或Z-drug，例如Zolpidem、Zaleplon或Zopiclone。一些研究還表明，在治療失眠和憂鬱症狀方面，合併處方藥比單獨使用抗憂鬱藥更有效。儘管不經常觀察到濫用、依賴和耐受性，但建議在治療的第一週內改爲需要時使用鎮靜安眠藥。

3. 非侵入性腦刺激（Non-invasive brain stimulation, NIBS）

最近的研究表明，透過不同類型的非侵入性腦刺激（NIBS），包括經顱磁刺激（Transcranial magnetic stimulation, TMS）、經顱電流刺激（Transcranial current stimulation, tCS）、感官刺激（Sensory stimulation），如聽覺刺激（Auditory stimulation），透過刺激皮質-丘腦自上而下

的睡眠 - 覺醒調節通路，可以調節覺醒和睡眠。

值得注意的是，重度憂鬱症診斷類別中的患者，可能會在過度（失眠）和覺醒不足（睡眠時間延長）方面有不同的睡眠主訴。該領域可能適合構建未來的 NIBS 研究和治療開發，因爲它可以針對不同層面進行介入，包括遺傳、分子、神經電路和行爲層面。特別令人感興趣的是，有可能在個體患者中識別出更精細的變化，例如睡眠慢波、睡眠紡錘波或睡眠局部方面的變化，這些變化可能是特定 NIBS 技術的目標。迄今爲止，已使用多種 NIBS 方法來改善睡眠：經顱磁刺激（TMS）使用磁場來調節皮層活動（圖 4-1）。然而，睡眠期間的 TMS 設置要求很高，並且僅限於特定臨床研究。經顱電流刺激（tCS）可引起皮質興奮性的局部變化，並有可能影響睡眠的不同方面。例如，慢波睡眠期間的陽極直流電刺激（Transcranial direct current stimulation, tDCS）可改善陳述性記憶。此外，陽極直流電刺激可以將健康人的總睡眠時間減少約 25 分鐘，但不會改變失眠患者的睡眠，這表明刺激方式產生的效應與大腦狀態有關 . 雖然直流電刺激很容易應用，但觀察到的效果的臨床相關性仍不清楚。應用於大腦狀態通知

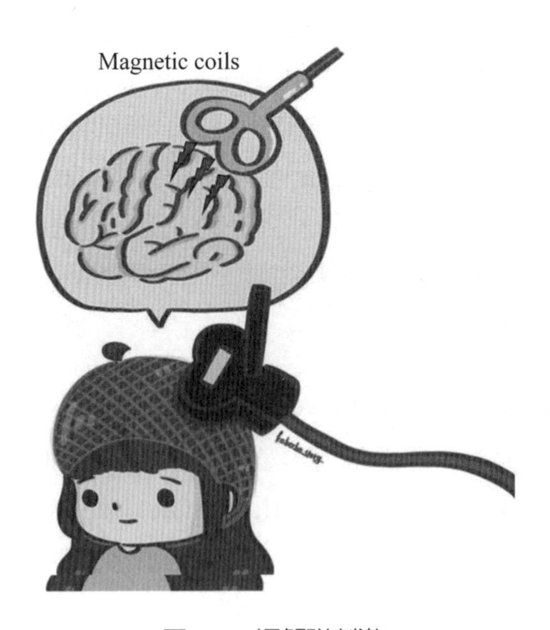

圖 4-1　經顱磁刺激

協議（聽覺閉環刺激）的聽覺刺激，可以增強睡眠慢波和睡眠相關的記憶鞏固，或選擇性地抑制慢波，並調節神經可塑性的神經生理學措施。這些方法有可能針對睡眠的不同方面，增加我們對生理機制的理解，並有可能開發新的基於睡眠的憂鬱症治療方法。

參考文獻

1. American Psychiatric Association (2013). Diagnostic and Statistical Manual of Mental Disorders (Fifth ed.). Arlington, VA: American Psychiatric Publishing.
2. Riemann, D., Krone, L.B., Wulff, K. et al. Sleep, insomnia, and depression. *Neuropsychopharmacol*. 45, 74-89 (**2020**).
3. Gebara, M. A., Siripong, N., DiNapoli, E. A., Maree, R. D., Germain, A., Reynolds, C. F., Kasckow, J. W., Weiss, P. M., & Karp, J. F. (**2018**). Effect of insomnia treatments on depression: A systematic review and meta-analysis. *Depression and Anxiety*, 35(8), 717-731.
4. Carney, C. E., Edinger, J. D., Kuchibhatla, M., Lachowski, A. M., Bogouslavsky, O., Krystal, A. D., & Shapiro, C. M. (**2017**). Cognitive Behavioral Insomnia Therapy for Those With Insomnia and Depression: A Randomized Controlled Clinical Trial. Sleep, 40(4), zsx019.
5. Fang, H., Tu, S., Sheng, J., & Shao, A. (**2019**). Depression in sleep disturbance: A review on a bidirectional relationship, mechanisms and treatment. *Journal of Cellular and Molecular Medicine*, 23(4), 2324-2332.

第五篇 睡眠生活與科技

第一章 睡眠環境

王琪芸

床墊的重要性

案例一、高收入、令人羨慕的牙醫師，長時間幫病人洗牙看牙齒，其實是個勞力密集的工作！約莫70%以上的牙醫師都有頭頸肩部疼痛，50%以上有下背痛的現象。[1] 辛苦的牙醫師常常因爲背實在太痛了而晚上也翻來覆去，沒辦法好好睡覺。除了牙醫師以外，長時間的辦公室工作者及研究學者也常有這樣的困擾。

燈光的重要性

案件二、阿鏵人越來越胖，經期越來越短，難道要停經了嗎？一問才知道阿鏵長時間沒關燈睡覺，經期逐漸紊亂，嚴重時可能會進而影響腦下垂體分泌荷爾蒙，甚至造成腦下垂體腫瘤，很可能會發生不孕症。客倌啊！你有想過沒關燈睡覺影響這麼大啊？

隔音的重要性

案件三、小花嫁給先生後，先生每天在她的枕邊呼呼大睡，隔壁老王的重低音音響碰碰碰的，小花的心也跟著蹦蹦蹦，結婚短短2年後，身邊的人都發現小花的嗓門變大了！精神變差了！免疫力也變弱了！健康檢查醫生說心臟出現二尖瓣脫垂、心臟亂跳的問題，躺平呼吸就會痛，怎麼會這樣？

溫度溼度的重要性

案件四、阿美長久待在潮溼度高的環境中睡覺，沒有注意運動排汗，漸漸越睡越累、精神差、全身感覺重重的、便便黏黏的，甚至皮膚上溼疹可能都找上門來。

以上的症狀追根究底，居然都是起源於，沒能好好遵守睡眠衛生守則！你知道什麼是睡眠衛生守則嗎？讓我們一起來一探究竟吧！

一、睡眠衛生守則的內涵

睡眠衛生守則是指遵守一系列良好的睡眠習慣和行爲與睡眠環境，以促進健康的睡眠。以下是睡眠衛生守則[3,4]的內涵：

1. 建立規律的睡眠時間表，保持固定的起床和就寢時間

每天同一時間上床，同一時間起床。人是會按照習慣行事的生物，一旦養成睡眠規律，就很難調整改變。一開始我們可以設定鬧鐘，提醒自己上床睡覺跟起床，一但養成這個好習慣，就可以讓習慣來帶領我們的作息了，做起來就絲毫不費力。

那麼該幾點睡覺幾點起床好呢？如果根據中醫十二經絡養生時間表[2]內的時辰及臟腑運行的相關性來看，子時（23 點到 1 點）爲膽經、丑時（1 點到 3 點）爲肝經運行時間，意思是肝膽排毒的時候，那麼大約 22:30 要準備上床睡覺，讓子時的你進入熟睡狀態，才能進行排毒。如果你可以更早休息的人，那麼在亥時（21 點到 23 點）爲三焦經運行之時，是人體免疫系統休息與濾毒的時間，對女性來說是內分泌系統最重要的時候，因此可以的話這時一定要放鬆休息，可以聽聽音樂、洗個熱水澡放鬆一下、爲明天作計畫，然後準備入睡。

講完了睡覺時間，那幾點起床好呢？一般來說，人體需要 7 小時左右的睡眠時間，所以如果你是 11 點能熟睡，那麼早上 6 點應該就睡夠囉！如此就可以趕上卯時（5 點到 7 點）的大腸經運作以進行排便乾淨。接著梳洗、運動一下、準備早餐，在辰時（7 點到 9 點）走胃經時吃完早餐，散步工作去，開始充實的一天。午睡可以補充睡眠不足，人家說午睡 1 小時能抵晚上睡眠 2 小時，如果可以在午時（11 點到 1 點）走心經的時候休息 30 分鐘，可以更有效率的補充睡眠。也因爲此時氣血最旺盛，走心經，如果心臟不好的人，最好是在午時可以休息一下。但是盡可能不要下午 3 點之後午睡，太晚睡午覺的話，可能會讓晚上更難入睡。

關於週末的作息呢？週末睡得再晚，也不能完全補償週間的睡眠缺

乏，更會造成星期一早上難早起床。所以，盡可能在週末安排活動，讓作息跟平日差不多，才不會一時偷懶，亂了自己的生理時鐘喔！

爲什麼睡眠時間如此重要，如果長期熬夜，身體經絡得不到完全的滋養，那麼輕則身體僵硬，腰痠背痛就會跟著來；重則改變荷爾蒙的分泌量，小小的量長期下來就可能觸發癌症的發生，如果十二項守則中，你能選一樣來遵守，就是這一樣了！

2. 避免在床上做與睡眠無關的事情，例如看電視、使用手機或平板電腦等

電視、行動電話或電腦都會造成睡眠干擾，剝奪你的睡眠。現在因爲科技發展，很多人睡前還拿著手機在看，本來想說看一看就睡著了，但是卻精神越來越好，因爲這些裝置是強光，屬於刺激的光線，特別是在暗室內，所以會影響睡意的產生！另外，睡前半小時也應該讓腦袋休息一下，過度的思考也不利睡眠。

對了！失眠的人常會盯著鐘看，因此要避免鐘面出現在視線所及之處，以免試著入睡時還在擔心時間。雖然說第一點我們提到要準時上床睡覺，但是不用拘泥於時間點，如果太憂慮緊張，反而很難放鬆神經而入睡。舉例來說，如果設定 10 點睡覺，那麼一開始只要 10 點躺著、眼睛閉上就好，不用去在意確切幾點睡著，漸漸就能越來越快準時睡著囉。

3. 進行適度的身體活動，以促進睡眠

盡量每天運動至少 30 分鐘，但要在睡前 2 至 3 小時前結束，才不會運動完精神太好，反而打亂了休息的時間。

4. 避免長時間躺在床上難以入睡

不要把事情安排得太滿，讓你在睡覺前沒有機會放鬆。可以安排一些輕鬆的活動，例如閱讀或聽音樂，作爲睡覺前的習慣。也可以睡前安排泡個澡，泡完澡後體溫會降低，會讓人想睡，泡澡也會幫助你身心舒緩放鬆，更易於入睡。如果上床 20 分鐘後還醒著，翻來翻去睡不著，不妨試試做些舒緩的運動，或是拿起一直看不下去的書或文章閱讀，相信周公很快就來找你下棋囉！

5. 避免在睡前攝入刺激性物質，如咖啡因和酒精

咖啡因是一種興奮劑，在咖啡、可樂、某些茶飲和巧克力中都有，它的效果可能要 8 小時才會完全退去，因此傍晚的一杯咖啡會讓你晚上難以入眠。尼古丁也是一種興奮劑，常使吸菸的人睡得很淺。另外，戒除尼古丁時，吸菸的人早上常會太早醒來。

睡前小酌或許會讓你放鬆，但喝太多會使你缺少快速動眼睡眠，讓睡眠較淺。大量飲酒也可能造成夜間的呼吸問題。當酒精的作用在體內逐漸消耗掉後，也比較容易讓你在半夜醒來。

再者，晚餐不要吃太多，輕食沒問題，但食物分量較多時會造成不消化，干擾睡眠。晚上也不要喝太多飲料，晚上喝太多飲料會導致夜裡必須常醒來上廁所，干擾睡眠品質。

以上是個人可以透過調整自身睡眠時間、調整生理及心理狀態而可以達成，也是在醫療上面可以先進行的第一階段。

6. 求助專業醫生或心理醫師，尋求必要的治療和輔助

接著可以來檢視一下用藥情形，有一些心臟、血壓或氣喘方面常用的處方藥，以及咳嗽、感冒或過敏的非處方藥和草藥，有可能干擾睡眠模式。如果你有睡眠方面的困擾，可以告訴你的醫師或藥師，確認你正在服用的藥物是否和睡不好有關，也可以詢問你的藥是否可在白天或晚上較早時服用。

如果是因爲過度的擔心或是焦慮而睡不著的話，可能需要求助醫生，適當的用助眠藥物幫忙入眠。如果眞的有需要，建議不要每天使用，而是間斷使用，一週使用 4 次以內。

如果說以上都已經調整了，還是無法好好睡，寢室中的環境因子是最容易忽視的一環，讓我們來看看包含哪些呢？

7. 創造一個適合睡眠的環境，包括降低噪音和光線等干擾因素

噪音會干擾睡眠，研究發現，房間噪音可以影響睡眠品質，尤其是對老年人和較爲敏感的人來說更爲明顯。研究人員調查 4,000 多名成年人，發現在夜間睡眠，噪音超過 50 分貝時，會對睡眠質量產生明顯的負面影

響，尤其是對深度睡眠的影響最爲明顯[5,6]。因此要盡量避免在睡覺時聽到噪音。可以使用耳塞或白噪音機等工具幫助隔音。

日光是調節每天睡眠規律的關鍵。試著每天在戶外至少晒 30 分鐘的日光。如果可能的話，黎明即起，或在早上使用亮度非常高的光源。若有難以入睡的問題，建議應該在早晨晒 1 小時的陽光，並在睡覺之前把室內燈光調暗。

美國西北大學費恩伯格醫學院（Northwestern University Feinberg School of Medicine）的神經病學教授菲利斯．澤（Phyllis Zee）找來 20 位健康的年輕人參加睡眠實驗，發現即使是關掉聲音的電視機或是城市街道上的燈光，5～10% 光線仍會穿透眼皮，使睡眠週期中的曼波睡眠期，及快速動眼期這兩個細胞更新的週期縮短、使褪黑激素分泌降低、使睡眠品質下降。長期下來造成交感、副交感神經失調、血壓、血糖、心率上升、憂鬱，[7] 進而影響新陳代謝、體重暴增、增加罹患心血管疾病及第二型糖尿病等風險。[8]

到底是光的色溫還是亮度影響睡眠呢？從英國曼徹斯特大學的研究[9]結果可以知道，若是亮度越大，不管是藍色調還是黃色調，皆越能讓人清醒。如果是低亮度下，居然是黃光比藍光更讓人清醒呢！這如同大自然中，白天，我們接觸的自然光線偏白或偏黃，而黃昏日落後，光線隨時間變得越來越藍。如果眞的沒辦法關燈睡覺，那麼選用小夜燈時，爲避免光源影響你的生理時鐘，可以把 (1) 光線亮度壓低至大約 0.3 勒克斯（LUX）（滿月的亮度大約是 0.1 Lux; 0.3 Lux 下稍微可以看到房間內部的亮度）；(2) 顏色調成偏藍（圖 1-1）。位置盡量接近地面，不要靠近床邊、戶外光線則拉上窗簾或使用眼罩，避免光線進入眼睛。

8. 調整適當的溫度及溼度

臥室偏涼可以讓你睡得更好。房間的溫度應該適中，避免過熱或過冷。一般來說，理想的室溫應在 18～22°C 之間，溼度則是在 55～60，這樣皮膚感覺比較舒服；如果需要，可以使用空調或加熱器調節室溫。睡眠環境的空氣品質也很重要，室內應該保持通風良好，如爲避免空氣汙染（如 PM2.5 問題）和潮溼。可以使用空氣清淨機或室內植物來改善空氣

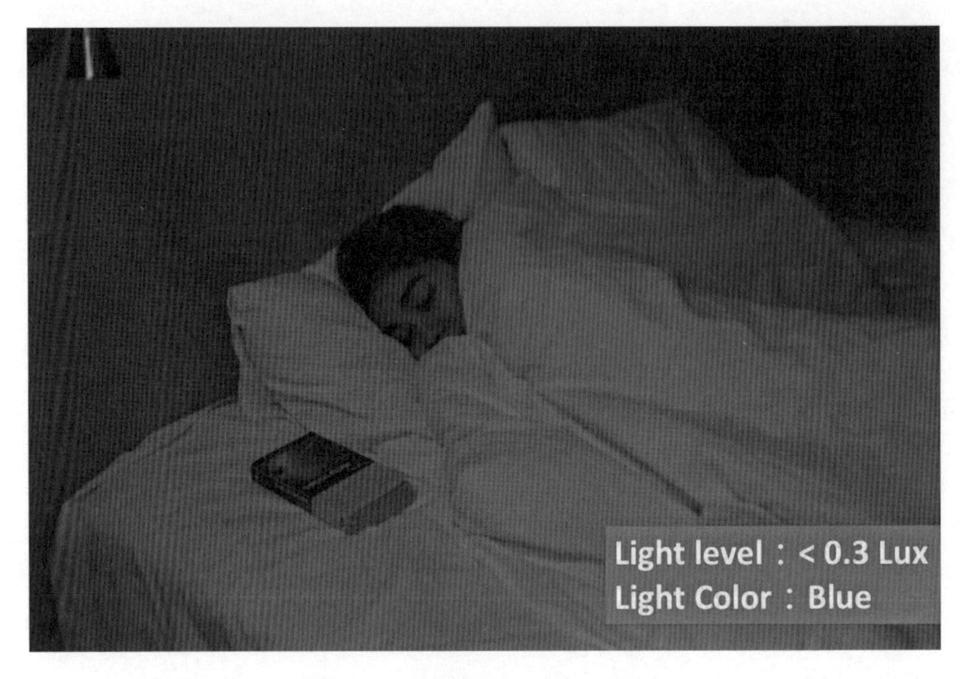
Light level：< 0.3 Lux
Light Color：Blue

圖 1-1　睡眠環境——燈光控制

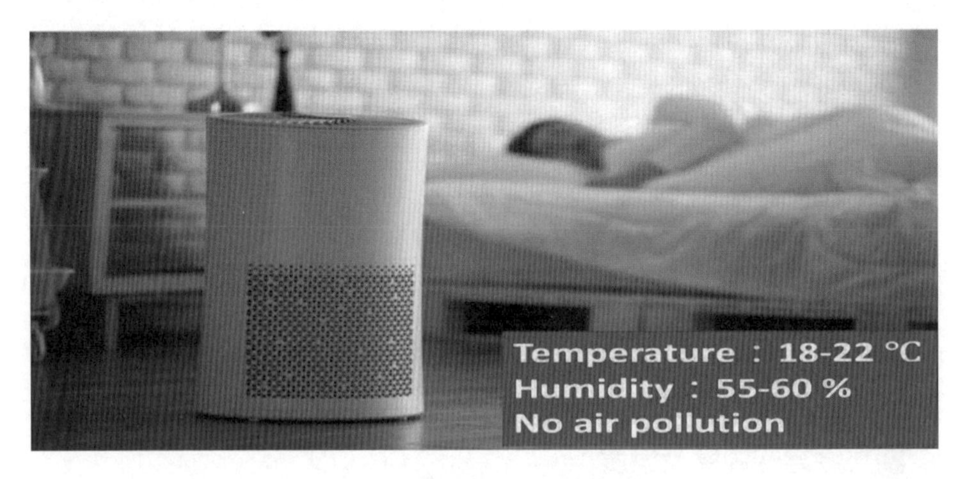
Temperature：18-22 °C
Humidity：55-60 %
No air pollution

圖 1-2　睡眠環境——溫溼度控制

品質（圖 1-2）。

現今市面上的空氣清淨機的類型多樣，應用的原理不同，優缺點各有千秋，針對各自優缺點做了以下整理：

六大清淨技術原理分類	優點	缺點	備註
靜電集塵型	透過電極線釋放的高壓電，讓吸進機器的空氣中微粒帶正電，接著空氣繼續飄到帶負電荷的集塵板上，正負相吸，以除去細菌、髒汙，免耗材。聲音小、濾網可洗滌免更換。	濾網洗滌平均 1 個月得洗一次、昂貴、電極線壽命 1-2 年。	有些人擔心靜電集塵會產生臭氧造成人體危害，但其實這樣所產生的臭氧濃度極少，基本上只要不直接貼近出風口呼吸，都不太會對人體造成什麼樣的影響喔！
過濾阻隔型	市面上有非常多實驗證明此種濾網方式有效，大家可以安心的選用。另外，濾網搭配活性碳還能達到除臭的效果喔！	平均 1 個月需要清潔一次、3-6 個月後要汰舊換新濾網，雖然某些濾網可以堅持到一年才更換，但替換的濾網需要額外購買，是個隱藏的成本花費。	濾網更換不要嫌麻煩，髒汙卡在濾網上只會讓空氣越過濾越髒！
負離子型	能夠有效去除臭味分子，空氣中會有大自然的清淨味道。	能夠輔助濾網使用，但若只靠它撐大局，應該是沒辦法做到！負離子在空氣中僅能存活幾秒鐘，清潔效能非常有限。	小空間上的負離子至少要每秒產生 500 萬 -800 萬以上才夠用唷。
臭氧型	具有強大的氧化能力，能夠有效殺菌且清淨速度非常的快，常應用於醫院體系中，藉由氧化還原反應生成最乾淨的氧氣！	運作時，臭氧也因為它強大的氧化能力，人體若不小心吸入後，會把口腔、氣管內的好菌殺掉，人若在場，會對人體有一些危險。	臭氧適用於車子等等半密閉空間，因為若是在居家環境下使用，可能好不容易清淨完，結果開門開窗又讓戶外髒汙空氣跑進來。另外，目前台灣對於室內要求的安全濃度需低於 0.06ppm，美國 FDA 則是 0.05ppm。
光觸媒型	利用光能，進行催化反應的觸媒。使用時需於物體表面塗層，透過光能催化，與附著物體表面的物質產生氧化或還原，即可除汙、殺菌、抑菌或清潔物體表面。	使用一段時間後，塗層就會附著髒汙物質，功能很快就失效；一般而言光觸媒模組範圍都不大，當然濾效也很有限。	
電漿型	模擬大自然閃電打雷產生的電場能量，就像雷雨過後，人們都會感到空氣特別清新，也就是只要是進到電漿電場中的微生物，高壓電場都會將細胞壁擊破，電場的能量也可以打斷化學氣體的分子鍵，對於去除臭味、抑制病毒與細菌都有很好的效果。	無法有效過濾 PM2.5，且同樣有臭氧產生的疑慮。	

9. 改善睡眠姿勢和舒適度，使用合適的床墊和枕頭

選擇合適的床墊和枕頭可以提高舒適度，有助於減少背痛、頸痛等不適感。一般來說，床墊應該選擇符合個人體型和偏好的硬度和支撐力，枕頭則應根據個人的睡姿和偏好選擇，選擇適合的睡眠寢具可以幫助你獲得更好的睡眠品質，以下是一些選擇睡眠寢具的建議：

9.1 床墊

選擇合適硬度的床墊，以減少睡眠時的不適感。一般來說，較硬的床墊有助於支撐身體，較軟的床墊有助於減少壓力點。因此，較硬的床墊適合背部疼痛或腰部疼痛的人，而較柔軟的床墊則適合側臥者。你可以根據自己的偏好選擇不同的硬度和材質，如彈簧床墊、記憶棉床墊等。一個好的床墊大約可以使用10年，但是每半年需要上下翻轉一次、頭尾翻轉（如下圖）來平衡彈簧，以延長使用壽命（圖 1-3）。

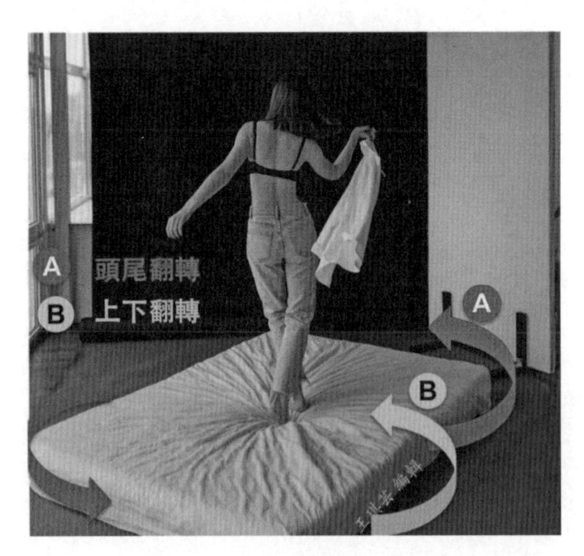

圖 1-3 平衡床墊彈簧的方法

9.2 枕頭

選擇適合的枕頭可以幫助維持正確的睡姿，減少頸部和肩部的壓力[10]。枕頭的選擇也要考慮個人的需求和偏好，所以要先想好三個問題：

(1) 喜歡軟還是硬的枕頭？

(2) 通常是怎麼睡？側睡？仰睡？俯睡？

(3) 容易出汗、流口水？會對材質過敏？

一般來說，側臥者需要高度較高的枕頭以支撐頭部和頸部，而仰睡及俯睡需要較薄的枕頭。體重重的人需要選擇較有支撐力的枕頭材質。[11-12]

選擇睡眠用枕頭時，可以考慮以下幾點：

(1) 選擇適合**睡眠姿勢**的枕頭：枕頭在睡眠時，是爲了將頸椎持續維持在適當的生理曲線（圖 1-4），這就是最簡單的自我保養頸椎方式。無論挑哪一種材質的枕頭，關鍵就是「躺下去睡之後的『枕頭高度』」，所以要配合你所使用的床墊才能得到一個結論。如果說兩者搭配起來，使枕頭高度造成頸椎移位、勞損、退化性改變，使得頸部交感神經受到壓迫或刺激，會導致自律神經功能紊亂及血管痙攣，進而引起血壓異常、心律異常、胸悶氣短、心前區疼痛。錯誤的頸椎弧度會導致肩頸僵硬、痠痛（緊繃）落枕、手會痠麻（無力、冰冷），臉會水腫、打呼、姿勢性血壓異常、記憶力、注意力減弱頭痛或頭暈、胸悶氣喘、容易疲勞……。頭太高或枕頭太低會造成長期慢性傷害，不可不愼！枕頭的高度和硬度應該適合你的睡眠姿勢，如俯臥睡眠者需要低枕，仰臥睡眠者需要高枕。高跟低要看的是能否確保頸椎在睡眠期間能獲得適當的支撐。年齡、身形和性別也會改變枕頭的最適合高度。一般來說，成人的枕頭高於兒童，男性因爲背部普遍較女性厚實，需要的枕頭高度自然也會高於女性。

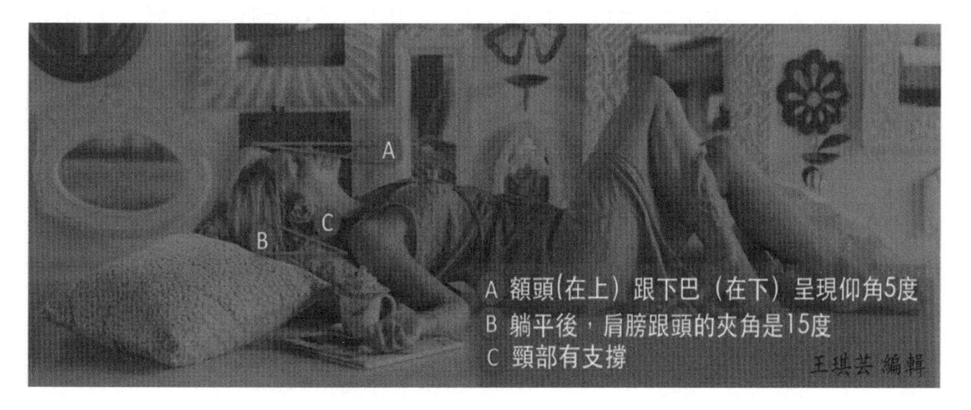

圖 1-4　正躺時，身體與枕頭的反應角度

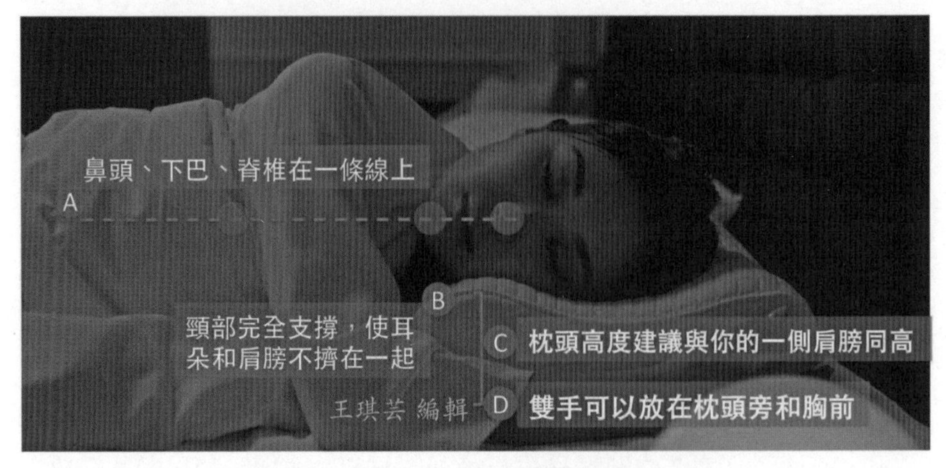

圖 1-5　側躺時，枕頭和身體的相對位置

選擇枕頭時，先試著**正躺 10 分鐘**，感受枕頭的軟硬度，看額頭與下巴是否呈現水平，頸部與肩膀是否與枕頭貼合（圖 1-4），**之後再側躺 10 分鐘**，感受是否會擠壓肩膀，頸部與枕頭是否支撐服貼（圖 1-5），若肩頸處空隙很大，那這顆枕頭就不適合自己。

(2) 選擇符合個人體重**及是否過敏來挑選**的枕頭：有些人喜歡柔軟的枕頭，有些人喜歡硬一些的，可以根據自己的偏好來選擇。

(3) 選擇符合個人**體型**的枕頭：枕頭的長度一般來說需要三個頭寬，寬度要超過頭頂。身材高大的人可以選擇長一些的枕頭，而體型較小的人可以選擇短一些的枕頭（圖 1-6）。

(4) 選擇符合個人**需求**的枕頭：如果你有頸椎問題或者呼吸困難等問題，可以考慮選擇專門爲這些問題設計的枕頭。

9.3 被子

褥的選擇要考慮到溫度、舒適度和保暖性，所以夏季可以選擇較薄的被子，冬季可以選擇較厚的被子。你可以根據自己的喜好和地區氣候，選擇不同的被子材質，如棉被、羽絨被、羊毛被等。羽絨被褥通常較輕且保暖性較好，但對於對鳥羽過敏的人則不適合；棉被褥則舒適度高，但保暖性較差。

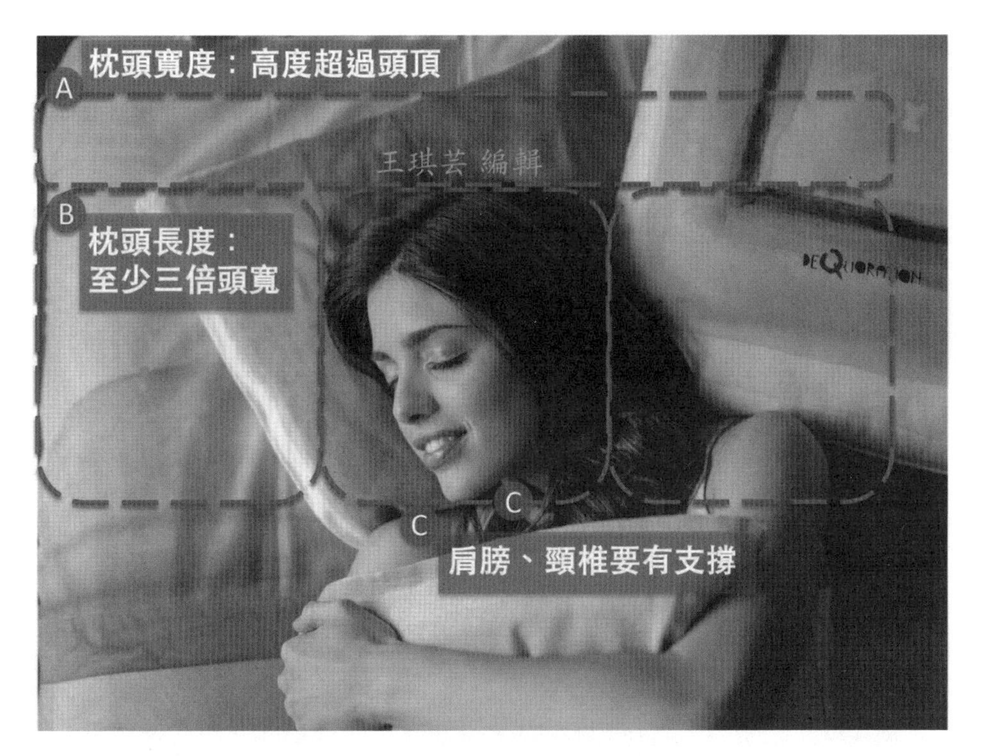

圖 1-6　如何選擇符合體型的枕頭

9.4 床單

選擇舒適、透氣的床單、枕套可以幫助你更容易入睡。床單和枕套的材質[13]也會影響舒適度和睡眠質量。夏天和冬天可以選擇不同的材料，以利夏天散熱透氣、冬天保暖。床單採用的天然材料如棉和亞麻，通常比合成材料更舒適和透氣，其中以棉質較爲柔軟。現在常見的水洗棉、天竺棉、精梳棉都是以純棉爲原料，現在床單套組的材質以「天絲」爲最熱門，您知道天絲的原料是什麼嗎？天絲纖維[14]是永續森林裡的尤加利樹做成的喔！透過環保閉合式處理的生產及融液紡絲工藝，把木漿變成纖維素纖維，這樣的材質觸感非常柔順而且吸溼排汗，非常適合怕熱的人使用，這個材料本身有很好的透氣、抑菌效果，適合溼熱的氣候。但是布料薄、易皺、清洗時要特別注意減少勾紗而導致起毛球的情形。如果是對氣溫變化比較敏感的人，可以選用 50% 精梳棉混合 50% 天絲比例，既可以在熱的環境中發揮天絲的透氣性，也保有棉的感溫特性，在環境變冷的時候保

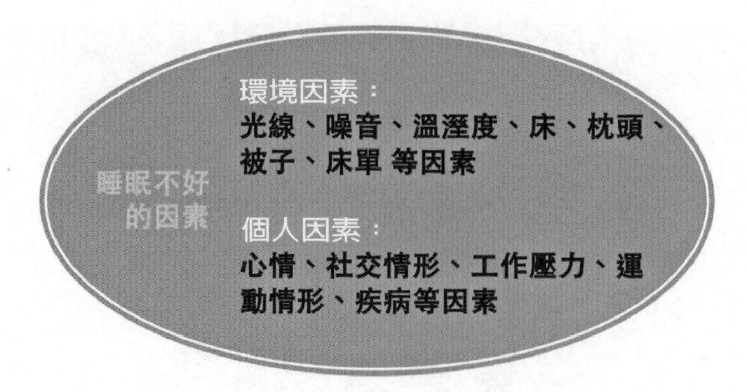

圖 1-7　影響睡眠的因素

有棉的特性，有保溫作用。[15-16]

睡眠衛生守則的內涵可以因人而異，根據個人的需求調整。重要的是，設置一個良好的睡眠環境及保持良好的睡眠習慣和行為，以促進健康的睡眠和身體健康。

總結來說，睡眠障礙除個人因素以外尚包含環境等問題（圖 1-7），從日常生活養成習慣，可以降低各類睡眠障礙的風險，或減低其嚴重度。

參考文獻

1. Lietz J, Kozak A, Nienhaus A. (**2018**). Prevalence and occupational risk factors of musculoskeletal diseases and pain among dental professionals in Western countries: A systematic literature review and meta-analysis. *PLoS ONE* 13(12): e0208628.
2. 「十二經脈養生法」作者：林滄源，出版社：元氣齋。
3. National Sleep Foundation. (**2014**). Sleep hygiene. Retrieved from https://www.sleepfoundation.org/articles/sleep-hygiene
4. American Academy of Sleep Medicine. (**2017**). Sleep hygiene. Retrieved from https://aasm.org/resources/practiceparameters/review_sleephygiene.pdf
5. Basner, M., Babisch, W., Davis, A., Brink, M., Clark, C., Janssen, S., Stansfeld, S. (**2014**). Auditory and non-auditory effects of noise on health. *The Lancet*, 383(9925), 1325-1332.

6. Muzet, A. (**2007**). Environmental noise, sleep and health. *Sleep Medicine Reviews*, 11(2), 135-142.
7. Chloe Warlick and others, (**2023**). Low light exposure during wake is associated with antepartum depressive symptoms, *Sleep*, 46(1), A137-A138.
8. Minjee Kim and others, (**2023**). Light at night in older age is associated with obesity, diabetes, and hypertension, *Sleep*, 46(3), zsac130.
9. Schöllhorn, I., Stefani, O., Lucas, R.J. et al. (**2023**). Melanopic irradiance defines the impact of evening display light on sleep latency, melatonin and alertness. *Commun Biol* 6, 228.
10. Willeford, K. T., & Vairo, G. L. (**2018**). An evidence-based review of pillow support and comfort. *International Journal of Sports Physical Therapy*, 13(4), 633-640.
11. Kim, H., Kim, Y., & Kim, M. (**2017**). The effect of pillow height on the biomechanics of the head-neck complex: Investigation of the cranio-cervical pressure and cervical spine alignment. *Journal of Physical Therapy Science*, 29(7), 1232-1235.
12. Kim, H. J., Cho, S. H., Kim, M. N., & Kim, H. J. (**2015**). Effects of different pillow heights on the health of the cervical spine. *Journal of Physical Therapy Science*, 27(2), 383-385.
13. Zhong W, Xing MM, Pan N, & Maibach HI. (**2006**). Textiles and human skin, microclimate, cutaneous reactions: an overview. *Cutan Ocul Toxicol*. 25(1):23-39.
14. Cláudia Suellen Ferro de Oliveira, & Freni Kekhasharú Tavaria, (**2023**). The impact of bioactive textiles on human skin microbiota, *European Journal of Pharmaceutics and Biopharmaceutics*,188, 66-77.
15. Xu, Y., Lu, Z. & Tang, R. (**2007**). Structure and thermal properties of bamboo viscose, Tencel and conventional viscose fiber. *Journal of Thermal Analysis and Calorimetry* 89, 197-201.
16. Latif, W., Basit, A., Ali, Z. & Ahmad Baig, S. (**2018**). The mechanical and comfort properties of cotton and regenerated fibers blended woven fabrics", *International Journal of Clothing Science and Technology*, 30(1), 112-121.
17. All the free photos are adapted from pexels.com and then edited by Chi-Yun Wang.

第二章 運動與睡眠

陳妤瑄、張世沛

「吃飽沒？」這是早期農業社會人們平常見面的問候語。國人在經濟起飛後，有了身體健康、要活就要動的概念，見面問候語也變成了「今天運動了嗎？」而到科技進步的現今社會，最常聽到的見面問候應該就是「最近睡得好不好？」因時代改變，見面打招呼時的問候語就有所不同了。隨著社會文明的進步與發展，人們對於健康的概念也更寬廣，在現今社會隨處可見各項關於健康養生的事物，不論在食、衣、住、行、育、樂上通通都有，而所有和健康相關的重點莫過於運動與睡眠。

本章是筆者個人多年的教學經驗及研究結果，將分別說明運動與健康（體適能、身體活動、規律運動習慣及運動處方）、睡眠品質及運動與睡眠的關係等部分。

一、運動與健康

運動在 21 世紀中扮演著非常重要的角色，因各種和健康有關的聯想或建議都與運動有關。衛福部國民健康署在 1992 年提出「每日一萬步、健康有保固」的口號，鼓勵民眾可以透過各種不同的運動方式來增加每日的步行數；美國衛生與公共服務部在美國人體育活動指南中也建議，一般成人每日可以透過步行的方式來增加身體的活動量，提升規律運動及減少靜態行爲的生活方式。以下簡單介紹體適能與規律運動習慣的好處。

體適能（Physical fitness）對人類健康與生活中來說非常重要，體適能的基本定義爲身體適應生活與環境的能力。一般來說，體適能分爲健康體適能（Health-related physical fitness）及競技體適能（Sport-related physical fitness），兩者所代表的意義不同，健康體適能代表一般民眾個人的健康促進與疾病預防的指標；而競技體適能代表運動員在突破自己巔峰與創造個人最佳成績的指標。而體適能與身體活動和健康三者間有非常大的關係，一般而言，身體活動量大、體適能就會比較好；體適能好身體健康狀況也會比較佳，因此，體適能與身體活動和健康三者間會有互相的影響，若能養成規律運動的習慣，對個人的體適能及健康一定會有所改善的。體適能對人們非常重要，好的體適能可以減少慢性疾病、提高生產力和減少傷害的發生；體適能不好可能會造成日後身體健康上的很多問題出現。

運動的好處很多，說不盡也道不完，運動可以提高身體適應能力、促進新陳代謝，減少罹患心血管疾病的風險，消耗熱量達到體重控制的功效，也可以增加腦內啡分泌，降低焦慮、解除壓力、提高睡眠品質、提高身體的免疫力；規律的運動習慣與持續的身體活動能對人體身、心健康確實有很多效益，如：減少疾病發生風險、改善心血管功能、增加生活品質、減少肥胖、糖尿病、心血管疾病等生理疾病之罹患風險，以及減少憂鬱症與孤寂感、提升主觀幸福感等心理健康的正面影響等。美國運動醫學會（American College of Sports Medicine, ACSM）曾倡導的口號：「運動是良藥」（Exercise is medicine），也建議每天運動能量消耗目標在150～400大卡，每週運動至少消耗1000大卡熱量會顯著改善健康。其目的就是鼓勵民眾要多運動，希望能夠培養從事規律的運動習慣，提高身體的活動能力來促進健康，也能預防疾病的發生。

大家都知道規律運動的好處與益處，但知難行易，到底爲什麼呢？以行爲和心理角度來說。可以舉出以下兩個最常見的原因：

1. 不運動的藉口：一般民眾很多人知道運動的好處，但往往都會有很多的理由，如沒時間運動；身體健康的問題或工作太忙、太累等等。
2. 感受不到運動的好處：運動過程中大腦會分泌腦內啡（Endorphins），也會增加血清素（Serotonin），這些內分泌激素會使人的心情愉悅，快樂感增加。

規律身體活動，具有提升心肺功能、強化肌肉與骨骼機能、降低罹患冠狀動脈心臟病及中風罹患機率、預防高血壓、第二類型糖尿病、骨質疏鬆、跌倒等益處，另外，運動還可促進健康相關生活品質、降低焦慮與憂鬱及預防認知功能受損（US Department of Health and Human Service, 2008）。因此，想要讓民眾知道規律運動的好處，就要學會如何設計個人的運動處方。

運動處方（Exercise prescription）就是運用科學化的理論基礎為依據，設計、規劃適合個人的運動計畫，以改善體適能與健康促進為目標的個人計畫。更簡單的來說，生病看醫生所開的是醫藥處方，而針對個人運動與健康促進的運動計畫就稱為運動處方。運動處方在設計規劃時應注意幾個重點：(1) 運動強度（Intensity）、(2) 運動持續時間（Duration）、(3) 運動訓練的頻率（Frequency）、(4) 運動項目的型態（Mode or type）及 (5) 漸進性的原則（rate of progression）；而在設計上也應考量個人的：(1) 年齡（Age）、(2) 健康情況（Health）、(3) 體能狀況（Physical strength）、(4) 過去的運動訓練經歷（Sport training）及 (5) 個別差異問題（Individual case）。在設計個人運動處方時應考慮上述的一些問題，因這些資料的不同會影響到每個運動處方的量與強度。

一般民眾適合的運動處方，建議以 2014 年教育部體育署所規範的 333 運動（每週運動 3 次、每次超過 30 分鐘、每次運動心跳可以達到 130 下以上），或是每週有 150 分鐘的中等強度訓練，也就是 1 週 5 天、每次運動時間 30 分鐘，最大心跳率可以達到 70%，也就是運動時覺得有點喘又不會太喘的程度，仍可以說話的狀況下稱為中等強度，在設計心肺耐力的運動處方，大部分會以「最大心跳率」來當測量運動強度的換算基準。最大心跳率的計算公式為 220 – 年齡，根據衛生福利部國民健康署所提供的資料，若以一位 50 歲的健康成人為例：預估最大心跳率（220 – 50 = 170），再將最大心跳率乘以運動強度（170×70% = 119）。也就是說一位 50 歲的成年人，運動強度在 70%，其運動時心跳需要達到 119（次／分）。

筆者在多年的體適能教學經驗中，提出一個健康體能新概念的流程，也提供給讀者參考。流程如下：進行體適能檢測→檢測資料評估→開設運動處方→執行運動訓練計畫→再次體適能測驗及評估→運動處方修正。以滾動式的修正方式，設計出更好的個人運動處方，提升個人健康體適能水準。在過去多年的體適能教學和相關研究也發現：身體質量指數（Body mass index, BMI）高低與體適能的表現有關，體重過重者的柔軟度、腹肌耐力及心肺耐力表現普遍較差；平時有較高的身體活動或有規律運動習慣的大學生，在學校體適能測驗的成績會比較好；大學生喜歡參與的運動類型爲球類運動及有氧運動；除了一般學校體育課外，大學生自主規律運動頻率僅約一天，女生不運動的比例又較男生高；要提升學生體適能水準，首先要讓學生對於健康體適能有所認知，第二則是學生態度的改變，最後才是實際的行動；適度的運動對於個人自覺健康比較好，同時在處理疾病的能力也會比較佳。總總結果顯示，運動能帶給人們促進健康，有效提升個人健康體適能，因此，規律運動習慣的養成是現代人一項非常重要的功課。

二、睡眠品質

人的一生大約三分之一的時間用在睡眠上，睡眠可說是維護人類健康基本的要求，就如同空氣、食物、水一樣，是維持人體健康狀態的重要基礎。隨著現代化社會的急遽變遷，爲了適應環境提升競爭力，人們的生活作息隨之改變，因此造就了睡眠上的問題。睡眠的生理變化可分成非快速動眼期和快速動眼期，一夜的睡眠由 4～5 個 NREM-REM 週期組成，每夜正常睡眠約有 75% 是非快速動眼期，睡眠狀態可由腦波的變化再區分由淺至深的第一期至第三期，期數越高代表睡得越深沉，規律的睡眠週期由清醒進入入睡第一期約占 5%，接著進入第二期約占 50%，然後進入第三期的熟睡期，約占 20%，最後進入快速動眼期的睡眠狀態，約占 25%（Shrivastava et al., 2014）。在第三期的深眠期，因腦波呈現頻率最緩且振幅最大，故合稱爲慢波睡眠（Slow wave sleep, SWS），一般認爲慢波睡眠是最能恢復活力的階段，可以幫助您在早上醒來後感覺到健康、活力滿滿、精力充沛的一天。

在睡眠的週期中，非快速動眼期大約有 65～85 分鐘，通常包含一夜中最大的慢波睡眠，接著是一小段的快速動眼期約 1～5 分鐘，如此反覆，一個週期約 90 分鐘。人類從兒童期到老年期，隨著年齡增加，除了快速動眼期的睡眠時間及總睡眠時間的比例會逐漸減少外，非快速動眼期的第三期也會減少，顯示隨著年齡增長，入睡前的潛伏期增加，較不易進入睡眠，因此熟睡期也會相對的減少，影響到睡眠品質。

睡眠品質是指個人透過各種主觀及客觀的評量對於良好睡眠的綜合評價，影響因素包括：社會和心理因素、健康狀態、睡眠條件、生活型態、習慣、環境、個人認知等相關生理症狀。影響睡眠最常見的原因，往往是壓力或是身體過度勞累，造成無法入睡、淺眠、容易驚醒等現象。睡眠是維護人類健康基本的要求，與許多生理功能都有密切的相關性，如：學習、記憶、認知及肌肉的疲勞恢復（Dattilo et al., 2011; Passarella & Duong, 2008）、免疫及內分泌系統的恢復（Ko et al., 2007）、整合新記憶的知識（Diekelmann & Born, 2010）、代謝過程（Inoue et al., 1995; Patel, et al., 2006），甚至影響情緒行爲而造成日後憂鬱等心理問題（Askari, et al., 2012）。

當睡眠被打擾時，也會嚴重影響這些正常的生理功能的確。研究證實，當睡眠時間減少至每晚 6 小時以下連續 4 天後，認知表現（Belenky et al., 2003）、葡萄糖代謝、內分泌（Spiegel et al., 1999）及免疫功能（Krueger et al., 2011）均會減弱。還有許多的研究顯示，每天睡眠少於 6 小時且無法補眠者，會引起非專一性的白血球活化及全身低程度的發炎反應，如：C- 反應蛋白（C-reactive protein）、介白素 -6（interleukin-6, IL-6）、腫瘤壞死因子 -α（tumor necrosis factor-α, TNF-α）分泌增加（Faraut, et al., 2012），睡眠品質不佳將會影響到代謝、內分泌系統、增加發炎現象及交感神經系統，降低了運動恢復及運動表現（陳俐蓉等人，2016）。

三、運動與睡眠的關係

台灣睡眠醫學會 2015 年調查顯示，台灣民眾的慢性失眠盛行率爲 20.2%，平均每 5 人就有 1 人患有睡眠障礙的問題，每年約有 250 萬人長期失眠，最常見的原因是壓力或是身體過度勞累，造成無法入睡、淺眠、容易驚醒等現象。衛生福利部食品藥物管理署公布統計數據指出，台灣每年安眠藥使用量超過 3.2 億顆，相關用藥支出更超過 10 億元。睡眠障礙的治療及預防工作一直是公共衛生重要的議題。根據調查，全世界約有 10～19% 的人口有長期失眠困擾（World Health Organization, 2004），失眠會影響個人的生活品質與健康，其對健康的影響，包括增加嗜睡與疲憊、增加高血壓與心血管疾病、憂鬱與沮喪罹患率；另外，長期失眠使個人日常功能表現、記憶力與智力變差、注意力不能集中（Grandner et al., 2011; Lecendreux & Cortese, 2007; Phillips & Mannino, 2007; Taylor et al., 2007）。

因此，如何降低睡眠困擾，對於人體身心健康極其重要。當我們睡眠不足時，表現出來的行爲能力等同於酒駕，行動力跟判斷力都會減弱；而夜間的睡眠，是身體修補最重要的時間，充足的睡眠時間是 6 至 8 小時。如果你眞的非常忙碌，無法好好睡足 8 小時，建議隔天中午最好補眠 30 分鐘，也可以因應生活型態適度調整，讓自己在下午仍能有好的精神體力工作或處理事情（遠見雜誌，2022）。

除了醫學上的治療外，還有一種經濟又有效的方法就是運動。運動對睡眠有極大的功效，相關文獻也證實了運動可以改善睡眠品質，例如：運動可以縮短入睡時間、加深睡眠深度、減少失眠的情形發生；下午或傍晚運動對於改善睡眠品質最具效果；從事輕度與中度運動習慣者較易入睡及感到安寧。因此，運動確實可以改善睡眠障礙，提高睡眠品質（陳妤瑄、張世沛，2010）。運動不是在做苦力，而是能夠使你得到適度的紓壓、提升代謝率、可以睡得好，提升工作效率。透過運動可以有效的改善睡眠品質，是因爲運動會刺激大腦分泌「腦內啡」，讓人覺得心情愉快，在一定的強度下運動會引發肌肉疲勞，當人體處在放鬆的狀態下，睡眠品質也就會更好。

人體會有一套協調體溫調節和睡眠循環的行爲和神經機制，運動時身體的溫度會升高，運動後身體的核心體溫會逐漸下降。研究顯示，核心體溫下降可以縮短入睡的時間而改善睡眠品質（Harding et al., 2019）。強光是主要的晝夜節律時間，人體內有個 24 小時內部時鐘，由大腦中松果體分泌的褪黑激素調節。當褪黑激素從松果體中釋放出來，脈搏和血壓會下降，身體才會感到困倦，並意識到已經準備好睡覺（自由健康網，2022）。而白天運動會加速褪黑激素的釋放，推測這可能是運動可以縮短入睡時間的原因（Youngstedt et al., 2019）。

爲了提升睡眠品質，許多人都會嘗試各種方法，如按摩、指壓、泡熱水澡、播放助眠的音樂、噴霧香氛，甚至會利用藥物如安眠藥來助眠。研究指出，每天嘗試 30 分鐘的跑步、游泳、舉重訓練、步行、騎自行車等運動，不只可幫助有更好睡眠品質，還可以強健體魄（Kredlow et al., 2015）。研究也發現，每週進行 3 次的重量訓練和阻力運動，皆可使人擁有更好的睡眠品質，還可以改善焦慮和憂鬱（Kovacevic et al., 2018），固定時間的進行重量訓練或阻力運動，能有效幫助長期慢性失眠者更快入睡、提高睡眠效率。

運動時間對於睡眠也有很大的影響。每個人都希望能夠有個良好的睡眠，而且都希望可以一覺到天亮，但事實上這兩年因新冠肺炎（Covid-19）疫情的影響，人們的睡眠品質變得更糟糕。眾所皆知，適當的運動有助於緩解壓力，同時可以促進大腦產生快樂的腦內啡和血清素來幫助身體調節睡眠。運動可以提高慢波睡眠的質量，讓我們在早上醒來時感覺體力恢復，有充滿精力的一天。但是，若在不對的時間或做不對的運動，對睡眠是沒有幫助的，並可能導致更不好的睡眠產生，例如睡覺前一小時做運動或強度太高的運動都會造成反效果。

現今社會因工作的關係，很多人無法隨心所欲地想運動就運動，所以就會選擇上班前或下班後來運動，但這些運動就有可能影響到睡眠品質。睡眠學校創始人 Dr Guy Meadows 博士曾提到：習慣早起的人可以在中午的時間運動；一般正常作息時間的人可以在下午 4 點到 6 點運動；夜貓族則可以將運動時間設定在晚上 7 點到 8 點左右，他也建議調整自己的身體，在一天當中尋找適合自己的運動方式和時間，用身體最好的感覺和時間去運動，讓身體可以得到最好的能量（Coatez, 2021）。

如何運動才能幫助睡眠呢？提出以下幾點供讀者參考。

1. 養成規律的運動習慣：過去研究都已證實：運動可以改善睡眠，所以不管任何運動，只要能夠讓身體活動都是有幫助的。
2. 選擇個人喜歡的運動項目：研究也證實：有氧運動可以提高睡眠品質，促進腦內啡分泌並減少白天產生的疲累感；但無氧運動（重訓或阻力運動）也可以提高睡眠品質，並降低與失眠有關的焦慮與抑鬱感，因此，不管何種型態的運動方式都可改善睡眠品質。

3. 設定個人的運動處方：漫無目標的運動有時會產生反效果，因此，透過運動處方的概念，設計一套適合自己個人的運動處方，循序漸進的方式要有耐心，不要想一步登天，確保每天身體的活動量就是一個很好的開始。

總之，研究已證實，運動可以改善及有效的提升睡眠品質，有氧運動也好，重量訓練或阻力運動也可以，不論是何種運動都比不運動來得好，好的運動習慣及體適能程度都可以有效幫助睡眠及提升個人的健康。因此，選擇自己喜歡的運動項目，每天固定時間去運動，10 分鐘也好，30 分鐘也可以，不管如何，若能養成規律運動的習慣，相信一定可以擁有較好的睡眠品質。讓我們一起共同努力，邁向健康大道。走，該去運動了！

參考文獻

1. 自由健康網（**2022**）。運動能助眠！研究：每天30分鐘緩解失眠、強健體魄。https://health.ltn.com.tw/article/breakingnews/4105649
2. 陳妤瑄、張世沛（**2010**）。運動對睡眠品質的改善。臺中學院體育，6，111-121。
3. 陳俐蓉、洪寶蓮、方世華（**2016**）。運動員睡眠品質對生理功能及運動表現之探討。國立臺灣體育運動大學學報，5(2)，1-13。
4. 遠見雜誌（**2022**）。睡眠、運動、飲食：小心三個不足，讓你變成「健康貧戶」。https://www.gvm.com.tw/article/93687
5. Askari, H., Forozi, M. A., Navidian, A., & Haghdost, A. (**2012**). Psychological reactions of family members of patients in critical care unitsinZahedan. *Journal of Research & Health, 2*(2), 317-324.
6. Belenky, G., Wesensten, N. J., Thorne, D. R., Thomas, M. L., Sing, H. C., Redmond, D. P., … Balkin, T. J. (**2003**). Patterns of performance degradation and restoration during sleep restriction and subsequent recovery: A sleep dose-response study. *Journal of Sleep Research, 12*(1), 1-12.
7. Coatez, H. (**2021**). The simple exercise routine you need to try for improved sleep. wellbeing. https://www.vogue.co.uk/beauty/article/exercise-for-sleep
8. Dattilo, M., Antunes, H. K., Medeiros, A., Monico Neto, M., Souza,

H. S., Tufik, S., & de Mello, M. T. (**2011**). Sleep and muscle recovery: endocrinological and molecular basis for a new and promising hypothesis. *Med Hypotheses, 77*(2), 220-222.

9. Diekelmann, S., & Born, J. (**2010**). The memory function of sleep. *Nat Rev Neurosci, 11*(2), 114-126.
10. Faraut, B., Boudjeltia, K. Z., Vanhamme, L., & Kerkhofs, M. (**2012**). Immune, inflammatory and cardiovascular consequences of sleep restriction and recovery. *Sleep Medicine Reviews, 16*(2), 137-149.
11. Grandner, M. A., Patel, N. P., Perlis, M. L., Gehrman, P. R., Xie, D., Sha, D., et al. (**2011**). Obesity, diabetes, and exercise associated with sleep-related complaints in the American population. *Journal of Public Health, 19*(5), 463-474.
12. Harding, E. C., Nicholas P. Franks, N. P., & Wisden, W. (**2019**). The Temperature Dependence of Sleep. Frontiers in Neuroscience*, 13*, 336.
13. Inoue, S., Honda, K., & Komoda, Y. (**1995**). Sleep as neuronal detoxification and restitution. *Behav Brain Res, 69*(1-2), 91-96.
14. Kovacevic, A., Mavros, Y., Heisz, J. J., Maria, A. & Singh, F. (**2018**). The effect of resistance exercise on sleep: A systematic review of randomized controlled trials. *Sleep Medicine Reviews, 39*, 52-68.
15. Ko, G. T., Chan, J. C., Chan, A. W., Wong, P. T., Hui, S. S., Tong, S. D., Ng, S. M., Chow, F., & Chan, C. L. (**2007**). Association between sleeping hours, working hours and obesity in Hong Kong Chinese: The better health for better Hong Kong' health promotion campaign. *International Journal of Obesity, 31*(2), 254-260.
16. Kredlow, M. A., Capozzoli, M. C., Hearon, B. A., Calkins, A. W., & Otto, M. W. (**2015**). The effects of physical activity on sleep: a meta-analytic review. *Journal of Behavioral Medicine, 38*(3), 427-449.
17. Krueger, J. M., Majde, J. A., & Rector, D. M. (**2011**). Cytokines in immune function and sleep regulation. *Handbook of Clinical Neurology, 98*, 229-240.
18. Lecendreux, M., & Cortese, S. (**2007**). Sleep problems associated with ADHD: A review of current therapeutic options and recommendations for the future. *Expert Review of Neurotherapeutics, 7*(12), 1799-1806.
19. Patel, S. R., Malhotra, A., White, D. P., Gottlieb, D. J., & Hu, F. B. (**2006**). Association between reduced sleep and weight gain in women. *American*

Journal of Epidemiology, 164(10), 947-954.

20. Passarella, S., Duong, M. T. (**2008**). Diagnosis and treatment of insomnia. *American Journal of Health-System Pharmacy, 65*(10), 927-934.

21. Phillips, B., & Mannino, D. M. (**2007**). Do insomnia complaints cause hypertension or cardiovascular disease? *Journal of Clinical Sleep Medicine, 3*(5), 489-494.

22. Shrivastava D, Jung S, Saadat M, Sirohi R, Crewson K. (**2014**). How to interpret the results of a sleep study. *J Community Hosp Intern Med Perspect*, 4(5):24983.

23. Spiegel, K., Leproult, R., & Van Cauter, E. (**1999**). Impact of sleep debt on metabolic and endocrine function. *Lancet, 354*(9188), 1435-1439.

24. Taylor, D. J., Mallory, L. J., Lichstein, K. L., Durrence, H. H., Riedel, B. W., & Bush, A. J. (**2007**). Comorbidity of chronic insomnia with medical problems. *Sleep, 30*(2), 213-218.

25. US Department of Health and Human Service. (**2008**). *Physical activity guidelines advisory committee report, 2008*. Washington, DC: US Department of Health and Human Service.

26. Youngstedt, S. D., Jeffrey A. Elliott, J. A. & Kripke, D. F. (**2019**). Human circadian phase-response curves for exercise. *The Journal of Physiology, 597*(8), 2253-2268.

27. World Health Organization. (**2004**). *WHO technical meeting on sleep and health*. Geneva: World Health Organization.

第三章 睡眠與記憶

吳明峰

記得學生時代常常為了考試，會採買將近一週的食材，然後進行所謂的「閉關」，在宿舍連續幾天足不出户的K書，想把以前沒唸好的「生化」、「微免」、「寄生蟲」等重科，利用熬夜來救一下分數。然而，考試的時候，不少感覺唸過的題目，卻產生了腦袋糾結、不確定答案的情況。想當然爾，成績大概只會低空飛過及格邊緣。

開夜車、臨時抱佛腳的唸書方式，我想是很多學子共同的回憶，但當時的我們，殊不知道這些熬夜唸書，急就章的方式，對於記憶鞏固幫助很有限。本章節將從記憶的形成，來探討不同睡眠結構與睡眠障礙，對於記憶的影響。

一、記憶的形成

記憶（Memory）是大腦透過編碼（Encoding）、儲存與擷取等一系列的處理，將學習資訊儲存起來的成果。目前尚未有一致性的理論說明這些機制，但記憶常分成宣示型記憶（Declarative memory）和程序型記憶（Procedural memory）兩大類；也可以記憶時間長短，分成感覺記憶、短期記憶與長期記憶。[1-2]

宣示型記憶又稱為外顯記憶（Explicit memory），是指有意識知覺（Conscious awareness）回憶起的經驗並能用文字來表達。比方可以透過回憶來表達哪所學校畢業，或者何時在哪邊買的紀念品。腦部中邊緣系統（Limbic system）的海馬迴（Hippocampus）、杏仁核（Amygdala）等神經核，對於此類記憶的形成來說都很重要。

程序型記憶也稱為內隱（Implicit）或反射（Reflexive）記憶，是指個體不需意識或加以知覺的一種記憶。最簡單的例子就是騎腳踏車，只要曾經會騎，當坐上座椅後就自然會啟動身體的肌肉與關節動作讓腳踏車運行。參與程序型記憶形成的腦區，包含感覺運動皮質、基底核（Basal ganglia）與小腦（Cerebellum）。

感覺記憶是身體對環境或刺激瞬間的記憶維持（如視覺和聽覺訊息，觸覺、嗅覺和味覺等等）的短暫記憶。其中，視覺訊息之感覺記憶稱映象記憶（Lconic memory），聽覺訊息之感覺記憶則稱回聲記憶（Echoic memory），約能持續半秒到十秒左右。至於短期記憶（Short-term memory）是指訊息傳入後，維持數秒到幾分鐘，爲對環境的臨時印象，比方可以臨時記住演說家一個特殊表情。當短期記憶用來串聯或整合內容時，則成爲工作記憶（Working memory）。比方記憶單字爲短期記憶，當記憶單字與朗誦句子時，則爲工作記憶。當短期記憶透過記憶固化（Consolidation），則可以轉變成長期記憶（Long-term memory），可儲存數天至數年，並可藉由回想而重複提取（圖 3-1）。[3]

當短期記憶透過不斷的練習（Rehearsal），刺激如海馬回等神經元產生新的突觸，在神經元網絡之間建立起新的溝通管道；或是加強現有的突觸，以促進兩個神經元間的溝通效率，而產生長期記憶。[2,4-5] 此記憶固化過程，若是不受干擾或相關腦區的神經元不受到傷害，則會很有效率。比方朋友提供一組電話號碼，通常會藉由不斷的複述來記住，一旦突然有人插話，很可能就會忘記它。此外，當受細菌或病毒感染而發燒時，也可能無法完成應有的學習效果。至於記憶編碼，則是指儲存資訊之前把資訊譯成記憶碼的過程，目前在老鼠身上雖有觀察到神經元突觸的細胞傳導與記憶的關係，但對於人類大腦形成記憶的細部機制，仍有待進一步去釐清。

記憶一旦經固化完成，我們每次提取記憶都會經歷一次再固化（Reconsolidation）。有許多因素可能改變提取記憶過程中記憶的內容或增強，因此，當再次提取該記憶時，將會是「再固化」之後的記憶版本，而不是第一次固化的初始版本。此記憶「再固化」因爲可以改變，而可以使用電流刺激等方式，爲焦慮症或擁有一些不好恐懼記憶的疾患，提供新的治療方式。[6]

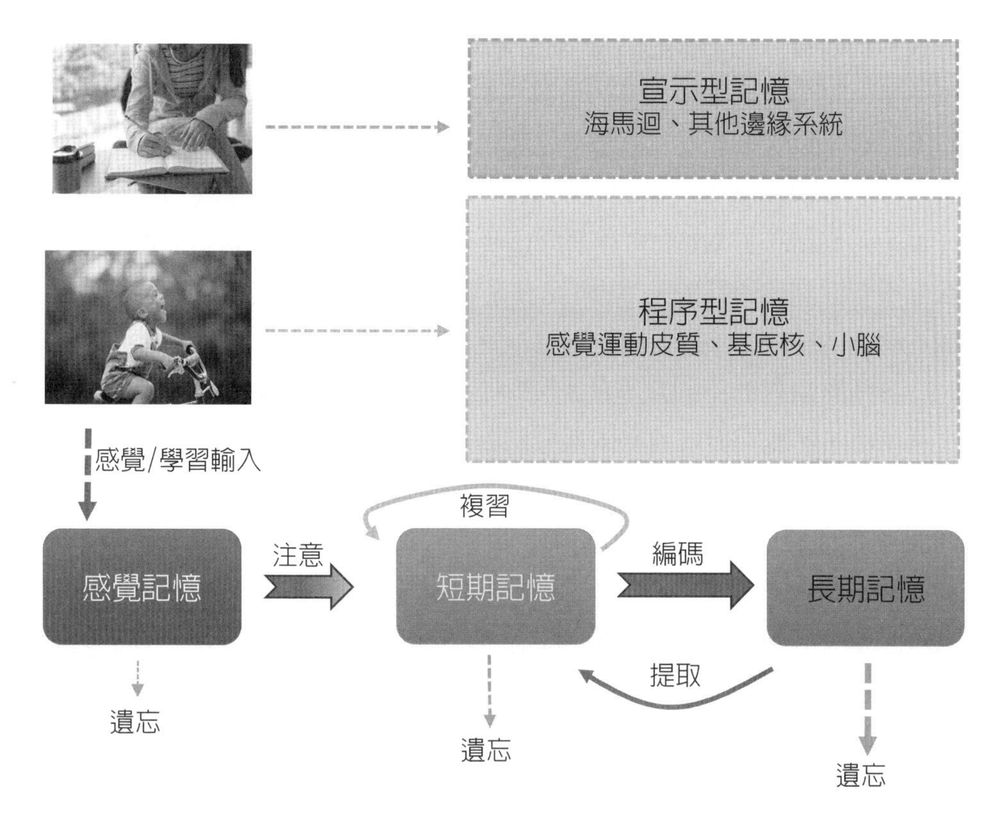

圖 3-1　記憶的類型與形成的腦區

二、睡眠結構與記憶

對汽車結構有概念的人一定知道，馬達透過燃料的使用產生了運轉，同時，也產生了熱；一但沒有燃料，或者散熱系統不佳，則車子一定得停擺；長期記憶的形成也是如此。在老鼠的海馬迴之中，最主要的興奮性神經是屬於利用麩胺酸（Glutamate）當作神經傳遞物質，產生神經元長期增益效果（Long-term potentiation, LTP）以形成長期記憶。[7] 麩胺酸也是人類腦部神經突觸興奮性主要神經傳導物質，且與記憶的形成有很大的關聯。然而，神經傳導在一整天的運作之後，其前驅物質濃度降低，所產生的代謝廢物，包含二氧化碳（CO_2）、乳酸（Lactate）、β 澱粉樣蛋白（Amyloid β）與 Tau 蛋白等濃度則增加，反過來阻礙了神經傳導；這可能是我們唸書一段時間後，產生思考渾沌或專注力不佳的主因，如同汽車一樣，想前進也很不容易。此外，在阿茲海默症（Alzheimer disease）記憶力變差的病患身上，已證實 β 澱粉樣蛋白濃度顯著的提升，且麩胺酸系統受到 β 澱粉樣蛋白濃很大的影響。[8-9] 慶幸的是，腦部廢物清潔過程（Waste clearance, WC）可以清除這些代謝廢物，如電腦重新開機一般讓腦部重新回到健康狀態。[9] 睡眠，就是腦部代謝廢物清潔最旺盛的一段時間。

各類睡眠對於不同類型的記憶固化都有幫助。2014 年的一篇回顧型文章指出，熟睡期與快速動眼期分別對宣示型記憶與程序型記憶有正面的影響。[10] 即便 N2 睡眠，對於宣示型記憶也是有幫助。[11] 2019 年一份針對 88 名大學生睡眠研究的結果顯示，平均睡眠時間與學習成績之相關係數爲 0.38；每天平均睡眠變異度與學習成績之相關係數爲 -0.36。這顯示出定時且較多的睡眠，對學習具有正面的效果。[12] 另一份針對 90 名大學生的研究顯示，56 名睡眠品質不良的學生中，有高達 33 名（58.9%）短期記憶不良，這證實了不良的睡眠品質影響短期記憶甚鉅，這也呼應了熬夜唸書應付考試的不良後果。[13]

此外，一份針對新加坡國立大學健康學生所作的一項研究，完整參與的 84 名學生中，午休 1 小時（N=27）、不斷學習組（N=30）與清醒休息組（N=30）在一日學習後之 30 分鐘的測試，午休一小時正確率爲最高；在第八日的測試，各組正確率雖然都有下降，但仍以午休 1 小時表現最好。這顯示出午後的片刻睡眠，可以提高記憶的固化；此外，參與 1 小時的午休學生，N1、N2 與 N3 睡眠與快速動眼期睡眠的平均睡眠間分別爲 9.0、25.9、20.2 與 5.2 分鐘，N2 與 N3 睡眠共占了 76.8%，這爲 N2 與 N3 睡眠對於宣示型記憶有正面效益提供一項眞實的驗證。[14]

有 74～80% 的實驗者在快速動眼期被喚醒時能回想夢境；但僅有 7～9% 的實驗者在非快速動眼期被喚醒時能回想夢境。[15] 一些研究也指出，在快速動眼期期間，除了對程序型記憶有助益以外，在此期間也會弱化或遺忘白天活動較不重要的訊息，有點類似電腦硬碟的重組，來提升宣示型記憶的效能，而這腦部神經核間訊息的轉換過程，可能就是夢境的產生的機制。[16-17]

三、睡眠媒介因素與記憶

睡眠與其他非學習時間（如運動）的記憶回存，爲一種離線記憶（off-line memory）的模式，也是記憶固化的一環。睡眠期間，任何 N2、N3、REM 睡眠，與睡眠品質（如睡眠效率、睡眠潛伏期）、睡眠時間跟睡眠時間變異度跟記憶有關，因此，可以推論失眠、睡眠呼吸中止與睡眠節律障礙等，都會改變睡眠腦波狀態，對於記憶的固化將有一定的影響。[18]

2016 年有一份針對有氧運動與記憶的研究，將觀察對象 72 人隨機分成爲立即運動組（N=24）、不運動組（N=24）與延遲運動組（N=24）。所有的參與者先學習 40 分鐘 90 份的「物品－位置配對」，確認他們都把這些配對學起來以後，立即運動組的參與者緊接著就做有氧運動；不運動組在學習後則是不做任何運動；而延遲運動組則是等待 4 小時後再開始有氧運動。48 小時後，所有人都回來實驗室接受測試。結果顯示，延遲運動組記得的比其他兩組顯著性的多，而立即運動組與不運動組則無顯著性的差異。此外，延遲運動組在回憶不同的「物品－位置配對」時，海馬回神經元的反應比較一致。這結果顯示，學習後延遲的有氧運動，對於記憶的固化是有助益的。雖然無法解釋有氧運動是因爲提升睡眠品質進而改變記憶，或者直接透過其他機制固化記憶，至少，可以確認在學習後延遲的有氧運動是有助於記憶。[19]

加護病房症候群（ICU Syndrome）是由於加護病房的封閉式環境及其間進行的醫療行爲，而對患者身心所產生的影響，進而引致譫妄、認知障礙與憂鬱、焦躁等心理方面的疾病。同時，因爲麻醉鎮靜劑的使用、噪音與光線的阻隔，患者也常處於睡眠混亂的狀態。2022 年由 Fukuda 等日本學者針對 133 名入住加護病房出院後一週的研究，高達 68 名（51.1%）有記憶扭曲的現象；這些人之中，有 48.1% 有虛幻的經驗，15% 則產生記憶力喪失。進一步以多變量羅吉斯回歸分析記憶力喪失的因素，發現年齡、手術後入住加入病房風險分別爲顯著的 1.06 與 5.92 倍；而鴉片（Opioid）類止痛藥品，則可以顯著的降低記憶力喪失（風險爲 0.28 倍）。這研究突顯出健康因素與醫療行爲或疼痛，對長期記憶是個損傷；造成的睡眠混亂，也無法有效的進行記憶重整。

規律與良好品質的睡眠，可以支持學習的體力與專注力，也能重組記憶的重點。睡眠，甚至也找到學習的靈感，如俄國化學家德米特里．門得列夫（Dmitri Mendeleev）的元素週期表；德國化學家奧古斯特．柯庫勒（August Kekulé）思索苯的環狀結構，就是最好的例子。

參考文獻

1. Brem, A. K.; Ran, K.; Pascual-Leone, A., Learning and memory. *Handb Clin Neurol* **2013,** *116*, 693-737.
2. Bisaz, R.; Travaglia, A.; Alberini, C. M., The neurobiological bases of memory formation: from physiological conditions to psychopathology. *Psychopathology* **2014,** *47* (6), 347-56.
3. Noushad, B.; Khurshid, F., Facilitating student learning: An instructional design perspective for health professions educators. **2019,** *8*, 69-74.
4. Izquierdo, I. et al., Memory processing by the limbic system: Role of specific neurotransmitter systems. *Behavioural Brain Research* **1993,** *58* (1), 91-98.
5. Chen, H.; Yang, J., Multiple Exposures Enhance Both Item Memory and Contextual Memory Over Time. *Frontiers in Psychology* **2020,** *11*.
6. Agren, T. et al., Disruption of reconsolidation erases a fear memory trace in the human amygdala. *Science* **2012,** *337* (6101), 1550-2.
7. Myhrer, T., Neurotransmitter systems involved in learning and memory in the rat: a meta-analysis based on studies of four behavioral tasks. *Brain Research Reviews* **2003,** *41* (2), 268-287.
8. Revett, T. J.; Baker, G. B.; Jhamandas, J.; Kar, S., Glutamate system, amyloid ß peptides and tau protein: functional interrelationships and relevance to Alzheimer disease pathology. *J Psychiatry Neurosci* **2013,** *38* (1), 6-23.8.
9. Kaur, J. et al., Waste Clearance in the Brain. *Frontiers in Neuroanatomy* **2021,** *15*.
10. Ackermann, S.; Rasch, B., Differential effects of non-REM and REM sleep on memory consolidation? *Curr Neurol Neurosci Rep* **2014,** *14* (2), 430.
11. Ruch, S. et al., Sleep stage II contributes to the consolidation of declarative memories. *Neuropsychologia* **2012,** *50* (10), 2389-2396
12. Okano, K.; Kaczmarzyk, J. R.; Dave, N.; Gabrieli, J. D. E.; Grossman, J. C.,

Sleep quality, duration, and consistency are associated with better academic performance in college students. *npj Science of Learning* **2019,** *4* (1), 16.

13. Stevanie, B.; Yusak, M. T. S., Association of Quality of Sleep and Decreased Short Term Memory Function in Medical Students of Pelita Harapan University. *Medicinus* **2020,** (Vol 7, No 7 (2019): October 2019 - January 2020), 216-222.
14. Cousins, J. N.; Wong, K. F.; Raghunath, B. L.; Look, C.; Chee, M. W. L., The long-term memory benefits of a daytime nap compared with cramming. *Sleep* **2019,** *42* (1).
15. Wamsley, E. J., Dreaming and offline memory consolidation. *Curr Neurol Neurosci Rep* **2014,** *14* (3), 433
16. Izawa, S. et al., REM sleep-active MCH neurons are involved in forgetting hippocampus-dependent memories. *Science* **2019,** *365* (6459), 1308-1313.
17. Poe, G. R., Sleep Is for Forgetting. *J Neurosci* **2017,** *37* (3), 464-473.
18. Cellini, N., Memory consolidation in sleep disorders. *Sleep Med Rev* **2017,** *35*, 101-112.
19. Van Dongen, E. V. et al., Physical exercise performed four hours after learning improves memory retention and increases hippocampal pattern similarity during retrieval. *Current Biology* **2016**, 26(13), 1722-1727.
20. Fukuda T. et al., Distorted memories and related factors in ICU patients. *Clinical Nursing Research* **2022;** 31(1):39-45.

第四章 人工智慧在睡眠呼吸中止應用的模式

莊家峯

近來人工智慧（Artificial Intelligence, AI）的崛起，已在各個產業掀起了一波浪潮。AI 提供了產業自動化與智慧化一個解決方案，以朝快速、便利、精準與節省人力成本目標邁進。在醫療產業上，AI 的應用範圍包含醫療輔助診斷、藥物開發、疾病治療與醫療照護等。以臨床輔助診斷而言，AI 已應用於胸腔 X 光片影像之肺炎偵測，並可以達到放射科醫師的判讀水準。[1] 基於皮膚病變影像，AI 已用於皮膚癌判讀，並且可達到皮膚科醫師的判讀水準。[2] 在腎臟切片的顯微鏡影像上，利用 AI 自動執行腎絲球偵測的成果，也已達到病理科醫師以肉眼偵測的表現。[3] 不同於這些廣泛利用 AI 輔助醫學影像判讀的方法，本章將介紹以 AI 搭配簡易可得的生理訊號在阻塞型睡眠呼吸中止（OSA）的篩檢與治療輔助。

一、人工智慧於阻塞型睡眠呼吸中止嚴重度篩檢

1. 背景簡介

如本書第一篇介紹，OSA 是一種睡覺時呼吸道反覆塌陷，造成睡眠中斷與反覆低血氧之症候群，將造成白天嗜睡以及心血管疾病與代謝等供病症。一般成年人盛行率約爲 4～9%。[4] 然而腎臟衰竭或者無法控制高血壓之患者，其 OSA 之盛行率可分別高達 30 與 85%。這也顯示出，高血壓與腎臟疾病等民眾，有非常高的比例需要進一步對 OSA 評估，這對於本身的疾病也有控制的效果。[5,6]

整晚多項睡眠生理檢查（PSG）是評估 OSA 症候群最標準的方法，

並以睡眠呼吸障礙指數（apna-hypopnea index, AHI）作爲 OSA 診斷報告之依據。當 AHI < 5 爲正常；5 ≦ AHI < 15 爲輕度；15 ≦ AHI<30 爲中度；與 30 ≦ AHI 爲重度。因爲 PSG 需要於睡眠中心整晚作評估，其缺點爲相當繁瑣且等候排檢之時間相當久。

2. AI 輔助睡眠呼吸中止篩檢方法

2.1 簡易篩檢方法介紹

相對於標準的 PSG 檢測，一些利用較簡易的量測變數並配合 AI 演算法的檢測方式現已提出。利用腕動儀、血氧濃度（SpO_2）或是呼吸器流（air-flow）來估測呼吸中止或淺呼吸的研究報告也已提出。[7-9] 另外，一些攜帶型檢測方式，利用較少的重要檢測訊號（如呼吸器流、血氧濃度、胸腹起伏）之組合，已推薦用來作爲疑似中重度 OSA 病患作爲標準 PSG 的替代方式。[10] 雖然這些較爲簡易的篩檢方法對於病患睡眠時的局限比較少，但畢竟配戴在身上整晚作監控，仍有束縛感。因此，非侵入型的檢測方式通常認爲是較受歡迎的方法。其中，以攝影機影像搭配 AI 分析即研究用來作爲篩檢 OSA 的一個方法。[11] 然而睡眠中，因爲會翻身，導致攝影角度無法確認，降低了檢測準確性。

相較於上述基於整晚量測之檢測方式，各種利用簡易可得的生理變數估測睡眠呼吸中止嚴重度方法也已提出。[12] 一種方式是利用如身體質量指數（BMI）或嗜睡問卷（ESS）搭配傳統 AI 的機器學習方法，以提供睡眠呼中止簡單的篩檢。[13, 14] 然而這類方法的準確度較低，較不適合臨床應用。另一個方式是利用頸圍、腰圍與身體質量指數（BMI）搭配 AI 深度學習的方法，以估測 OSA 是否爲中重度。[15] 然而此法在男性與大於 50 歲之女性之準確度則較低。採用睡眠前後血壓差、BMI 與白日嗜睡問卷（ESS）並以類模糊類神經作爲預測的方法已提出，此法可以達到不錯的準確度 [16]，並已獲得中華民國發明專利。[17] 但是此法研究對象排除了高血壓、服用安眠藥或降血壓藥，及睡眠效率小 80% 之受測者，造成這類民眾無法作爲適用對象。

2.2 基於進化模糊系統之快篩方法

2.2.1 系統設計

爲了提高 OSA 快篩表現與適用更多對象，已有採用模糊系統（Fuzzy system）搭配進化計算（Evolutionary computation）最佳化演算法的快篩方法。[18] 本節著重介紹這個方法。此法利用回溯性蒐集之 1197 筆個案，利用統計方法來進行多個簡易可得生理變數與 AHI 的相關性分析。此法先經由統計方法中的皮爾森（Pearson ）或斯皮爾曼（Spearman）相關係數值，搭配後續的逐步回歸（Stepwise regression）法，找出了用來估測 AHI 的最重要的幾個生理變數。此方法最後採用醒後平均血壓、頸圍、腰圍三個變數來估測 AHI 值，進而求出 OSA 的嚴重度。此 3 個變數用來當成模糊系統的輸入；模糊系統的輸出則爲估測的 AHI 值（圖 4-1）。

針對此快篩系統的適用對象而言，此方法同時分析了 6 個可能對快篩適用對象範圍有影響的因子。這 6 個因子包含，是否有高血壓、是否服用降血壓藥、是否睡前服用安眠藥、是否抽菸、嗜睡量表（ESS）與睡眠效率。其中睡眠效率指的是睡眠時間除以總紀錄時間。

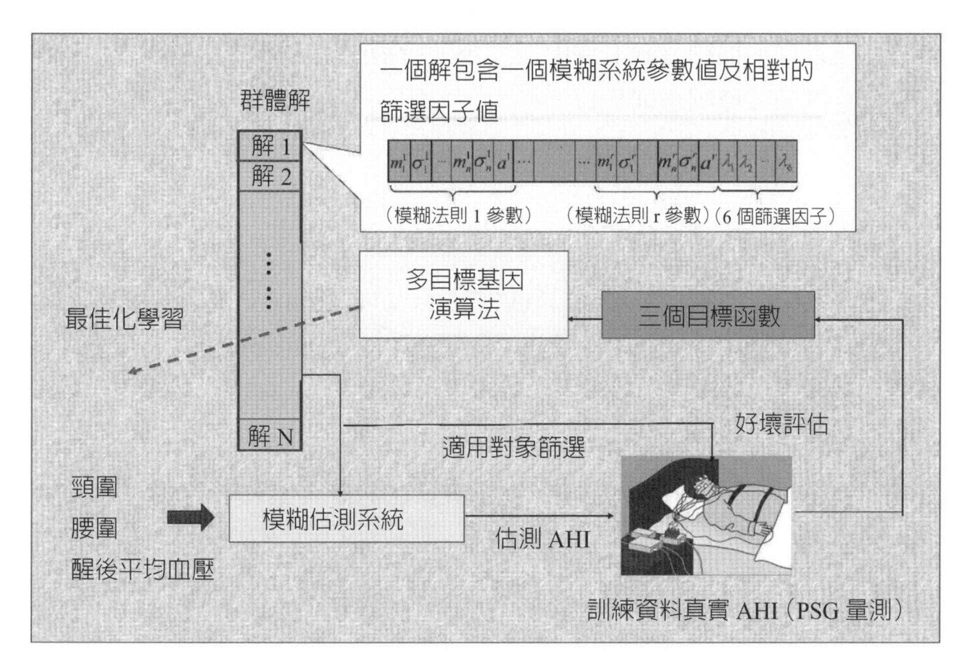

圖 4-1　利用 AI 技術之多目標基因演算法設計模糊系統以估測 OSA 嚴重度，並同時求得不同篩選因子對系統的影響以適用最大族群

最後就此 AI 輔助快篩系統的設計而言，如何設計最佳的模糊系統與判斷這六個因子對估測效果的影響，此系統採用了進化計算（Evolutionary computation）中的多目標基因演算法（Multiobjective genetic algorithms）。最佳化的目標有三：第一爲提高模糊估測系統的快篩表現；第二爲提高法則的解釋性；第三爲適用對象越多越好。圖 4-2 顯示整個最佳化學習架構。多目標基因演算法中的每個群體解負責學習最佳的模糊系統參數，與此系統每個因子篩選出的特定快篩族群的快篩影響，以達到上述三個目標的最佳值。就蒐集的對象而言，此系統經由最佳化過程發現，高血壓、服用降血壓藥、睡前服用安眠藥、抽菸對此估測系統並無影響。因此，此系統適用於這些族群。同時也發現，當快篩對象的嗜睡量表（ESS）分數大於 10 且睡眠效率大於 80 時，此系統可以達到最好的估測效果。

2.2.2 模糊估測系統

本節針對上述的模糊系統模型做進一步的介紹。模糊系統屬於一種 AI 模型。人類在思考決策的表達上，往往都是以模糊語句來描述。這啟發了模糊系統的出現，其發展的目的爲利用機器來執行類似人類的模糊語句描述與推論。模糊系統主要由模糊規則所構成。一條模糊規則表示一個模糊推論語句。模糊規則是以

若……，則……（If ⋯, then ⋯ ）

所表示。其中，「若…… 」稱爲前件部（ antecedent），代表對輸入變數狀態的描述；規則中的「則…… 」稱爲後件部（consequent），代表對系統輸出的描述。對模糊系統有興趣的讀者，可以參考文獻 19 書中第 5.3 節對模糊系統的入門介紹。

如圖 4-2 所示，經由多目標基因演算法設計後最佳化模糊估測系統後，其中的一條模糊規則可以表示爲：

若頸圍低且腰圍低且醒後平均血壓低，則 AHI 值是 4

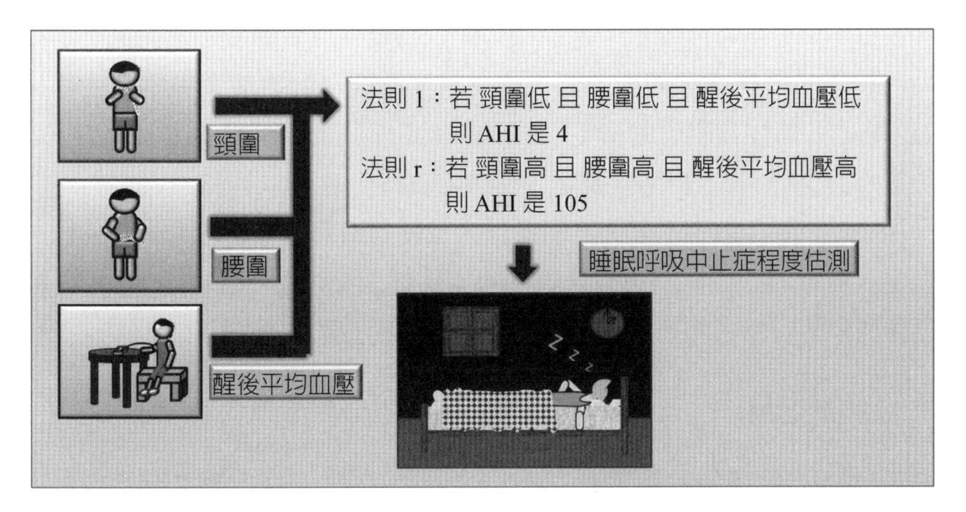

圖 4-2　利用簡易可得生理變數與模糊系統估測 OSA 嚴重度之 AI 快篩系統

以上頸圍、腰圍及醒後平均血壓是語言變數，其量測數值隨著受測者不同而改變。「低」則是語言變數值，在模糊系統中是以模糊集合來表示。由於模糊規則是以口語化的方式來描述三個輸入生理變數與估測的輸出 AHI 之關係，因此使用者可以較容易理解其推論。此外，醫事人員亦可以檢測規則的生理變數值大小與 AHI 高低的關係，判斷是否符合臨床的觀察結果；最後結果顯示，這套系統學習出的模糊法則符合醫事人員的臨床觀察的結果，因此，估測系統具有一定的可靠性。上述的模型可解釋性與可靠性便是使用模糊系統模型的一個優點。相較於模糊系統的優點，其他常用的 AI 模型（如類神經網路與深度學習網路）就缺乏模型的可解釋性。亦即這些模型本身就像是一個黑盒子一樣，使用者無法了解模型的輸入與輸出的推論關係。因此，影響了使用者對模型的信賴度。

二、人工智慧於睡眠呼吸中止治療輔助

1. 背景簡介

如本書第二篇第五章介紹，連續型陽壓呼吸器（CPAP）是中重度睡眠呼吸中止症候群的治療首選方式。呼吸器經由給予適當的空氣壓力打開

呼吸道，使塌陷程度降低，進而改善睡眠品質與血氧濃度。然而過高的壓力，將使病患無法承受壓力而拒絕使用，因此，於整晚多項睡眠生理檢查（PSG）時加作壓力的檢定（CPAP titration）是標準的作法，除了可以決定病患是否可以主觀的接受這樣的處置外，也可以得到最適合的壓力（Optimal pressure）。[20, 21] 然而進行人工壓力檢定是相當耗人力的工程，醫事人員須即時依據病患腦波與呼吸道狀態調整壓力。因此，利用 AI 輔助預測最適合壓力的方法現已提出，也是下節介紹的重點。

2. AI 輔助治療

2.1 AI 輔助 CPAP 最適壓力預測方法介紹

一種常見的 AI 輔助預測 CPAP 最適壓力的方法是，利用第一次執行 PSG 檢查的變數如 AHI、血氧（SpO_2）或身體質量指數（BMI），搭配傳統 AI 的統計學習 [22-24] 或是類神經網路 [25] 方法來預測最適合的 CPAP 壓力。預測的壓力值可以作爲自動型陽壓呼吸器（APAP）或人工壓力檢定的參考值。如以白種人人口爲對象，文獻上已發展的 CPAP 壓力預測模型爲 -5.12 + 0.13* BMI + 0.16* 頸圍 + 0.04* AHI。[22] 以台灣人口爲對象，文獻上發展的預測模型爲 6.380 + 0.033 *AHI - 0.068 * 最低血氧濃度 + 0.171 *BMI。[24] 這些預測模型提供各式人種在急需要 CPAP 處置，或無法等待冗長的排程之病患很好的參考依據。然而，這些預測變數幾乎是仰賴第一次 PSG 所得，睡眠病患仍得等待第一次檢查才能獲取如 AHI 等參數。針對這個問題，底下章節將介紹不需 PSG 檢查，利用簡易可得變數搭配 AI 模型來預測最佳壓力的方法。

2.2 模糊類神經網路預測最適壓力方法

本節介紹以模糊類神經網路預測睡眠 CPAP 最適合壓力的方法。[26] 圖 4-3 爲此方法介紹圖。此法利用回朔蒐集的 147 個對象，先利用上述的統計方法，求取多個簡易可得生理變數與 CPAP 最適壓力值的相關性分析結果。統計結果顯示，身體質量指數（BMI）與腰圍兩個生理變數與最適壓力值具有高相關性。此法將這兩個變數當成是模糊類神經網路的輸入，網路的輸出則爲預測的最適合 CPAP 壓力值。模糊類神經網路由 r 條模糊法

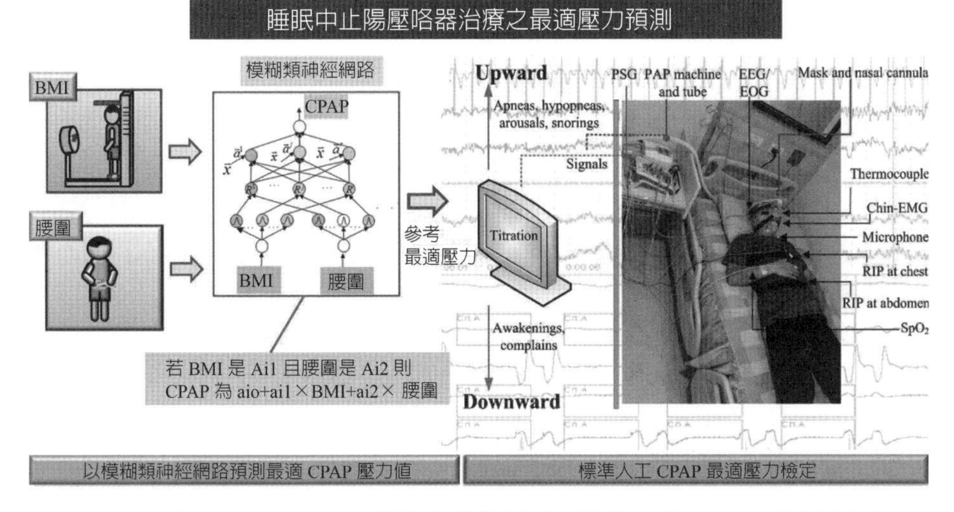

圖 4-3　利用簡易可得生理變數與模糊類神經網路預測 CPAP 最適壓力值

則所構成，每條法則的型式表示如下：

第 i 條：若 BMI 是 Ai1 且腰圍是 Ai2
則 CPAP 壓力值爲 ai0+ai1×BMI+ai2× 腰圍

其中 Ai1 與 Ai2 代表模糊集合，ai0、ái1 與 ai2 爲實數值。CPAP 的預測壓力值由兩個輸入變數的線性組合加上一個常數來決定。

此方法的模糊類神經網路的法則數目與法則上的參數值分別以非監督示與監督式學習來獲得。經由臨床收集的 BMI 與腰圍與相對的人工檢定後的 CPAP 最適壓力值後，以所蒐集的數據集經由學習方式訓練模糊類神經網路。模糊類神經網路包含架構學習與參數學習。架構學習決定模糊系統的法則數目 r（即網路中間層的隱藏節點數）與每條法則初始參數值。參數學習則決定每條法則的最佳參數值。架構學習採用 AI 中的非監督式學習，利用對輸入的 BMI 與腰圍執行分群演算法來完成。其中一群即代表一條模糊法則。架構學習所產生的模糊法則之參數，則透過參數學習加以優化。此系統使用一般 AI 模型常用的梯度下降法來優化參數。對相關技術有興趣的讀者，可以參考這個方法發表的中華民國專利[27]。

參考文獻

1. P. Rajpurkar, J. Irvin, et al, "CheXNet: Radiologist-Level Pneumonia Detection on Chest X-Rays with Deep Learning," *arXiv*:1711.05225v2 [cs.CV] 25, Nov. **2017**.
2. A. Esteva, et al., "Dermatologist-level classification of skin cancer with deep neural networks," *Nature*, vol. 542, pp. 115-118, **2017**.
3. Y. C. Lo, I. F. Chung, S. N. Guo, M. C. Wen, and C. F. Juang, "Cycle-Consistent GAN-based stain translation of renal pathology images with glomerulus detection application," *Applied Soft Computing*, vol. 98, article 106581, pp. 1-13, Jan. **2021**.
4. C.V. Senaratna, J. L.Perret, C. J. Lodge, A. J. Lowe, B. E. Campbell, M. C. Matheson, G. S. Hamilton, and S. C. Dharmage, "Prevalence of obstructive sleep apnea in the general population: A systematic review," *Sleep Med Rev*, vol. 34, pp. 70-81, Aug. **2017**.
5. D. Calvin, F.N. Albuquerque, F. Lopez-Jimenez, and V. K. Somers, Obstructive sleep apnea, inflammation, and the metabolic syndrome," *Metabolic Syndrome and Related Disorders*, vol. 7, no. 4, pp. 271-277, Aug. **2009**.
6. A. Khan, N. K. Patel, D. J. O'Hearn, and S. Khan, "Resistant Hypertension and Obstructive Sleep Apnea," *International Journal of Hypertension*, vol. 2013, Article ID 193010, pp. 1-6, **2013**.
7. M. Elbaz, G. M. Roue, F. Lofaso, and M. A. Quera Salva, "Utility of actigraphy in the diagnosis of obstructive sleep apnea," *Sleep*, vol. 25, no. 5, pp. 527-531, Aug. **2002**.
8. B. L. Koley and D Dey, "On-line detection of apnea/hypopnea events using SpO2 signal: a rule-based approach employing binary classifier models," *IEEE J Biomed Health Inform*, vol. 18, no. 1, pp. 231-239, Jan. **2014**.
9. M. Ciołek, M. Niedzwiecki, S. Sieklicki, J. Drozdowski, and J. Siebert, Automated detection of sleep apnea and hypopnea events based on robust airflow envelope tracking in the presence of breathing artifacts," *IEEE Journal*

of Biomedical and Health Info., col. 19, no. 2, pp. 418-429, Mar. **2015**.

10. N. A. Collop W. M. Anderson, B. Boehlecke, D. Claman, R. Goldberg, D. J. Gottlieb, et al., "Clinical guidelines for the use of unattended portable monitors in the diagnosis of obstructive sleep apnea in adult patients," *J Clin Sleep Med*, vol.3, no. 7, pp. 737-747, **2007**.
11. C. W. Wang, A. Hunter, N. Gravill, and S. Matusiewicz, "Unconstrained video monitoring of breathing behavior and application to diagnosis of sleep apnea," *IEEE Trans. Biomedical Engineering*, vol. 61, no. 2, pp. 396-404, Feb, **2014**.
12. D. Ferreira-Santos, P. Amorim, T. Silva Martins, M. Monteiro-Soares, and P. Pereira Rodrigues, "Enabling early obstructive sleep apnea diagnosis with machine learning: systematic review," *J Med Internet Res*, vol. 24, no, 9, e39452, **2022**.
13. L. Boari, C. M. Cavalcanti, S. R. F. D. Bannwart, O. B. Sofia, and J. E. L. Dolci, "Evaluation of epworth sleepiness scale in patients with obstructive sleep apnea-hypopnea syndrome," *Rev. Bras. Otorrinolaringol*, vol.70, no.6, pp.752-756, Nov. **2004**.
14. B. Ustun, M. B. Westover, C. Rudin, and M. T. Bianchi, "Clinical prediction models for sleep apnea: the importance of medical history over symptoms," *J. Clin. Sleep Med.*, vol. 12, no. 2, pp. 161-168, **2016**.
15. W. T. Liu, H. T. Wu, J. N. Juang, A. Wisniewski, H. C. Lee, D. Wu, and Y. L. Lo, "Prediction of the severity of obstructive sleep apnea by anthropometric features via support vector machine, " *PLoS One*. vol.12, no.5, e0176991, May **2017**.
16. M. F. Wu, W. C. Huang, C. F. Juang, K. M. Chang, C. Y. Wen, Y. H. Chen, C. Y. Lin, Y. C. Chen, and C. C. Lin, "A new method for self-estimation of the severity of obstructive sleep apnea using easily available measurements and neural fuzzy evaluation system," *IEEE Journal of Biomedical and Health Informatics*, vol. 21, no. 6, pp. 1524-1532, Nov. **2017**.
17. 吳明峰、莊家峰、黃偉彰、溫志煜、張開明，快速評估中重度睡眠呼吸中止之方法，中華民國專利，發明第I642025號，2018年11月21日。
18. C. F. Juang, G. R. Pan, W. C. Huang, C. Y. Wen, and M. F. Wu, "Multiobjective optimization of interpretable fuzzy systems and applicable subjects for fast estimation of obstructive sleep apnea-hypopnea severity," Early Access, *IEEE Trans. Fuzzy Systems*, 2023.

19. 吳明峰、吳杰亮、沈祖望、林世永、莊家峰、溫志煜，臨床創新：從點子到創新具體化的第一本書，頁280，五南出版社，**2021**。
20. T. I. Morgenthaler, R. N. Aurora, et al., "Standards of Practice Committee of the AASM. Practice parameters for the use of auto-titrating continuous positive airway pressure devices for titrating pressures and treating adult patients with obstructive sleep apnea syndrome: an update for 2007. An American Academy of sleep medicine report," Sleep, vol. 31, no. 1, pp. 141-147, **2008**.
21. H. Miljeteig and V. Hoffstein, "Determinants of continuous positive airway pressure level for treatment of obstructive sleep apnea," *Am Rev Respir Dis*, vol .147, pp. :1526-1530, **1993**.
22. J. H. Choi et al., "Optimal continuous positive airway pressure level in Korean patients with obstructive sleep apnea syndrome," *Clin. Exp. Otorhinolaryngol.*, vol. 3, no. 4, pp. 207-211, Dec. **2010**.
23. M. F. Wu, J. Y. Hsu, G. H. Shen, J. M. Wang, C. Y. Wen, K. M. Chang, and W. C. Huang, "Should a sleep laboratory have its own predictive formula for optimal continuous positive airway pressure for patients with obstructive sleep apnea syndrome?" *Journal of The Chinese Medicine Association*, vol.77, no. 6, pp.283-289, June **2014**.
24. L. Wang, et al., "A predictive model for optimal continuous positive airway pressure in the treatment of pure moderate to severe obstructive sleep apnea," China. *BMC Pulm Med.*, vol. 22, no. 1, pp. 1-8, **2022**.
25. A. El Solh, M. Akinnusi, A. Patel, A. Bhat, and R. TenBrock, "Predicting optimal CPAP by neural network reduces titration failure: a randomized study," *Sleep Breath*, vol. 13, no. 4, pp., 325-330, **2009**.
26. C. F. Juang, G. R. Pan, C. Y. Wen, K. M. Chang, M. F. Wu, and W. C. Huang, "A fuzzy neural network model for rapid prediction of optimal positive airway pressures in OSAS patients," *IEEE Journal of Biomedical and Health Informatics*, vol. 26, no. 4, pp. 1506-1515, April **2022**.
27. 莊家峰、溫志煜、吳明峰、黃偉彰、張開明，以腰圍與身體質量指數預測睡眠陽壓呼吸器最適壓力的方法，中華民國專利，發明第I768577號，2022年6月21日。

第五章 智慧型攜帶裝置在睡眠品質的監控與生理回饋

溫志煜

睡眠障礙是兒童、青少年及成人常見的問題，家中大兒子因爲過敏、鼻塞，故長期習慣用口呼吸，睡眠時常發出低頻、連續的鼾聲，我常擔心因此提高罹患兒童阻塞型睡眠呼吸中止症的風險，進而影響其日常活動與睡眠品質。有鑒於此，本章節將帶著大家一同探討智慧型穿戴裝置在監控睡眠品質與反映生理回饋上的應用，期能讓好的睡眠彩色你的人生。

一、睡眠品質對健康的影響

我們都知道，睡眠在身心健康方面，有著再生和保護的重要功能。[1] 許多報告指出，睡眠品質差或持續時間不足會產生短期和長期的負面健康影響，例如高血壓、糖尿病、肥胖、抑鬱、心臟病發作和腦中風，皆與睡眠障礙和睡眠不足的累積性長期影響有關。[2] 根據睡眠疾病的盛行率，最常見的睡眠障礙如下：失眠、睡眠呼吸中止、不寧腿症候群、嗜睡症、異睡症、日夜節律睡眠障礙、夜間活動、癲癇等。[3] 因此，監測睡眠和相關睡眠障礙，對於預防睡眠障礙的衍生疾病至關重要。[4]

由於睡眠是一種複雜的睡醒週期，通常健康睡眠的特徵包含：對於身心健康的主觀滿意度、睡眠時段與充足的持續時間等。因此，量化睡眠健康需要一組與身體、精神和神經行爲健康相關的生理量測系統。有鑒於此，穿戴式裝置的研發，正好在睡眠監控領域做出了重要的貢獻，因爲它們允許在病患睡眠期間蒐集、分析和傳輸重要生理量測資訊，包括體溫、心率、呼吸頻率、血氧飽和度等。[5, 6] 此外，相較於在睡眠實驗室進行的多導睡眠技術檢查（PSG），這些穿戴式解決方案考慮周全且體積小，甚至可以在家中進行睡眠監測。

二、智慧型穿戴裝置的分類

本小節將介紹針對睡眠相關訊號量測（包括大腦活動、心臟活動、血液數據、呼吸和運動等），與進行睡眠評估所需的可穿戴感測器與攜帶型電子設備。[7]

1. 睡眠與大腦訊號

在夜間睡眠期間，大腦活動的變化可分為五個不同睡眠階段（W、N1、N2、N3 和 REM），並可作為睡眠障礙中異常行為診斷評估的最直接指標[8]。相較由頭皮測量腦電圖的方式，目前已有許多新系統試圖使用前額作為腦電圖測量的替代位置，例如：Advanced brain monitoring（美國加利福尼亞州）推出了名為 Sleep Profiler 的家庭睡眠監測系統，該系統在前額配備三個額極 EEG 電極的頭帶平臺上提供無線睡眠監測[9]，透過光電容積脈搏波（PPG）感測器、麥克風和三軸加速度計，同時監測心率、打鼾和身體運動的情形。

2. 睡眠與肢體運動

在標準 PSG 中，我們利用測量四肢上的肌電圖（EMG）訊號以監測肢體運動和肌肉收縮情形。這些四肢測量用於識別患者何時清醒並檢測各種睡眠障礙，包括睡眠週期性肢體抖動症（PLMS）、交替腿部肌肉觸發（ALMA）和入睡前足震顫（HFT）。為了實現在家中監測肢體運動，MC10（美國麻州）的 BioStampRC，[10] 提供了一種無線貼片感測器，能夠測量各種電生理訊號。此外，當其黏貼於胸部時，該設備可在睡眠期間使用其嵌入式加速度計測量心電圖和呼吸頻率。

除了上述的感測貼片，腕動計（Actigraphy）亦是一種可廣泛接受的家庭睡眠監測方法，通常採用腕帶形式搭配可穿戴加速度計測量身體運動。儘管在分析睡眠品質或直接監測睡眠障礙方面存在固有的局限性，但 ACT 因其在評估睡眠覺醒模式中的簡單，低成本和其應用性而廣受歡迎，例如：來自 Phillips 的 Actiwatch 2 [11] 腕帶型 ACT 設備。

3. 睡眠與呼吸監控

呼吸模式的測量是繼腦電圖之後另一種廣泛使用的睡眠監測方法，其首要目標是檢測由睡眠呼吸暫停和低度呼吸（Hypopnea）引起的任何異常呼吸行爲，並評估其嚴重程度。呼吸暫停是一種在睡眠期間發生的呼吸障礙，其特徵是呼吸反覆停頓。由於睡眠呼吸暫停的盛行率和副作用的增加，呼吸和脈搏血氧濃度監測對於檢測和診斷呼吸暫停變得更加重要。[12] 監測睡眠期間呼吸的主要方法之一是透過在鼻孔附近放置熱敏感測器，測量鼻腔氣流。此外，文獻 [13] 提出了一種新穎的系統，藉由表面聲波（Surface acoustic wave, SAW）的特性，於睡眠期間進行鼻腔氣流和 OSA 檢測，其原理是將薄而靈活的感測器放置在鼻孔周圍，並利用其對溼度變化的敏感性實施呼吸監測。除了鼻腔氣流感測器外，透過測量胸部和腹部的身體擴張的慣用電感式呼吸體積（Respiratory inductance plethysmography, RIP）腰帶，也常用於來監測睡眠期間的呼吸狀況。

相較於其他僅追蹤心率、睡眠模式或步數的設備，Oxa[14] 提供了一種全面的生理特徵監測方法，重點是觀察呼吸和心臟的活動。Oxa 由一個鵝卵石大小的感測器、一種環保舒適的服裝和藉由數據提供生物反饋的應用程式所組成，透過軟硬體的協同工作以測量呼吸深度、呼吸頻率、心率、心率變異性（HRV），並估計壓力水準，以幫助穿著者改善他們的生活方式和健康。

4. 睡眠與心臟活動

除了大腦活動，睡眠期間最顯著的生理變化之一是自主神經平衡的調節，亦即我們的身體在整個睡眠過程中，交感神經和副交感神經會因應身體狀況相互調節。因此我們可以透過血壓、心率以及心率變異性（Heart rate variability, HRV）的特性來區分不同睡眠階段。多種測量心臟活動的方法中，在胸部測量的心電圖（ECG）已是公認的標準。最近開發的便攜式心電圖設備成功地縮小了尺寸，提高了使用者的便利性，以利檢測與睡眠障礙相關的心臟異常。最近開發的攜帶型、方便的心電圖測量系統大多採用單導聯系統，達到獲取高品質心電圖又兼顧系統微型化的目的。例如：來自 Taewoong Medical（Gyeonggido, Korea）的 T-REX 無線黏性貼片。[15] 該貼片集成了三個電極，並配備了一個 3 軸加速度計。透過測量的心電圖和加速度訊號，可以估測心率、呼吸頻率和身體運動程度，接著將提取的參數及數值用於機器學習演算法，以檢測使用者的睡醒狀態。上述對心臟活動和呼吸測量的方式，將非常適合應用於在居家睡眠狀況的監控。

除了黏性貼片之外，亦可集成基於紡織物的感測器、乾電極與衣服，實現 ECG 睡眠監測系統。例如：由 Rienzo 等人開發的 MagIC-Space 感知背心，主要功能在測量人類在睡眠微重力環境（如太空站）中的心臟機能和生命徵象。[16] 此背心集成了胸部的兩個紡織心電圖電極、一個環繞胸腔的體箱計（Plethysmography），以及放置於胸骨上的兩個加速度計，提供可靠的電極接觸、呼吸測量以及心震圖（Seismocardiogram, SCG），並從中快速且簡易地獲得心率以及呼吸率，以實施進一步的心臟健康監測。該系統已在國際太空站（ISS）測試，並成功測量太空人睡眠的生理訊號。

5. 警示控制系統

許多研究發表了加速度計訊號、呼吸資訊和睡眠呼吸暫停之間的關聯性。[17, 18] 然而，這些研究都沒有患者警報系統來提醒病患重新開始呼吸。文獻 [19] 透過放置在患者橫隔膜上基於加速度感測器，連續監測橫隔膜運動，以及記錄有關呼吸暫停事件的重要數據，以提醒患者防止窒息，成功解決提醒病患重新開始呼吸的問題。在睡眠期間發生呼吸暫停事件時，腕帶上的振動馬達開始移動並干擾患者，直到患者再次呼吸。值得注意的是，振動馬達的力道，可根據患者的睡眠狀態調整，特別是對於老年人、殘疾人或兒科患者，可藉由反覆試驗調節。

三、商品應用之效果比較

在介紹了智慧型穿戴裝置與生理訊號的關聯性分類之後，本節概述市場上可用於睡眠評估的可穿戴感測器與攜帶型電子設備。[20] 首先，Goldstein 等人[21] 提出了一種名爲 BrainBit 的頭帶設備，由柔性且不可拉伸的帶狀物組成，其上放置了金色乾電極、電池、集成電子板和彈性織物帶。該裝置藉由 4 個 EEG 通道監控睡眠，並利用藍芽無線技術，將蒐集到的生物訊號傳輸到電腦或行動載具，接著利用軟體處理數據以獲得訊號頻譜，進而監測前額、面部、頭部和眼部肌肉的腦電訊號和生物電活動。[22, 23]

另一種監測睡眠的可穿戴裝置是飛利浦 SmartSleep[24] 睡眠頭帶。該設備是基於可量測腦電圖的智慧面罩，根據腦電圖訊號即時檢測深度睡眠狀況。當集成感測器檢測到處於深度睡眠階段的使用者時，設備會發出音訊音，以增加該睡眠階段特有的慢波（Slow wave）。頭戴所感測的數據可透過智慧手機應用程式匯出爲可視化的睡眠指標，例如：深度睡眠的時間、入睡時間、睡眠中斷的次數以及清醒時間等。

Muse S（Gen 2）[25] 頭帶使用銀電極和 PPG（光電容積描記）感測器，蒐集睡眠期間的腦電圖數據、心臟參數（HR 和 HRV），以及記錄每個睡眠階段花費的時間，並透過慣性感測器檢測身體位置和呼吸活動。類似地，Dreem 2[26] 頭帶集成了六個腦電圖電極（監測大腦活動）、一個 PPG 感測器（監測心率），以及一個加速度計（檢測頭部運動和呼吸模式），可用於測量大腦活動、心率、呼吸頻率和身體運動。此外，亦容許使用者在家中篩查、診斷和治療睡眠障礙。

iBand+[27] 是一種整合人工智慧的睡眠監控頭帶，用於檢測腦電圖訊號和頭部運動。透過與腦波同步穩定的節奏刺激方法，將脈衝聲音、閃爍的光線刺激以及夢境聯繫起來，以期減少使用者的噩夢和壓力。該頭戴除了有助於培養清醒與睡眠模式的調控，亦可進行睡眠階段的追蹤，一旦入睡，它就會關閉視聽訊號並發出白雜訊，從而提高睡眠品質。早上則透過頭戴上的智慧鬧鐘，在輕度睡眠階段發出聲音來喚醒使用者。

Neuroon Open[28] 爲一穿戴面罩，由帶脈搏血氧儀、電極、EEG 和眼電圖（EOG）感測器、溫度計、LED 和三軸加速度計所組成，可用來檢測腦電圖、眼電圖（EOG）、血液氧度（通過 PPG 感測器）和體溫。此穿戴面罩所量測的數據可以透過藍牙無線技術（BLE）傳輸到行動裝置，進行訊號分析處理與計算睡眠效率，並提供睡眠習慣建議，以獲得更好的夜間睡眠。

Sleep Shepherd [29] 是由 Sleep Shepherd LLC 製造的透氣、輕便且舒適的頭帶，它包括 ECG 感測器、一個陀螺儀和運動感測器，用於監控頭部運動、監測睡眠期間的大腦活動，並提高睡眠品質。該設備利用無線通訊技術連接到智慧型手機，以顯示夜間蒐集的數據，例如睡眠持續時間、深度睡眠持續時間、頭部運動、睡眠中斷次數、用戶入睡和醒來的時間等。然而，此頭帶不會根據睡眠的五個標準階段（喚醒、N1、N2、N3 和 REM）進行睡眠判斷，而只能區分清醒、淺睡眠和深度睡眠。

最後，表 5-1 從感測器、生物參數與睡眠改善機制的角度，比較上述討論的智慧型穿戴商業設備，以提供大家使用上的參考。

表 5-1　智慧型穿戴商業設備之比較

睡眠監控系統	感測器	生理參數	睡眠改善機制
BrainBit [22, 23]	EEG, PPG, EMG, EOG	大腦活動、心率、眼動和身體運動	透過心理與認知復健改善睡眠品質
SmartSleep [24]	EEG	大腦活動	透過音訊音調增強慢波（slow wave）
Muse S [25]	EEG, PPG，陀螺儀、加速器	大腦活動、心率、呼吸頻率和身體運動	透過數位安眠藥（digital sleeping pills）（睡眠故事和冥想，環境聲景、自然和音樂生物反饋）
Dreem 3 [26]	EEG, PPG，陀螺儀、加速器	大腦活動、心率、呼吸頻率和身體運動	透過認知行為治療（cognitive behavioral therapy for insomnia, CBT-I）改善睡眠習慣
iBand + [27]	EEG，陀螺儀、加速器	大腦活動、頭部運動	透過音調誘導睡眠

睡眠監控系統	感測器	生理參數	睡眠改善機制
Neuroon Open [28]	EEG, EOG, PPG，體溫計	大腦活動、眼動、血液氧度、體溫	透過音調誘導睡眠
Sleep Shepherd [29]	EEG，陀螺儀、移動感測器	大腦活動、頭部運動	透過雙耳音調誘導睡眠

四、綜合建議

睡眠是我們生活中必不可少的一部分，保持良好的睡眠品質對於維持日常生活至關重要，在家中進行持續的睡眠監測將是保持良好睡眠品質的起點。儘管可穿戴睡眠監測系統在電子微型化、感測器技術以及設備集成和封裝方面已取得顯著的技術進步，但仍有相當大的改善空間。我們希望藉由對日常睡眠的監測評估，提升睡眠質量和減輕睡眠障礙，逐步將目前的被動睡眠形式轉變爲一個積極的過程，以有效地促進我們的健康，擁有更好的生活品質。

參考文獻

1. Kapsi, S.; Katsantoni, S.; Drigas, A. The Role of Sleep and Impact on Brain and Learning. *Int. J. Recent Contrib. Eng. Sci. & IT* (IJES) **2020**, 8, 59-68.
2. Institute of Medicine (US) Committee on sleep medicine and research. *Sleep Disorders and Sleep Deprivation: An Unmet Public Health Problem*; The National Academies Collection: Reports Funded by National Institutes of Health; Colten, H.R., Altevogt, B.M., Eds.; National Academies Press: Washington, DC, USA, **2006**.
3. Sleep Disorders - MedlinePlus. Available online: https://medlineplus.gov/sleepdisorders.html (accessed on 29 March 2023).
4. Hussain, Z.; Sheng, Q.Z.; Zhang, W.E.; Ortiz, J.; Pouriyeh, S. A Review of the Non-Invasive Techniques for Monitoring Different Aspects of Sleep. ACM

Trans. Comput. *Healthc*. **2022**, 3, 24.

5. Imtiaz, S.A. A Systematic Review of Sensing Technologies for Wearable Sleep Staging. *Sensors* **2021**, 21, 1562. [CrossRef]
6. Schutte-Rodin, S.; Deak, M.C.; Khosla, S.; Goldstein, C.A.; Yurcheshen, M.; Chiang, A.; Gault, D.; Kern, J.; O'Hearn, D.; Ryals, S.; et al. Evaluating Consumer and Clinical Sleep Technologies: An American Academy of Sleep Medicine Update. *J. Clin. Sleep Med.* **2021**, 17, 2275-2282. [CrossRef]
7. Shinjae Kwon, Hojoong Kim, Woon-Hong Yeo, Recent advances in wearable sensors and portable electronics for sleep monitoring, *iScience*, Volume 24, Issue 5, **2021**, 102461.
8. Berry, R.B., Brooks, R., Gamaldo, C., Harding, S.M., Lloyd, R.M., Quan, S.F., Troester, M.T., and Vaughn, B.V. AASM Scoring Manual Updates for 2017 (Version 2.4). *J. Clin Sleep Med.* **2017** May 15;13(5):665-666.
9. Sleep Profiler - Advanced Brain Monitoring. https://www.advancedbrainmonitoring.com/products/sleep-profiler
10. BioStampRC wearable sesnor (a skin-mounted IMU, dimensions: 65 × 35 × 3 mm, weight: 7 g)). https://vimeo.com/mc10
11. Phillips (Amsterdam, Netherland) Actiwatch 2腕帶型ACT設備。https://www.philips.com.tw/healthcare/product/HC1044809/actiwatch-2-activity-monitor
12. Punjabi, N.M. (**2008**). The epidemiology of adult obstructive sleep apnea. *Proc. Am. Thorac. Soc.* 5, 136-143.
13. Jin, H., Tao, X., Dong, S., Qin, Y., Yu, L., Luo, J., and Deen, M.J. (**2017**). Flexible surface acoustic wave respiration sensor for monitoring obstructive sleep apnea syndrome. *J. Micromech. Microeng.* 27, 115006.
14. Oxa Sensor. Available online: https://ee.ethz.ch/news-and-events/d-itet-news-channel/2023/01/oxa-new-wearable-for-real-time-stress-and-breathing-monitoring.html (accessed on 1 April 2023).
15. Heenam Yoon, Su Hwan Hwang, Sang Ho Choi, Jae-Won Choi, Yu Jin Lee, Do-Un Jeong, Kwang Suk Park, Wakefulness evaluation during sleep for healthy subjects and OSA patients using a patch-type device, *Computer Methods and Programs in Biomedicine*, Volume 155, **2018**, pp. 127-138.
16. Di Rienzo, M., Vaini, E., and Lombardi, P. (**2018**). Development of a smart garment for the assessment of cardiac mechanical performance and other vital

signs during sleep in microgravity. *Sensors Actuators A Phys*. 274, 19-27.

17. Jia N. Detecting human falls with a 3-axis digital accelerometer. *Analog Dialogue* **2009**; 43(3): 3.
18. Dong Y. MEMS inertial navigation systems for aircraft. In: *MEMS for automotive and aerospace applications*. Woodhead Publishing; **2013**. pp. 177-219.
19. A.H. Yüzer, H. Sümbül, K. Polat, A Novel Wearable Real-Time Sleep Apnea Detection System Based on the Acceleration Sensor, *IRBM*, Volume 41, Issue 1, 2020, pp. 39-47.
20. De Fazio R, Mattei V, Al-Naami B, De Vittorio M, Visconti P. Methodologies and Wearable Devices to Monitor Biophysical Parameters Related to Sleep Dysfunctions: An Overview. *Micromachines (Basel)*. **2022** Aug 17;13(8):1335.
21. Goldstein, B.; Sakharov, V.; Bulanov, S. Personal Apparatus for Conducting Electroencephalography. U.S. *Patent* WO2021183940A1, 13 March **2020**.
22. Brainbit. Brainbit Manual. Available online: http://brainbit.com/ (accessed on 30 March 2023).
23. Diep, C., et al., Acoustic Enhancement of Slow Wave Sleep on Consecutive Nights Improves Alertness and Attention in Chronically Short Sleepers. *Sleep Med*. **2021**, 81, 69-79.
24. SmartSleep headband, Philipps. Available online: https://www.usa.philips.com/c-e/smartsleep.html (accessed on 30 March 2023).
25. Muse S (Gen 2) headband. Available online: https://choosemuse.com/muse-s/ (accessed on 30 March 2023).
26. Dreem|Sleep Pioneers. Available online: https://dreem.com/clinicaltrials (accessed on 30 March 2023).
27. IBand+ EEG Headband|Sleep Improvement & Lucid Dreaming Wearable Device. Available online: https://www.ibandplus.com/ (accessed on 4 March 2022).
28. Neuroon Open: World's Smartest Sleep Tracker. Available online: https://www.kickstarter.com/projects/intelclinic/neuroon-open-smartest-sleep-dreams-and-meditation (accessed on 30 March 2023).
29. Sleep Shepherd: Sleep Optimizer and Tracker. Available online: https://sleepshepherd.com/ (accessed on 30 March 2023).

索引

P

R

S

T

U

V

國家圖書館出版品預行編目資料

睡眠醫學臨床實務與應用／王勁傑，王琪芸，吳明峰，張世沛，張可昀，張庭綱，陳妤瑄，莊家峯，黃春森，黃偉彰，溫志煜，劉時安，賴佳業，顏廷廷著．——初版．——臺北市：五南圖書出版股份有限公司，2024.04
面；　公分
ISBN 978-626-393-229-6（平裝）
1.CST：睡眠　2.CST：睡眠障礙症　3.CST：健康法
411.77　　113004142

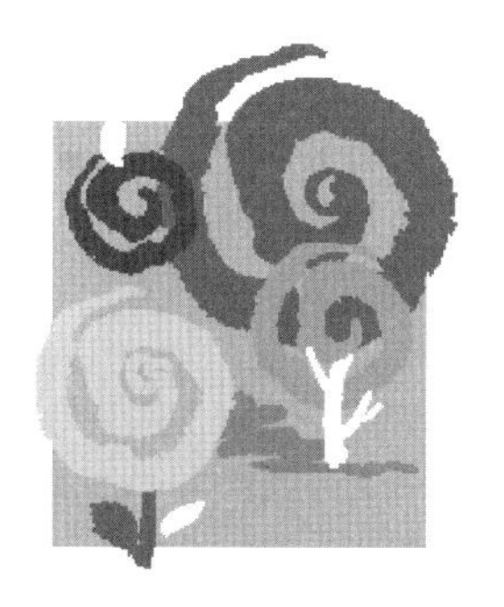

5J0N

睡眠醫學臨床實務與應用

作　　者 — 王勁傑、王琪芸、吳明峰（60.8）、張世沛、張可昀、張庭綱、陳妤瑄、莊家峯、黃春森、黃偉彰、溫志煜、劉時安、賴佳業、顏廷廷（依姓名筆畫排序）
發 行 人 — 楊榮川
總 經 理 — 楊士清
總 編 輯 — 楊秀麗
副總編輯 — 王俐文
責任編輯 — 金明芬
封面設計 — 徐碧霞
出 版 者 — 五南圖書出版股份有限公司
地　　址：106臺北市大安區和平東路二段339號4樓
電　　話：(02)2705-5066　　傳　　真：(02)2706-6100
網　　址：https://www.wunan.com.tw
電子郵件：wunan@wunan.com.tw
劃撥帳號：01068953
戶　　名：五南圖書出版股份有限公司
法律顧問　林勝安律師
出版日期　2024年 4 月初版一刷
定　　價　新臺幣620元

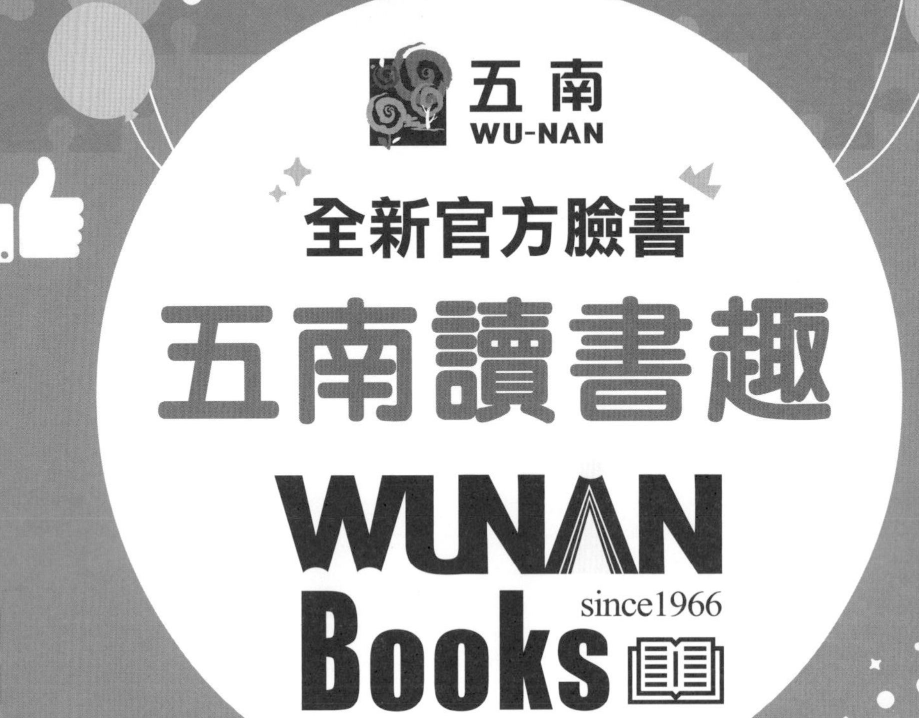

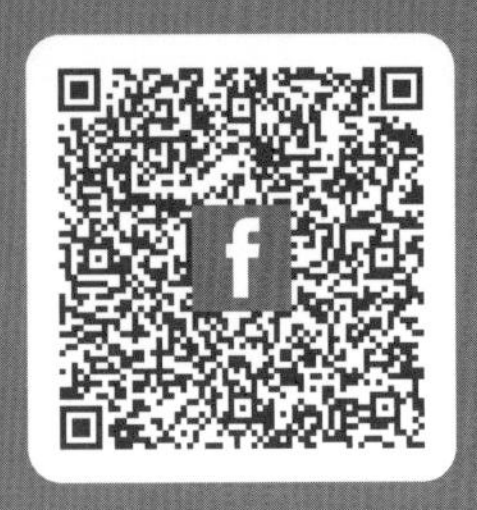

Facebook 按讚

1 秒變文青

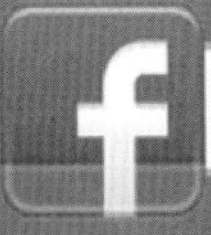

五南讀書趣 Wunan Books

★ 專業實用有趣
★ 搶先書籍開箱
★ 獨家優惠好康

不定期舉辦抽獎
贈書活動喔！！

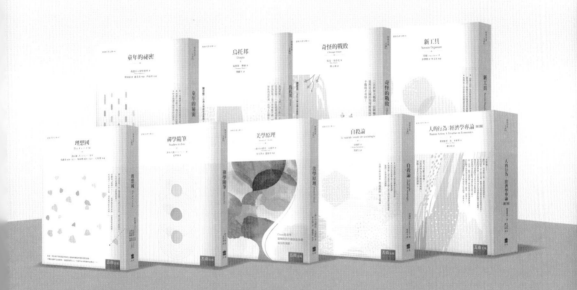